U0227780

灾害医学救援系统工程

主　编　侯世科　樊毫军　张永忠

副主编　贺　智　郭海涛

编　委　(按姓氏汉语拼音排序)

陈　安　雷晓康　刘铁民

毛德华　彭宗超　闪淳昌

王　敏　吴群红　于景元

科学出版社

北　京

内 容 简 介

本书共分 7 章，包括概论、灾害医学救援系统的构成要素、灾害医学救援系统的内部结构、灾害医学救援的系统特征、灾害医学救援的系统流程、灾害医学救援的系统工程方法和灾害医学救援系统工程案例分析。全书内容丰富，案例分析详实。

本书可供从事救援医学的相关一线人员、管理人员及其他相关学科人员阅读。

图书在版编目(CIP)数据

灾害医学救援系统工程 / 侯世科，樊毫军，张永忠主编. —北京：科学出版社，2018.2

ISBN 978-7-03-053303-6

Ⅰ. ①害… Ⅱ. ①侯… ②樊… ③张… Ⅲ. ①灾害–急救医疗 Ⅳ. ①R459.7

中国版本图书馆 CIP 数据核字（2017）第 129026 号

责任编辑：车宜平 沈红芬 / 责任校对：何艳萍

责任印制：赵 博 / 封面设计：龙 岩

科学出版社 出版

北京东黄城根北街 16 号

邮政编码: 100717

http://www. sciencep. com

三河市骏杰印刷有限公司 印刷

科学出版社发行 各地新华书店经销

*

2018 年 2 月第 一 版 开本：787×1092 1/16

2018 年 2 月第一次印刷 印张：16 1/2

字数：380 000

定价：88.00 元

（如有印装质量问题，我社负责调换）

《灾害医学救援系统工程》编写人员

主　编　侯世科　樊毫军　张永忠

副主编　贺　智　郭海涛

编　者　（按姓氏笔画排序）

于景元　王　敏　王　磊　王春生
牛　聪　毛德华　闪淳昌　安　茜
李　琪　李晓雪　李海召　杨　炯
吴群红　张　磊　张永忠　陈　安
范　斌　周武炜　於四军　孟涛疆
侯世科　洪达春　贺　智　郭海涛
彭宗超　焦小杰　温明星　谢　红
雷晓康　樊毫军

序　言

我国是世界上自然灾害最严重的国家之一。继汶川特大地震之后又发生了四川芦山、云南鲁甸、甘肃岷县漳县、九寨沟等地震灾害，滑坡、泥石流、洪涝、台风和气象灾害等重大自然灾害不断发生；安全生产形势确实在不断好转，但生产安全事故易发多发，尤其是重特大安全事故频发势头尚未得到有效遏制，青岛市“11·22”中石化东黄输油管道泄漏爆炸特别重大事故、天津港“8·12”瑞海公司危险品仓库特别重大火灾爆炸事故、深圳光明新区渣土受纳场“12·20”特别重大滑坡事故等都造成重大伤亡；公共卫生事件和社会安全事件也不断发生，如H5N1禽流感、H7N9禽流感、中东呼吸综合征、埃博拉出血热和鼠疫等突发急性传染病疫情，以及“10·28”天安门金水桥的恐怖袭击案、“3·1”昆明火车站和“5·22”乌鲁木齐严重暴力恐怖袭击等。总之，我国正处在公共安全事件易发、频发、多发期，维护公共安全任务重要而艰巨。值得高度重视的是：当今，突发事件呈现出伤亡损失大、社会影响大、复杂性加剧等特点，自然和人为致灾因素相互联系、传统安全和非传统安全因素相互作用、既有社会矛盾和新生社会矛盾相互交织，防控难度越来越大。同时，随着经济社会向前发展、现代化程度不断提高，各类致灾因素的相互联系、相互作用、相互交织和相互影响越来越强，各类突发事件的不确定性、高变异性、紧迫性、衍生性、关联性、复合性和非常规性也越来越强。所以，灾害医学救援如何面对这些新情况，迎接这些新挑战，对于保障广大人民群众的生命和健康，对于维护社会的和谐稳定具有重要的现实意义和科学意义，也是一个非常迫切的重大课题。

20世纪20年代美籍奥地利生物学家贝塔朗菲提出了一般系统论。20世纪七八十年代，系统论开始运用于突发事件的应急管理领域，它要求人们用整体性的眼光来看待应急救援系统内部各子系统之间、各要素之间及系统本身与外部环境之间的相互联系和作用。灾害医学救援不同于院前急救、院内急诊。在纵向上，它包括灾难现场大量伤员的搜索、营救、检伤分类、紧急救治、危重伤员运输后送、移动医院建立和运作、恢复重建灾区医院、灾区卫生防疫、心理干预等。在横向上，它包括灾害医学救援组织机构、医药卫生资源配置系统、医疗救助系统、紧急医学救援队伍系统、后勤卫生装备保障系统、法律支持系统和医学信息搜集与服务系统等。在应急处置与救援阶段，它涵盖医学救援的即时处置、先期处置、快速评估、决策指挥、协调联动和信息发布等。由于突发事件的不确定性、高变异性、紧迫性、衍生性、关联性、复合性和非常规性等特点，如何识别灾害医学应急救援的风险，分析其来源、范围、特性及其相关的不确定性；如何将其风险进行量化评估，以及在此基础上认识和洞察其发生的原因、结构和特征；如何构建重大灾害医学救援情景并掌握其演化规律，进而得出有效的灾害医学救援应对策略、统筹管理灾害医学救援、加强处置与救援全过程的综合协调；这些强化医学救援资源统筹和工作协调等；这些是当前灾害医学救援的重要问题。

侯世科教授带领的医学救援团队是我国最早介入灾害医学救援的团队之一。《灾害医学救援系统工程》汇集了国内灾害医学救援和系统工程的许多权威专家的实践和心血，通过系统分析灾害医学救援的构成要素、内部结构、系统特征及流程，明确系统工程方法，并用相关案例对如何运用系统工程学的思想和方法进行灾害医学救援进行剖析等，是我国首次用系统工程学研究灾害医学救援的专著。该书对于研究分析灾难中的人员伤亡特征、灾害医学救援风险因素，构建灾害医学救援风险评估标准，探索灾害医学救援演进机理及规律具有重要意义。该书不但为灾害医学救援提供理论依据和分析平台，而且为灾害医学应急资源的优化配置提供了科学依据，为灾害医学学科建设和发展的相关理论研究提供了新的方法与手段。

2003 年的抗击非典斗争、2008 年汶川特大地震的抗震救灾、2014～2015 年应对埃博拉疫情的国际合作是我国应对公共卫生事件发展史上的三个重要里程碑和伟大实践。卫生战线的广大干部、专家和医护人员通过不断总结经验教训、不断实践，使我国在突发公共卫生事件防控、紧急医学救援和跨国性重大疫情应对等方面产生了三次飞跃，我国卫生应急工作不断登上新台阶。从这个意义上讲，该书也是上述不断总结不断实践的组成部分。

衷心希望读者在有所收益的同时，也能为该书多提些宝贵意见，共同为我国灾害医学救援事业的创新和发展做出贡献。

国家减灾委专家委员会副主任、国务院应急管理专家组组长

闪淳昌

2017 年 8 月 18 日

目　　录

第一章　概　　论

第一节　灾害的概念与内涵

一、灾害的概念

（一）灾害的字面理解

灾在我国的繁体字中有“烖”“菑”“災”三种写法，三个字都是会意造字。“烖”是火烧毁房屋，“菑”是水淹没田地，这两个字出现较早，而“災”字直到东汉许慎编著《说文解字》才出现，“災”是“水”和“火”的结合，意思是“水火为灾”。“災”字的出现，表明灾已经演化为一个抽象化的集合概念，泛指水、火等对人类构成危害的自然事件。

我们经常用到一个成语——天灾人祸，它代表了中国人最古老的灾害观：自然界产生的是“灾”，人为惹发的只是“祸”。古人很少把人为引发的不利事件看成是“灾”，而现代人却越来越模糊“自然发生”与“人为引发”的界限。比如战争，古人说是“兵祸”，因为战争是人发起的，而现代人则一般说“兵灾”，这是现代人对灾的滥用。可以和它相参照的是交通事故，迄今为止，在我们的口头语中还只是说“车祸”，没有说“车灾”的（注：在灾害学研究中，交通事故目前已经被视为灾害）。

“害”的含义比较多，基本含义有两个。一是伤害、杀害。《说文解字》的解释说：“害，伤也。”二是妨碍、妨害。《韩非子·六反》的解释是：“害者，利之反也。”也就是说，“害”是有利的反面，也就是不利。“害”用作名词后就变成了造成伤害和不利的事物。

因此，“灾害”这个词语的组词方式，实际上属于同义复合，指的是对人类造成伤害和不利的现象与事物。《高级汉语词典》对“灾害”的解释是：“旱、涝、虫、雹、战争、瘟疫等造成的祸害。”在这个解释中，已经加入了语言在演变过程中新衍生的含义，把战争这种人为事件也归入了“灾害”当中，这与我们的语言习惯有点冲突。按照通常的看法，战争不是“灾害”，而应该称为“灾难”或者“灾祸”。但在现代灾害学中，战争目前也已经被视为灾害。

在汉语中，由灾组成的词组，或者与灾意思相近的词语有：灾害、灾患、灾祸、灾难、灾变、事故、劫难等。它们各自的用法也不同，下面的句子可以体现其中差别：

地震是一种灾害（强调事物的性质），在地震带上居住会招致灾祸（强调人的因素），让人们时刻面临灾患（强调事前的担心），一旦地壳运动酿成灾变（强调自然变异），强烈的地震给人们带来灾难（强调不幸的后果），地震引发了无数的房屋倒塌事故（强调单一的不幸事件），对当地人来说是一场劫难（强调特别严重的后果，尤其是生命的终结）。

在英语中，一般用单词“disaster”来指代灾害。disaster 来源于拉丁语，由前后两部分，即 dis-[轻蔑语前缀]和-aster[星]构成，字面意思是邪恶之星（badstar），本意是指恒星或行星对人的邪恶的影响，一般指不可预测的造成灾难或不幸的意外事件，其含义基本与中文里的“灾害”“灾难”相当。此外，英语中“calamity”“catastrophe”“cataclysm”这几个名词都是指带来致命性或毁灭性结果的事件，其含义和用法与中文里的灾难、灾祸、劫难有异曲同工之妙。calamity 通常译为灾难，强调痛苦、悲伤或失落感，在很多时候指的并不是真正的灾害事实，而是一种感性的判断；catastrophe 是突然造成的极严重的灾难或异常的灾祸，含有最终结局无法补偿的意思，特别强调最后的悲剧结果，这个词相当于中文的灾难或者灾祸；cataclysm 指带来根本性改变的强烈的变乱，实际上是中文中所说的“劫难”。

（二）灾害的定义

灾害之为灾害，在于它危害和不利于人类的生存与发展。

灾害对人类生存与发展的危害和不利，具体表现在五个方面。

1. 危害人类的生命 灾害第一位的属性是对人类生命的危害。大多数灾害事件，如地震、洪水、雷击、瘟疫、火灾等，都有可能直接对人类的生命造成危害。这里所说的对人类生命的危害，既包括了生命的剥夺，也包括肢体的致残、健康的恶化，还包括精神的损害，如心理障碍、恐惧等。

灾害对人类生命的剥夺和损害，是自人类诞生以来就存在的危险，是人类对灾害心存畏惧的根本原因。从人本或者人道的观念来看，危及人类生命本身才是灾害最本质的特征。

2. 损毁人类的生存资料 生存资料既包括了生活资料，也包括了生产资料。生存资料的损失和毁坏，使得人类丧失或者难以获得维持生命所必需的物质条件，造成生存困难。

生活资料，是指保障人类肉体生存的物质条件，生活资料通常又称为生活必需品，如房屋、粮食、饮用水、衣物等。对于现代人来说，还包括了电力、燃料、通信、交通、医疗，以及相关的设施、工具等。

在生活资料中，有的是维持生命存活的基本生活资料，如房屋、粮食、饮用水，有的是保证生活质量的一般生活资料，如电力、通信等。

需要指出的是，一些现代化的物质条件，如电力、燃油燃气、供水、通信、交通等设施，虽然对于维持个体的肉体生存并非必要，但是对群体性的生存（如城市）却极为重要，因此它们被视为现代社会的生命线。

生产资料，是指用于生产活动的物质条件，如土地、矿产、森林、草场、水源、生产工具、生产设施等。灾害可以造成生产资料损毁，导致人类的生产活动难以开展，使得生活资料的再生产和供应中断。

灾害还会毁损人类的生产成果，如庄稼、牲畜、建筑工程等。生产成果的破坏，会导致人类的劳动白白耗费，难以向现实的生活资料转化，其实质是造成人类某一方面的生活资料在一段时期内难以为继。其中，最典型的是水旱灾害对庄稼的破坏，导致农业歉收或绝产，使得粮食这一基本生活资料短缺。

灾害对于生产资料和生产成果的破坏，实际上是对生活资料的间接破坏，也是对生命的间接剥夺和损害。

3. 恶化人类的生存环境 人类的生存环境，既包括了自然环境、生态系统，也包括了通过人类劳动创造的人造环境。

有些灾害会造成自然环境的恶化，使得自然环境不适合人类生存。例如，产生对生命有害的物质，使得生命在该种环境中难以存活；地质地貌发生变化，不适合人类居住；土壤肥力和水源供应发生变化，不能满足生产和生活的需求等。

生态系统也是人类生存环境的一部分。地球上的生态本身是一个链条，每一个物种在生态链中都有其存在的位置和价值。某一物种的消失或者突然增多，会导致生态链的断裂或失衡，给人类带来显现的或者潜在的损害。

人造环境，是人类在自然环境的基础上通过劳动创造出来的局部环境，如村落、城市，既是人类的生存环境，也可以视为人类的生产成果。人类的发展是一个不断远离自然生存走向社会生存的过程，从在森林草原游荡到聚族而居，从游牧部落到农业村落，从村镇到城市。社会化的程度越高，对人造环境的依赖就越重。例如，现代城镇是一个在自然环境的基础上，通过人类的改造，集中了居住区、政府、商场、工厂、学校、医院，以及交通、供水、电力、通信等各类市政设施的人造环境，因此，也吸引了大量的人口在这里定居和生活。类似于城市这样的大型人造环境，一方面可以帮助人们规避某些自然灾害，另一方面又带来一些新的自然灾害或人为灾害，而对于某些大型的自然灾害，即使设计再周全的人造环境也不能幸免。由于大量人口的聚集，灾害对人造环境的破坏所带来的损坏后果也越发严重。

4. 扰乱人类的社会生活 社会生活是指人类在社会关系和社会秩序的基础上开展的各种政治、经济、文化、体育等活动。灾害既妨碍各类社会活动的开展，同时又损害这些活动的基础——社会关系和社会秩序。在重大灾害发生时，经济、文化、体育等人类的社会活动往往都处于混乱或停滞的状态，严重地阻碍人类社会的有序发展。

重大灾害一般都会带来饥民、流民、难民、孤儿等一系列社会问题。在我国的历史上，历次农民大起义一般都发生在洪涝、荒旱等严重灾害发生之后，很多饥民为了生存不得不铤而走险，揭竿造反，最终导致政治上的动乱和王朝的更迭，这是政治层面。经济层面上，灾害发生后一般会出现物价变动的情况，生存必需品物价上涨，而非必需品物价下跌，这是由市场供求关系决定的，无可厚非，但是必须加以控制。在社会道德和社会伦理的层面上也会出现问题，奸商和盗贼虽然平时就存在，但在灾害后表现会更为明显。在极端的情况下，古今中外历史上都发生过卖儿卖女甚至易子而食的事情。在2004年底印度洋海啸之后，据美国国家地理频道报道，在印度出现了灾民出卖人体器官的情况。

灾害可以使富人变穷，穷人更穷，因此联合国减少灾害问题世界会议提出的《兵库宣言》明确指出："灾害对于各级减少全球贫困的努力会产生巨大的破坏性影响。"

5. 干扰人类文明的存续 很多考古发现证明，人类历史上的很多重要文明都曾经因为巨大的灾害而毁于一旦。现存的人类文明的遗迹和成果，如某些重要文物，也会因为灾害瞬间毁灭，使得人类文明的继承受到影响。部分灾害，如土地沙化、全球气候变暖，不仅影响人类当前的发展，而且能够影响到人类未来的发展。因此，《兵库宣言》指出："灾害的影响依然是可持续发展的重大挑战之一。"

传统的灾害定义：灾害是指一切对自然生态环境、人类社会的物质文明和精神文明建设，尤其是生命、财产等造成危害的天然事件和社会事件。这种定义仅仅是从灾害的损失角度去定义的。

现代灾害学根据灾害的特征，将灾害定义为：由于自然变异、人为因素或自然变异与人为因素相结合的原因所引发的对人类生命、财产和人类生存发展环境造成破坏损失的现象或过程。

综上所述，灾害是指由于自然变异、人为因素或自然变异与人为因素相结合的原因所引发的对人类生命、财产和人类生存发展环境造成破坏、损失的现象或过程，它威胁人类的生命安全，损毁人类的生存资料，破坏人类的生产活动和生产成果，恶化生存环境，并且对人类的社会生活及文明存续具有不利影响。

英文对"disaster"（灾害）的定义是 A disaster is a natural or man-made event that negatively affects life，property，livelihood or industry often resulting in permanent changes to human societies，ecosystems and environment（灾害就是对生命、财产、生活和产业具有消极影响的自然或人为事件，它通常会导致人类社会、生态系统或者环境发生持久性改变）。这个观点与我们提出来的灾害定义相近。

正确理解灾害的定义，对于做好灾害的预防和应对非常重要。

（三）灾害分类

1. 原生灾害、次生灾害和衍生灾害 现代灾害学将灾害分为原生灾害、次生灾害和衍生灾害三个层次。

原生灾害（primary disaster）是指最早发生、起主导作用的灾害，如地震、滑坡、台风等。

次生灾害（secondary hazards，secondary disaster）为由原生灾害直接诱发或连锁引起的灾害，如地震造成房屋倒塌引起的火灾、滑坡、海啸。

衍生灾害（derive disaster）是指由原生或次生灾害演变衍生形成的灾害，造成生态或社会结构、功能破坏。如一些自然灾害引发的人群的病疫，或造成生产、金融、交通、信息等流程的受损、中断或破坏及经济计划的改动、社会心理危机、家庭结构破坏等；如大地震的发生使社会秩序混乱，出现烧、杀、抢等犯罪行为；如大旱之后，地表与浅层淡水极度缺乏，迫使人们饮用深层含氟量较高的地下水，从而导致了氟病。有时为了简便，也有学者将衍生灾害并入次生灾害，还有学者将次生灾害或衍生灾害称为次期灾害。在植物保护学中，把当植物处于衰弱状态才可能产生危害的一类病虫，称为次期性病虫害，如小蠹虫等，这类病虫在树木生长良好时不发生危害，当树木长势衰弱时就会大面积发生成灾。因原生灾害发生，而可能引发次生灾害的物体，称为次生灾害源，如易燃易爆物品、有毒物质储存设施、水坝、堤岸等。

由于原生灾害已经对生态环境造成了极大破坏，极易引发次生灾害与衍生灾害。此时如果不对次生灾害与衍生灾害采取有效措施，次生灾害与衍生灾害造成的损失比原生灾害的危害还大，如洪灾后的疫病流行、旱灾后的饥荒造成的社会动荡等。

若较短时间内，同一种灾害连续发生，则首次发生的灾害称为首发灾害，首次发生之后的同种灾害称为二次灾害。二次灾害危害较大，首次灾害已经对生态、社会结构和功能产生破坏，在此基础上，即使很小的二次灾害，也会造成更大的损失，如地震中的余震、火灾之后的死灰复燃等。

2. 突发性灾害与缓发性灾害 灾害在形成过程中，致灾因子逐渐作用于承灾体，使其朝着灾害方向发展，当致灾因子的作用强度超过一定强度时，就表现出灾害行为。

不同的灾害，其形成过程长短不同。在很短时间内就表现出灾害行为的称为突发性灾害，如地震、洪水、飓风、风暴潮、冰雹等。致灾因子变化较慢，需要较长时间才表现出灾害行为的称为缓发性灾害，如土地沙漠化、水土流失、环境恶化等。

有些灾害，如旱灾、农作物和森林的病、虫、草害等，虽然一般要在几个月的时间内成灾，但灾害的形成和结束仍然比较快速、明显，直接影响到国家的年度核算，所以也把它们列入突发性自然灾害。

一般说来，突发性灾害容易使人类猝不及防，常能造成死亡事件和很大的经济损失。缓发性灾害持续时间比较长，发展比较缓慢，尤其是有些缓发性灾害危害性表现比较隐蔽，容易被人忽视，从而造成灾害扩散蔓延，影响面积扩大，影响时间延长，造成十分巨大的经济损失。等灾害发生到造成较大损失而能引起人们注意时，其治理已经非常困难，如上述的土地沙漠化、水土流失、环境恶化。

（四）灾害系统和灾害链

现代灾害学认为：自然灾害系统是由孕灾环境、致灾因子和承灾体共同组成的复杂系统。所谓孕灾环境、致灾因子和承灾体是一种比较学究化的说法，通俗地讲，孕灾环境就是灾害起源、发展和形成的环境，致灾因子就是直接起到加害作用的物质或物质的状态，承灾体就是灾害的损害对象。在现实生活中，尤其是口语当中，也将致灾因子直接归为灾害，例如，暴雨是一种灾害性的天气系统，也就是一类致灾因子，但是人们在口语中通常直接将它归为气象灾害。

按照自然灾害系统理论，某类自然灾害的孕灾环境，从大的范围来讲，是地球的某一圈层，如地震的孕灾环境是岩石圈，气象灾害的孕灾环境是大气圈；从小的范围来讲是某一圈层的某一特定区域。致灾因子则是某一圈层中的某一物质或者物质的某种状态，如水、火、风、雨、雷、电等。而承灾体实际上是指人本身和与人类密切相关的物质，如人造的建筑物、种植的农作物、工业产品，以及人赖以生存的其他自然资源和环境构成物，如森林、土地、水、鱼类等。

由于地球各圈层交错重叠，各圈层的物质之间也是相互转换和影响的。因此，无论某一圈层的自然变异，都有可能引发另一圈层或同一圈层的自然变异，导致对人类生存和发展的危害，还可能引发人类社会的动荡，在一个灾害的基础上产生另一个新的灾害，这在灾害学上称为“灾害链”。

其中，灾害链中最早发生并且直接对承灾体起作用的灾害称为原生灾害；而由原生灾害所诱发出来的灾害则称为次生灾害。自然灾害发生之后，破坏了人类生存的和谐条件，由此还可以导生出一系列其他灾害，这些灾害泛称为衍生灾害。例如，暴雨是原生的气象灾害，那么暴雨引发的洪涝和泥石流则是气象次生灾害，由此产生的瘟疫流行则是衍生灾害。事实上，所谓原生灾害、次生灾害和衍生灾害，经常并无明确所指，更多的是取决于实际的情况和人为的规定。

灾害链反映的是事物之间的普遍联系，是人类经过很长历史时期的经验和观察而产生的观念，最典型的灾害链说法有“由雨致涝”、“旱极而蝗”和“大灾之后必有大疫”等。

综上所述，灾害由灾害源和承灾体两部分组成。灾害源（hazard factor，hazard，disasters source）即灾害的行动者，在有的场合下，又称致灾因子。灾害源是指灾害动力活动及其参与灾害活动的物体。承灾体即被害者，又称受灾体（object of hazard effect），是指遭受灾害破坏或威胁的人类及其社会经济系统。在一般情况下，灾害源作用于承灾体，产生各种灾害后果。但由于人类和社会经济系统对多种灾害及其产生的基础条件具有越来越强烈的反馈作用，所以它一方面是承灾体，另一方面又是灾害源的直接组成或灾害体的影响因素。灾害作为一种自然–社会综合体，是自然系统与人类社会系统相互作用的产物，灾害源与承灾体的相互作用，使灾害具有自然的与社会的双重属性。

二、灾害的基本特征

灾害，从空间上看，它是一个事件，有着其外在的表现特征和内在的机制特征；从时间上看，它是一个过程，有着其发生发展特征。

（一）有害性

有害性是灾害首要的、不言而喻的特征，无害，就无所谓“灾害”。有些灾害，不但具有有害性，而且具有极大的危险性，对人类、局部生态系统、甚至整个地球生态系统带来毁灭性的破坏。例如，1968～1973年，非洲萨赫勒地区发生持续6年的干旱，由于缺少粮食和牧草，牲畜被宰杀，因饥饿致死者超过150万人。1976年7月28日，中国唐山地震，震级7.8，死亡24.2万人，重伤16.4万人。2008年5月12日，中国汶川大地震，震级8.0，截至2008年10月8日，四川省遇难69 227人，失踪17 923人，受伤374 640人，受灾4624万人，重灾区面积达10万平方公里，经济损失超过10 000亿元。2011年3月11日，日本9.0级特大地震，继而引发海啸，并造成福岛核电站严重核泄漏，损失高达15万亿～25万亿日元（合1850亿～3000亿美元，或1.196万亿～1.9395万亿元人民币）。1889～1891年流感大流行席卷全球，某些城市记载发病率为40%～50%。1918～1920年流感大流行，造成全球2000万～4000万人死亡。1957～1958年亚洲流感（病毒类型H2N2）流行，1957年2月22日，首发于中国贵州，3～4月席卷中国，5～6月袭击日本及东南亚各国，7～8月流行于中东、非洲，美国在9月开始流行，10月加拿大和苏联也遭侵袭，这次世界性的大流感发病率高达15%～30%，全球至少100万人死于这场灾难。1968～1969年中国香港流感（病毒类型H3N2）流行，1968年7月，中国香港突然暴发流感，发病人数多达50万，8月流感传入新加坡、印度、澳大利亚、日本和美国，这次流感使美国5100万人染病，超过3.4万人死亡；接着又传入苏联和欧洲，根据国际红十字会组织统计，这场流感至少波及世界55个国家和地区，造成全球150万～200万人死亡。2003年SARS造成全球直接经济损失 590 亿美元，其中中国内地损失 179 亿美元，相当于 GDP 的 1.3%，中国香港损失 120 亿美元，相当于 GDP 的 7.6%；根据 WHO 2003 年 8 月 7 日公布的疫情，全球共报告 SARS 临床诊断病例 8422 例，死亡 916 例，发病波及 32 个国家和地区。到 20 世纪 80 年代，在有文字记载的 3500 多年的时间里，世界上共发生过 14 531 次战争，生命和物资损失最惨重的战争是第二次世界大战，在这次战争中，战死的军人共达 3200 万，造成的物资损失约合 13 000 亿美元。如果未来爆发核战争，或者小行星撞击地球，将会对整个地球生态系统带来灭顶之灾。

灾害的有害性，使人类生命、财产遭到巨大损失，破坏了人类的生存环境，甚至于毁灭了人类文明，延缓了人类社会发展进程。现代科学界发现，地球周期性灾变，在地质史上形成了几次特大的灭绝，几乎灭绝了所有的生物。从已发现的证据看，史前人类文明曾因各种灾变而毁灭，这包括地震、洪水、火山、外来星体撞击、大陆板块的升降、气候突变等。亚特兰蒂斯曾是一个具有高度人类文明的大陆，但却在大约 11 600 年前一场世界性的大地震灾难中沉入海底。大约 9000 年前，上一期人类文明曾遭受一次特大洪水的袭击，那次洪水也导致大陆的下沉，考古学家陆续发现了许多那次大洪水的直接和间接证据，人类文化学家也通过研究世界各地不同民族关于本民族文明起源的传说发现，世界各地不同民族的古老传说都普遍述及人类曾经历过多次毁灭性大灾难，并且如此一致地记述了在我们本次人类文明出现之前的某一远古时期，地球上曾发生过一次造成全人类文明毁灭的大洪水，而只有极少数人得以存活下来，近来考古学家发现的许多史前遗迹，如亚特兰蒂斯大陆、希腊文明及海底建筑物等，均可能是因那次洪水而产生的。

（二）自然性

灾害的自然属性主要表现在灾害源上。如果把灾害从孕育到灾害发生、灾害救治、灾后恢复当作一个整体，显然，灾害是一个典型的系统，是属于自然–社会系统的一个子系统，其发生发展都遵从一定的自然规律，是灾害本有的基本特性。灾害的自然性表明，灾害是自然–社会系统固有的一种自然现象，不会因为人类存在而存在，也不会因为没有人类而消失。在人类出现之前，灾害活动只是整个宇宙中的一种天文现象，只表现出其物理属性。

（三）社会性

灾害的社会属性主要表现在承灾体上。灾害的社会性是双向的，即灾害对人类社会的影响和人类活动对灾害的影响。

第一，由于人类社会的存在，才会有灾害。灾害，是相对人类而言的，是对人类产生的危害，没有人类存在的地方，灾害只是一种自然活动。第二，灾害对人类社会的破坏性和人类心理的冲击性。主要表现在灾害对人类生命财产、生存环境的破坏，以及灾害对社会秩序的破坏、亲人的丧失等对幸存者的心理打击。第三，人类的活动，对自然系统的扰动，影响系统的稳定性，增加了灾害发生的概率和危害程度。主要表现在两个方面，一方面，人类仍然没有摆脱挑战自然、炫耀自己能力的幼稚心态，热衷于集中建设大工程，这些高楼大厦或超级工程，不但破坏了生态平衡、诱发灾害发生，而且灾害一旦降临，损失更加巨大，救援更加困难；另一方面，人类迷信消费能拉动经济增长、片面追求高效率生产，欲望的恶性膨胀滋生高消费，从而造成环境污染、资源枯竭、环境退化等直接灾害。第四，人类通过对灾害的监测预报，并通过一定的防灾减灾措施，减轻灾害对人类的危害。

（四）连锁性

许多灾害，特别是等级高、强度大的灾害发生以后，常常诱发出一连串的次生、衍生灾害。这种现象称为灾害的连锁性或连发性，这一连串灾害就构成了灾害链。当然，灾害链中各种灾害相继发生，从外表看是一种客观存在的现象，而其内在原因还值得进一步研究和探讨。但可初步认为，能量守恒、能量转化传递与再分配是认识它的重要线索和依据。例如，1960 年 5 月 22 日发生在智利莱布的大地震，震级达到 8.7 级（有文献是 8.9 级）。这次地震在短短的 30 多个小时至少发生了 5 次 7 级以上强震，有 3 次达 8 级以上。而在瑞尼赫湖区则引起了 300 万立方米、600 万立方米和 3000 万立方米的三次大滑坡；这次地震还引起了巨大的海啸，在智利附近的海面上浪高达 30m。海浪以 600～700km/h 的速度扫过太平洋，抵达日本时仍高达 3～4m，结果使得 1000 多所住宅被冲走，20 000 多亩（1 亩≈666.7m^2）良田被淹没，15 万人无家可归。由这次地震所引起的海啸、水灾构成了一个灾害链。还有一些接连发生的灾害，虽然没有直接的因果关系，但或在成因上是同源，或在空间分布上是同地，也有人称之为灾害链。如在太阳活动高潮期，旱灾、洪涝、地震、矿井突水突瓦斯等自然灾害常接连发生，构成了并发型灾害链。1954 年 4 月～1956 年 2 月发生了强度为 121 的强拉尼娜事件，1954 年 12 月 15 日～1955 年 1 月 21 日湖南发生严重低温冷害，1954 年东北发生严重低温冷害；1954～1956 年北京发生强沙尘暴；1957 年 4 月～1958 年 7 月全球发生强度为 97 的强厄尔尼诺事件，1957 年东北发生严重低温冻害；1957～1958 年暴发亚洲流感。

灾害链一般可以归纳为五种情形：①因果型灾害链。这是指灾害链中相继发生的自然灾害之间有成因上的联系。例如，大震之后引起瘟疫、旱灾之后引起森林火灾等。②同源型灾害链。这是指形成链的各灾害的相继发生是由共同的某一因素引起或触发的。例如，太阳活动高峰年，因磁暴或其他因素，心脏病患者死亡多、地震也相对多、气候有时也有重大波动，这三种灾情都与太阳活动这个共同因素相关。③重现型灾害链。这是同一种灾害二次或多次重现的情形。台风的二次冲击、大地震后的强余震都是灾害重现的例子。④互斥型灾害链。这是指某一种灾害发生后另一灾害就不再出现或者减弱的情形。民间谚语“一雷打九台”就包含了互斥型灾害链的意义。历史上曾有所谓大雨截震的记载，这也是互斥型灾害链的例子。⑤偶排型灾害链。这是指一些灾害偶然在相隔不长的时间在靠近的地区发生的现象。

（五）突发性

灾害的发生过程有长有短，短则几分钟、几秒钟甚至更短，如地震、爆炸事故等，其发生过程往往只有几秒钟甚至于不到一秒钟；长则几个小时、几天、几个月，甚至于几年、几十年，例如，农业生物灾害发生过程可达几个月，土地沙化、耕地退化、生态系统健康状况恶化等人为灾害发生过程会长达几十年。虽然灾害发生过程有长有短，一般来说，其造成的危害，对人类来说，还是猝不及防的，具有明显的突发性特点，给人类造成很大的损失。例如，农业生物灾害，发生过程长达几十天，但表现灾害结果的，往往只有几天时间；由于人类过度掠夺，导致自然生态系统退化，则是一个十分缓慢的过程，长达几十年甚至于百余年，但是开始表现灾难性后果的往往只有几天或几十天，如植被破坏造成泥石流、沙尘暴等。因此，灾害的突发性特点，是指其危害过程时间较短，并不是说明灾害孕育过程时间短。大多数灾害危害时间短，但是，其孕育时间相对来说，还是比较长的。例如，天然地震，其发生时间虽然短暂，但是其发生是由于地球内部运动长期积累、能量急剧释放的结果；爆炸或有毒物质泄漏事故，则是由于管理原因，设备在超出安全阈值范围状况下运行，导致事故发生。

（六）随机性

灾害的发生及其要素（灾害发生的时间、地点、强度、范围等因子）“似乎”是不能事先确定的，这就是灾害的随机性。灾害的随机性源自灾害的复杂性、模糊性、多样性与差异性，也即复杂性，其复杂性还包括灾害系统的复杂性和灾害发生机制的复杂性。例如，台风灾害的发生，由于台风环境条件和台风本身状况的突变，台风路径经常发生急剧折向跳跃、停滞、旋转和摆动，台风强度也会出现突然加强或减弱的现象，这就导致了台风侵扰地区、时间和强度的随机性。生物灾害的发生，将会影响整个发生区生态系统健康，对发生区的生态影响很难做出准确描述。

在阐述灾害的随机性时，我们之所以用了“似乎”这个词，是因为灾害本身的发生发展过程是具有规律性的，是可以理解的，不是“绝对”随机的，只是由于人类目前对各种灾害还不完全了解，没有完全掌握灾害形成、发生和发展的过程，不能准确对灾害发出准确预报，不能控制灾害的发展进程。在此意义上，灾害的发生对人类而言，具有随机性。因此，在灾害的随机性中，蕴涵着灾害的可预测性、可控制性。

各种灾害都有一定的前兆，称为灾兆。灾害可预测性就是根据灾害的灾兆与灾害之间的联系，对灾害的发生时间、发生范围、发生强度等进行预测。例如，在发生地裂和地陷前，地中会首先冒烟、冒气，并发出雷鸣般的声音，或地面发生变形。地震灾兆较多，如地下水温的反常变化，动物行为异常，产生地声、地光、地变形，或地磁、地电和重力的异常。台风产生以前远海天边散发出丝状云彩、半截（而不是弧形）的虹和暗蓝色的条纹。台风来临前，早晨在海边望海，往往会看到一些顶部光秃、底部扁平，并且快速地从海面跑到陆地并消失的浓积云，这种云被称作“猪头云”，也叫“和尚云”，它是由台风外围环流与陆风作用生成的。它的出现预示着台风已存在，但并不表示台风一定会登陆该地，还要视后续的云层发展而定。若在出现“和尚云”1～2天后出现了东南方向辐辏的白亮毛卷云，并且云层加厚变为高层云（透光变蔽光），伴随着风力加大和降水的出现，则预示着台风正在逐渐逼近该地。若风力雨势进一步加大，并且云已变成灰色，并且有大量黑色漫无定型的碎雨云（“跑马云”）快速移动，说明台风已到附近。某种农业生物灾害爆发前，其种群密度会快速上升，对有害生物种群密度进行监测，正是目前开展农业生物灾害预报的基础手段。

灾害的可控制性，主要是人类通过对灾害的认识，对灾害实施科学干扰，减轻灾害产生的危害。灾害的可控制性是相对的，不是绝对的。这表现在两个方面，一方面是对灾害认识的深入，人类可以对灾害实施“科学”干扰，避免灾害的发生，或者减小灾害发生范围、发生强度。这里之所以强调“科学”，是因为，不科学的人工干扰，虽然会缓解当前灾害的危害程度，但可能会产生另外一种可能更为严重的灾害。例如，人类无节制地使用化学农药造成的环境污染，以及有害生物产生抗药性，在近百年内，很难消除，严重威胁着人类的身体健康和生态健康。另一方面，由于技术水平或认识水平不够，对于某些灾害，人类目前还无法实施科学干扰，对于这一类灾害，可以预估灾害产生危害的结果，在灾前实施灾前预防。例如，台风来临前渔船进港避风，提高建筑物抗震强度以减轻地震灾害损失，通过营林措施或耕作方式调整，提高生态系统稳定性，从而减轻农业生物灾害的发生。

灾害的可预测性、可控制性是建立在人类对灾害的认识基础之上的。如果人类对于灾害毫无认识，即使前兆客观存在，灾害对于人类来说也是完全随机的、不可知的、无法预测的和不可预防的。相反，如果人类社会的科学技术已经发展到了这样一个水平，对于各种灾害的成因、机制与过程都能彻底地了解，则可及时对各种灾害事件做出预测预报，并实施有效控制，灾害就因此失去了随机性，这是我们的理想。由此可知，灾害的随机性与可预测性、可控制性是相对于人类的认识水平而言的。

（七）区域性

灾害的区域性是指灾害发生范围的局限性。从空间分布上看，任何一种灾害，其发生和影响的范围都是有限的。例如，地震灾害在全世界主要发生在几个地震带上；我国的旱涝灾害最严重的地区是海河平原，其次是黄淮平原、东北平原和海南岛南部，且多发区随季节的交替而变化；地球由于气候带的存在，土壤、水文、生物分布也具有地带性，有害生物的分布与危害具有明显的区域性。

不同灾害的区域性强弱不同，它们发生的条件与范围不同，因此研究灾害的区域性是认识灾害的一条重要途径，弄清不同灾害的区域性特征与其形成原因、机制、过程的紧密相关性，是进行灾害预测、预防的基础。

（八）时空群发性

自然灾害的发生往往不是孤立的，它们常常在某一时间段或某一地区相对集中出现，形成众灾丛生的局面，这种现象称为灾害群发性。其实质，就是一连串原生灾害的发生，或者是由其产生的次生灾害。

我国，尤其是东部地区，是世界上记录灾害历史最早而又比较连续可考的地区。据这些记载发现，有些重大灾害，往往在几十年或一二百年内连续发生，间隔数百年或千年之后，又出现一段重灾连发的时段，一般把一二百年内灾害连发的时期称为自然灾害群发期。根据我国近五百余年更详细的历史记载，科学家们发现在灾害群发期内，还有一二十年内灾害相对集中发生的时段，一般称为灾害群发幕。同样，在群发幕内还有更短的灾害群发时段，如两三年内的灾害群发，称为灾害群发节，几个月内的灾害群发称为灾害群发丛。一般把自然灾害在时间过程中表现的多种时间尺度的群发性总称为灾害的时间有序性、韵律性或周期性，充分认识这其中的规律对于灾害的预报是很重要的。

（张永忠　毛德华）

第二节　灾害救援医学的概念

一、救援医学的相关概念

（一）应急

关于应急的概念，《汉语大词典》普及本（第一版）释义为："应付急需，紧急情况。"《现代汉语词典》第七版释义为："应付迫切的需要。"本书中"应急"是指在突发事件发生时，医疗机构迅速做出的应对紧急需求的行动。

（二）救援

救援是一项涉及自然与社会、技术与工程，内容广泛的综合性工作，包括搜救、现场救援及医学救援三个部分。

人们对"救援"的理解有 4 种，对应着 4 个英文词组。

紧急救援（emergency assistance）：指紧急或急需的帮助，海外华人圈翻译为"急难救助"更能够准确地表达"急需的帮助"的含义。

搜索与营救（search and rescue）：指发生灾害后为拯救生命而进行的行动，最初是从发现和拯救地震灾害造成的建筑物倒塌而受困的幸存者而来，多用于地震灾害的救援，其任务是"定位、救出和为稳定伤情而采取必要的医疗措施"。

灾害救援（disaster relief）：有减轻、救济的含义，如日本救援队就采用了这种名称，其原因可能是由于"relief"有"减轻"和"救济"的含义，因此主要在执行国际援助任务时采用。

急救医疗（emergency medical service，EMS）：指危重急症、灾难事故的急救医疗，国人多理解为医院内急诊。事实上，无论对救援采用哪种理解，都需要 EMS 的支持。

医学救援在各类救援中起着举足轻重的作用，成功的医学救援不仅能够保障生命安全、减轻伤残，而且对国家安全、社会稳定有着极其重要的意义。

（三）应急医学救援

医学救援是指运用现代医学等手段使受困对象脱离灾难或危险，得到医学救护的活动。它是救援中不可缺少的一部分，但不是救援的全部。由于中外文化上的巨大差异，很难在英语中找到一个单词与"应急医学救援"完全同义。实际上在中文中，医学救援起初是人们一种约定俗成的叫法。

医学救援活动最早始于对战争中负伤人员的救护。战争的组织者为了减少战争的伤亡，增加参战人员的安全感，提高参战人员的士气，对在战争中负了伤的伤员给予及时的现场急救处理，并运送到战地医院接受进一步救治。从1240年意大利佛罗伦萨建立了世界上第一个以伤员的救护和转运为主的急救医疗服务组织开始，迄今已有770多年的历史。在这770余年中，医学救援从人抬、马拉到今天的救护汽车、途中监护与运输相结合的现代化救援，从当初的陆地救援到现在的海、陆、空、远程网络救助，无论是医学救援组织的体制、通信、运输，还是医疗救治手段都发生了巨大的变化。这些变化不仅改善伤病员的救治环境和条件，使伤病员得到及时有效的救治，而且大大降低了伤残率和死亡率，从而真正实现了救援的意义。

大多数人常常把“医学救援”和“应急”这两个概念紧密地联系在一起。其实，“医学救援”的范围较为狭窄，主要是指对生命的救助，它的工作内容包含在“应急工作”之内。目前，出于“生命高于一切”的理念，以及人们对生命救助的极大关注，“医学救援”与“应急”成对出现便很容易理解了。

根据上述分析，本文将“应急医学救援”界定为：对突发事件引发的批量伤病员，按时效救治理论、原则，组织并实施医疗救治的活动。在这里，强调应急医学救援的目的是把突发事件对人的生命、健康的伤害降到最低程度；强调它不是临时抢救某一患者，而是针对突发、伤情复杂、严重的集体性伤害的医学救援活动。

（四）应急救援医学

应急救援医学是研究在现代社会生产生活中发生的各种突发事件情况下，利用现代医学技术、管理技术、装备信息等综合手段，对伤病员实施救生脱险、卫生救援，以拯救生命、减少伤残的学科。

它是医学的重要分支学科，以急救医学、临床急诊、危重监护为基础，但又相对独立。同时，它是一门综合性学科，涉及面较广，与医学、灾难学、管理学、建筑学、气象学、心理学、地质学等学科密切相关。

（五）突发事件

根据中国2007年11月1日起施行的《中华人民共和国突发事件应对法》的规定，突发事件是指突然发生，造成或者可能造成严重社会危害，需要采取应急处置措施予以应对的自然灾害、事故灾难、公共卫生事件和社会安全事件。各类突发事件按照其性质、严重程度、可控性和影响范围等因素，一般分为Ⅰ级（特别重大）、Ⅱ级（重大）、Ⅲ级（较大）和Ⅳ级（一般），依次用红色、橙色、黄色和蓝色表示。

（六）巨灾型突发事件

巨灾型突发事件是指由于自然或人为因素所引起，突然发生并造成重大的人员伤亡、财产损失、环境破坏和社会紊乱，需要政府、军队和社会力量采取应急救援行动加以有效应对，旨在最大限度减少灾害造成的损失与危害的特别严重的灾害或灾难性事件。巨灾型突发事件具有明显的突发性，高度的灾难性，典型的社会公共性与应急救援的政府性和多主体性等特征。

（七）灾害医学救援

1. 灾害医学救援的概念 灾害医学救援是指各级医疗机构及其人员在发生大量伤亡时，运用临床医学技术方法，抢救伤病员生命、治疗伤病的紧急救援活动，是突发事件应急救援的重要组成部分。其基本任务是紧急赶赴事件现场，参与伤员搜救与营救，开展伤病员救治与转送，最大限度地降低伤病员死亡率和伤残率，提高治愈率，维护人员健康。

灾害医学救援不同于院前急救、院内急诊和 ICU。在纵向上，它包括灾害现场大规模伤员的搜索、营救、检伤分类、紧急救治、危重伤员运输后送、移动医院建立和运作、恢复重建灾区医院、灾区卫生防疫、心理干预等。在横向上，包括医学应急救援组织机构、医药卫生资源配置系统、医疗救助系统、紧急医学救援队伍系统、后勤卫生装备保障系统、法律支持系统和医学信息搜集与服务系统等构成要素。在应急处置流程机制上，它涵盖医学救援先期处置机制、医学救援快速评估机制、医学救援决策指挥机制、医学救援协调联动机制和医学救援信息发布机制。

2. 灾害医学研究的意义

（1）现实意义：灾害医学应急救援是指在科学规划的基础上，按照“开放互动、统一协调、优化配置、时序高效”的原则，以“挽救生命、减轻伤残”为目的，统一、合理利用全社会各方面资源，实现医学救援决策优化，采取有效措施，综合利用医学、管理、信息、工程等手段高效地抢救伤员、挽救生命，并争取灾后人类生存和发展、将突发事件对人类健康的损害程度控制在最低水平。科学有效的医学应急救援不仅为政府树立良好形象，评价其应急管理工作效率和进步程度提供机遇，而且能够保障生命、减轻伤残，对国家安全、社会稳定有着极其重要的意义。

（2）科学意义：灾害救援医学旨在提高对灾难危害的预见能力和发生后的对人员伤亡的救治能力，应急救援是有效应对突发事件的关键支撑点，科学认识巨灾型突发事件医学应急救援风险并对其机制进行深入研究对增强政府应急医学救援工作的预见性、针对性、科学性和主动性，实现突发事件应急救援“关口再前移”的意义重大。

（3）政策意义：巨灾型突发事件医学应急救援通常要求在较短的时间内、艰险复杂的救援环境下，对集体性的严重的批量伤员进行紧急医学救援、初级生命救治，直至转运、后送后的专科治疗、确定性治疗和后期的康复治疗。2007 年我国颁布的《中华人民共和国突发事件应对法》第五条规定：“国家建立重大突发事件风险评估体系，对可能发生的突发事件进行综合评估，减少重大突发事件的发生，最大限度地减轻重大突发事件的影响。”2014年召开的党的十八届四中全会明确把“完善应急管理体制，有效应对各种风险”作为“完善社会管理、保持社会安定有序”的重要内容，将突发事件风险应对纳入构建社会主义法制和谐社会战略目标统筹考虑。因此，灾害救援医学作为有效应对突发事件的关键支撑点，它的风险分析和机制研究是复杂的、综合性的系统问题，对其进行深入研究可为我国制订巨灾型应急救援措施提供理论依据和分析平台。

二、灾害救援医学发展历程

急救医学、灾难医学、救援医学等学科都在一定程度上影响着灾害救援医学的发展历程。

在人类文明进步的漫长道路上，最早、最原始的急救实践可以追溯到史前阶段。树叶、草茎涂裹伤口，烧热的石块、砂土做局部热敷，砭石叩击皮肤和浅刺出血，以及公元20年我国的《华佗神方》关于类似当代人工呼吸、心脏按压的原始的心肺复苏都说明了中华民族在此领域里的成就。在现代社会，中国急救医学的进步，以及中国中西医结合在急救医学领域近10年来的进展，都将为救援医学科学的学术内涵的丰富、充实做出贡献。

我们认为，灾害救援医学的发展经历了现场救护、分科救治、灾难医学、急诊医学、救援医学等一系列过程，也是从微观到宏观的过程，灾害救援医学是急诊（救）医学发展的新阶段。这样一种认识同样是基于学科发展需要和社会实际需要，不但要解决如何把最有效的急救服务以最快的速度送到伤病员身边的问题，更要解决如何用更高效的救援方式将人类损失的程度控制在最低水平。在“大救援观”的理念指导下，我们把灾害救援医学的发展历程大致分为以下三个阶段。

第一阶段，20 世纪 70 年代以前。这一阶段属于现场救护和分科救治阶段，虽然对伤病员的紧急救治已有很长的历史，但是急救医疗工作尚不规范，通常是单个医生或者各个临床科室各自进行的，之后才有各专科急诊汇在一起，成立了急诊室。这一阶段后期急救医疗工作已经开始，各种急救技术有了较大发展，为急诊（救）医学的学科发展奠定了基础。

第二阶段，20 世纪 70 年代至 20 世纪末。这一阶段属于灾难医学和急诊医学发展与确立的阶段，急诊医学成为一个独立的学科，急救医疗服务体系逐步建立起来。例如，美国于 1973 年由国会通过了“急救医疗服务体系”法案，1976 年完成了立法程序，形成了全国性的急救医疗网络。我国 20 世纪 80 年代初，也逐步引进了急诊医疗服务体系。这一阶段的标志是 1979 年急诊医学成为一门独立的专业，急救医疗服务体系的逐步建立。

第三阶段，随着社会和公共卫生事业的发展，涉及民众的生命安全、医疗保健的问题凸显，其中需要有相应的以医学科学内容为主、有关方面科学结合的一门新的学科，它既逾越医学科学的界限，又跨诸多学科、交叉渗透，且现代急救医学及近年来异军突起的灾难医学都无法概括。这门新的学科是以急救医学、灾难医学、临床急诊、危重监护为基础，融入通信、运输、建筑、生物医学工程等学科，即灾害救援医学。

灾害救援医学的发展已从单纯的学术研究演变成为一些国家的政府行为，呈现出急救社会化、结构网络化、抢救现场化、知识普及化，以及跨学科、跨部门、跨地区、跨国界合作的趋势，由此带来相应的知识技能、组织结构、实施运作和管理模式发生着重大变革。2009 年，中国人民武装警察部队医学院创建了我国第一个“救援医学系”（本科学专业），之后很多高校开设救援医学选修课。2009 年，我国出版《灾害救援医学》专著，编写系列培训教材。

特别是最近两年来，我国制定了灾害医学救援的行业规范、标准，建立了国家地震灾害救援培训中心，培训了 21 家省级灾害救援队伍，创办了国内救援医学杂志《中国急救复苏与灾害医学杂志》(国家统计源期刊)。灾害救援医学成为一门新兴学科。

三、救援医学的相关学科

（一）急诊医学与急救医学

急诊（救）医学是近 30 年来迅速发展起来的一门热门学科。1979 年，国际上才正式公认急诊（救）医学成为一门独立的专业，其英文名称为 emergency medicine，但中文翻译一直存在“急诊医学”和“急救医学”的争议。1997 年医学名词审定委员会决定采用“急诊医学”作为这门学科的正式名称，但是此争议在学术界依然存在，近年来尤甚。

emergency medicine 是研究与处理急、危患者及伤员急救、途中医学监护、医院内治疗及其组织和管理等问题的专门学科。emergency medicine 的范畴宏观包括：院外急救、院内急诊、危重症强化治疗、灾难医学、毒物学、急诊医疗体系管理学等。微观包括：复苏术、抗休克、清创止血、固定断肢、纠正水和电解质及酸碱失衡、各种单器官急性功能衰竭及各种急症的鉴别诊断和初步处理。一种观点认为，急诊医学是一门专科，而急救只是从属于它的一种救治手段，强调应重视院内急诊和危重病医学，持这种观点的学者多主张“急诊医学”的译法；另一种观点认为“急诊”局限在医院范围内，无法涵盖整个急救行动，强调应重视现场救护和院外急救体系，持这种观点的学者多主张“急救医学”的译法。

关于“emergency medicine”中文翻译的争议其实质是对其范畴的争议，争议的重点是应该重院内急诊还是应该重院外急救。这一争议的深层原因是到目前为止我国尚未建立起公正高效的急救医疗服务体系，因此学者们努力给“emergency medicine”一个准确的定义和定位，以期通过这种努力为指导，来建立公正高效的急救医疗服务体系。关于急诊（救）医学与急救医疗服务体系的关系，日本《急救医学》杂志创刊号十分明确地指出：“急救医疗是指对生命有直接危险或对于预知的急性伤病立即进行抢救的救命救急医疗体制。”也许学者们都期望按照自己的理论来建立急救医疗服务体系。可事实上，急救医疗服务体系的运作方式没有固定模式，美英的急诊（救）工作重在院内处理，而欧陆国家则在院外即进行深入救治。关键是这两种模式运行得都很好，适合了各自的国情，解决了实际的问题。因此，目前学者们认为关键是能建立起符合公正和高效原则的急救医疗服务体系，而没有必要再去争论到底急救措施、救援力量等医学救援资源应该优先配置在院外或院内，更没有必要顾及名称的差异。

（二）灾难医学

1992 年 12 月联合国人道主义事务协调办公室（OCHA）发布了《国际公认灾害管理相关基本术语汇编》，规范了灾难和灾难医学的定义。灾难是指社会功能的严重破坏，导致大量人员、物资或环境损失超出了社会自身功能资源的处置能力。灾难医学是指在综合灾难管理中，为预防、备灾、即时响应和恢复灾难引起的卫生问题，与其他学科合作的研究及各卫生学科的协作应用。

我国学者通常认为，灾难（disaster）是指客观条件突然巨变而造成人员伤亡、财产损失和生态破坏的现象；灾难医学是研究为受灾伤病员提供紧急医疗卫生服务的科学。具体地讲，灾难医学是研究人为或自然灾难与人类生命和健康的关系，阐明各种灾难对人类生命和健康的影响及其规律，寻求有效的医学救援和卫生防护对策与措施，以便在灾难发生前做好对付灾难发生的有关医学准备，在灾难发生后及时有效地实施医学救护和卫生防病的学科。其研究范畴包括备灾训练、组织救灾医疗队、疏散伤员、卫生防疫、灾难救援管理等。

以往认为，灾难医学与急诊（救）医学是两码事，前者主要是在灾区对群体伤员进行营救和治疗。现在则倾向于认为，两者不仅密切相关，而且可将灾难医学看作现代急诊（救）医学的重要组成部分，这也说明了急诊（救）医学作为一个独立学科的发展优势，灾难医学也充实了急诊（救）医学的内容，促进了急诊（救）医学的发展。

（三）军事医学

军事医学是运用一般医学原理和技术，研究军队平时和战时特有的卫生保障的科学。其成果通过卫生勤务的实施，达到维护部队健康，提高野战医疗、防疫水平，巩固与增强部队战斗力为目的，主要应用于军事领域，但是许多军事医学的研究成果能够为救援医学研究借鉴，因为战争本身作为灾难的极端形式同样需要医学救援。

军队中早有卫生组织和军医为官兵医伤治病，但在很长时期内，军队的医学处于经验医学阶段，19 世纪以后才上升为科学的军事医学。现代军队在作战和训练中常常遇到许多普通老百姓少见的医学问题，需要专门研究解决，这就促进了军事医学的发展。许多国家的军事医学都以一般医学理论为基础，主要研究解决现代战争条件下部队的实际医学问题。例如，研究提高军人在现代战争条件下的适应能力，研究伤员运送过程中的感染预防和治疗，研究战时救治大批烧伤伤员简化而有效的方法，研究核、化学、生物等武器的医学防护措施及激光武器伤害的防护，研究深潜、高空、航空卫生保障等。

四、救援医学的研究内容

（一）宏观的研究内容

救援医学的学术内涵和外延远非急诊（救）医学、灾难医学、军事医学所能概括，它将社会学、管理学、灾难学等多学科的理论引入医学领域，以“大救援”理念为指导，最大限度地发挥医学在救援行动中的作用。

宏观来讲，救援医学的研究内容非常广泛，概括起来主要包括两大方面。

一是救援管理。主要包括医学救援的组织体系、灾害救援的医学指导和管理、灾后的卫生评估、灾后环境重建、灾后可持续发展等问题。

二是救援技术。主要包括面临灾害时的预防措施、在困境中脱险和求生方法、伤病员检伤分类、伤病员现场急救和早期治疗方法、受灾者心理卫生服务、伤病员的转送、灾后卫生防疫、灾后心理干预等专业知识。

（二）救援医学专业的研究内容

救援医学专业的内容主要包括两大方面：一是医学通用基础科目，这是医学救援的基础知识，主要包括如人体解剖学、生理学、病理学等十几门基础医学学科和内科学、外科学、儿科学、妇产科等近 20 门临床医学学科。二是救援医学专业特色学科，如救援医学导论、医学救援技术、救援装备技术、救援管理学、救援心理学等。此外，本专业的学员还要学习通用教育课程，有条件的还应开设选修课程。由于救援医学专业是一个新的学科，国内尚没有专门、统一的教材，下面就重点介绍救援医学专业其他 4 门特色学科的研究内容。

1. 医学救援技术

（1）院外医学急救技术：包括院前救治程序（VIPCIT 救治程序）、心肺脑复苏技术、院外急救五大技术（畅通气道、止血、包扎、固定、搬运）、基本急救技术（静脉通道建立、氧气吸入术、吸痰术、导尿术、创伤基本操作技术、各种穿刺术、抗休克裤使用、心脏电复律术、洗胃术、气管切开术等）及移动式 ICU 病房的建立。

（2）现场医学救援技术：包括各种灾害事故的现场救援技术，如海难、海啸、空难、火灾、水灾、地震、矿难、交通事故、触电、雷击、爆炸事故、核事故、生化事故、化学中毒、突发传染病、战场的医学救援技术及灾难现场公共卫生对策。

（3）特殊类型伤的医学救援技术：包括烧伤、冷伤（低温伤、冻伤）、中暑、辐射损伤、毒剂伤、火器伤、海水浸泡伤、冲击伤、挤压伤、多发伤、复合伤及伤后感染的防治。

2. 救援装备技术

（1）总论：医学救援装备概述、医学救援装备研究、医学救援装备管理。

（2）各论：预测预警系统、搜索营救装备、现场救援装备、综合救治平台、防护防疫心理救治装备、核化生事故救援装备、后勤保障装备。

3. 救援管理学

（1）应急救援体系：我国应急救援系统、国外应急救援系统、应急救援系统的发展趋势等。

（2）救援医学实施：灾害救援的基本原则、医学救援预防与准备、医学救援监测与预警、医学救援的应急与处置、医学救援恢复与善后等。

（3）救援医学管理技术：三救治理论与技术、救援流行病学技术、预案管理技术、灾害风险评估等。

4. 救援护理学

（1）总论：医学救援护理的组织管理与特点、救援方舱医院护理人员的组织与实施、灾害现场救援所需的护理技术。

（2）地震灾害的救援护理、火灾的救援护理、水灾的救援护理、矿难的救援护理、爆炸事故后的救援护理、核事故的救援护理、突发化学中毒事件的救援护理、生物恐怖主义威胁的紧急救护、灾害常见并发症的护理、灾害心理危机及护理干预、灾害患者的营养护理、家庭救援护理、常见险情的自救与逃生。

五、我国灾害救援医学的发展展望

灾害救援医学的发展对于人类预防灾难、降低灾难损害，尤其对减少因灾难造成的人员伤残和死亡都起到了至关重要的作用。为提高我国灾害事故的应急能力、医疗救援的效率，我国灾害救援医学发展应注重以下三个方面的建设。

（一）构建灾害救援医学教育体系

借鉴国外灾害医学教育的发展经验，促进我国灾害医学教育工作科学、规范地发展。从灾害救援医学的特征来看，灾害救援医学教育的主要内容应包括：灾害医学系统组织的基本原理；各种灾害尤其是核、化、生灾害的处理原则；各项急救的基本技术，包括止血、包扎、骨折固定、抗休克、人工呼吸、心肺复苏、解毒等急救术；伤员检伤分类，包括现场分类、收容分类、后送转院分类和医疗分类等；伤员后送与转院，包括后送的时机和条件、后送的要求、后送的组织、后送的体制、后送的方式和转院到达后的交接等；灾区传染病的预防和处理，包括各种灾害传染病的种类、传染病流行的特点和预防控制传染病的方法等；灾害心理障碍，包括灾害引起心理障碍的表现特点和防治的措施等；灾害医学管理，包括医疗队的组织、灾区医疗站（临时医院）的编组与展开、救治机构的部署、药材物资的保障等。从教学内容来看，其课程至少涉及临床医学、预防医学、危重监护医学、社会学、管理学、灾害学、伦理学、法学、心理学、公共卫生学等。同时，医疗急救和灾害医疗救援教育应该扩展到消防、武警及所有城市应急系统的人员。基本内容应包括灾害救援医学基本概念、灾害救援医学系统组织、各种情况下在现场对伤员的处理原则，各种灾害损伤的紧急救治及基本生命支持技术。同时，充分利用我国现有的医学教育资源及大众信息传播系统，制订出覆盖急救医疗和灾害医疗主要知识面与技术基础的教学和科普宣传项目，对非医务人员广泛开展急救普及教育等。

除此之外，我国目前还没有相应的灾害救援医学学术组织，缺乏灾害医学的专业人才。未建立灾害医学教育培训体系，继续教育体系中尚未纳入灾害医疗救援的培训项目。确立灾害救援医学教育的目标，明确主要的教学内容及采取的教学形式应是当务之急。国内绝大多数医学院校尚未开设灾害救援医学的相关课程；绝大多数在岗的医护人员没有接受过灾害救援医学的规范培训，特别是在岗护士，缺乏现场救护的基本知识技能。相关专家对护士灾害医学认知、需求和影响因素进行了调查分析，显示大部分护士对灾害医学知识缺乏了解。因为医护人员灾害医学知识的掌握程度直接影响我国灾害医疗救援水平，因此建议在医学院校中开设灾害医学及相关选修课程，使学生掌握灾害救援医学的相关知识和技能；将灾害医学纳入继续教育体系；建立灾害医学的教育信息网络系统，进行网络化教育。医院也可以对在岗人员开展相关知识继续教育培训课程，邀请有关专家举办学术讲座，定期组织模拟演练，适度开展灾害医学学术研究。

（二）建立灾害救援医学专门研究机构

建立专门的灾害医学研究机构，系统规划设计灾害医学研究项目，促进灾害医学研究，包括灾害前、灾害中和灾害后全部过程的理论和实践研究。如研究建立应对不同灾害的指挥、管理网络，整合国内外灾害医学资源，评估未来发生灾害所需的灾害救援人力、物力资源和数据库；研究建立灾害医疗救援系统所需的专业人才培训和储备机制等；研究在重大灾害发生时的应急预案，如何最快地启动灾害医疗救援系统，进行伤病情评估和处置，对伤病员与社会公众心理应激障碍进行评估，调查和评估传染性疾病的疫情，以及根据国内外现有资料预估灾害发生时所需的经费等；研究针对灾后基层医疗、检疫和卫生体系的重建，伤病员灾害后期疾病治疗康复与心理干预等。

（三）建立国家灾害医疗系统

建立国家灾害医疗系统的目的是在灾害和紧急事件发生期间及时调动各方医疗救援资源，快速补充后备医疗支援，以及灾害发生地医疗服务系统的实时组成，从而在最大程度上减少人员伤亡。应将建立由国家军民医疗卫生部门及各相关部门组成的大救援概念下的全国性灾害医疗系统，作为政府部门的战略性任务之一。借鉴国外灾害医学的发展经验，参照国外灾害医疗系统构建的框架和模式，结合我国医疗体制特点，实现系统的整体发展。

（四）提高应对灾害救护的意识

灾害的救援需要全社会、多学科、多个机构的参与，有可能动用社会资源或局部力量。医院是灾害和突发事件预警与救援中的重要环节，急诊科担负着“120”院前急救任务，在包括车辆调动、现场救护等方面有更多的经验，在应对灾害的救治中起到先遣和核心作用。科室对每位工作人员要强化“急诊”意识，要求平战结合、严阵以待，随时准备接受任务。同时应加强广大人民群众灾害和自救意识的培训。

可以预言，随着时代的进步，对灾害救援医学范畴的认识必将更为深刻，关注的焦点将集中于现代医学救援体系的创建和完善上。社会的发展、经济的繁荣、科技的进步和文明的增高，为救援医学科学的创立提供了基本的保证；民众急救意识的增强和急救知识的普及，则是救援医学开展的社会基础。所以，专业救援医学人员现场救援的实践和研究的前景必然令人鼓舞。

无论是常态下的日常急救，还是天灾人祸的非常态下的突发公共事件的医学救援，急救不能也不可能仅是医疗卫生部门的事业，应树立“走出医院、走上社会、走进社区、走到家庭”的“大救援”观念，急救社会化、结构网络化、抢救现场化、知识普及化是灾害救援医学发展的必然趋势。应遵循的规律医学救援体系是一项系统工程，不仅是政府和救援人员的事情，更需要全社会的共同参与。构建公正、高效的医学救援体系，才有可能成功地实现救援行动的目标，发挥出“救死扶伤，实行人道主义”的救援医学的最高价值。

（侯世科 樊毫军）

第三节 灾害医学救援系统

灾害医学救援系统是由一系列子系统有机组合而成，主要包括法律支持系统、指挥调度系统、信息服务系统、救援队伍系统、资源配置系统和后勤保障系统等构成要件，目标在于通过加强应急救援法制建设、应急救援组织体系建设、应急救援信息系统建设、应急救援物资体系建设、应急救援队伍建设及应急救援体系运行机制建设，构建指挥统一、组织合理、运转高效的灾害医学救援体系。

一、法律支持系统

加强灾害医学救援法律法规和制度建设，可以为灾害救援提供法律保障，做到有法可依、督促有关部门严格按照法律程序履行相应法定义务，承担相应法律责任。只有通过立法，才能从根本上改变由于我国当前相关法律、法规不完善而造成的相关部门相互沟通协调不足、应急救援工作难以高效展开的弊病。中央政府和各级地方政府都必须依据法律，确定突发性灾害事件应急救援的参与对象、范围、任务、职责，界定各种应急救援机构、队伍的关系、参与模式、责权范围和隶属关系，明确各级机构和各类人员的相关职责，以及应急救援物资保障等内容。

总体而言，灾害医学救援法律系统应当包括法律、行政法规及部门规章、地方性法规及规章等，其主要功能是指导和规范各行为主体在灾害救援工作中的行为，如《中华人民共和国突发事件应对法》《突发公共事件医疗卫生救援预案》《紧急医学救援基地网络管理办法》等。灾害医学救援行政法规应由国务院根据宪法和法律，按照相关规定制定，领导和组织医学救援各项工作。灾害医学救援部门规章应由国家综合性应急救援机构和部门、各专业应急救援工作管理部门根据有关法律和行政法规，在各自权限范围内制定有关医学救援工作管理的规范性文件，其内容应是对医学救援具体工作的进一步细化，并说明详细的实施办法。灾害医学救援地方性规定应由地方立法机关规定，并且是在该地方具有法律效力的规范性文件。医学救援地方性法规制定的目的，主要是执行国家有关医学救援的法律、法规等。灾害医学救援地方规章是指省级人民政府，以及省级人民政府所在地的市、经济特区所在地的市和国务院批准的市人民政府，根据法律、行政法规和本省级地方性法规所制定的管理救援工作的规章。地方规章主要规定本地区关于医学救援措施的详细实施办法和程序。

因此，建立和完善灾害医学救援法律法规体系，保障我国应急救援工作有法可依、有章可循，不仅能够提高我国的应急救援工作水平，而且最根本的一点，就是能够起到保障应急救援绩效、保护人民生命财产安全的最终目的。所以，按照合法性、合理性、有效性原则，建立和完善我国灾害医学救援法律体系，不仅体现了“以人为本”作为科学发展观的核心思想，也有利于实现我国应急救援工作的规范化、法制化和科学化，更有利于从立法上确立应急救援工作的重要性，确保公共生命财产安全、社会和谐与稳定。

二、指挥调度系统

该系统是各级应急救援的最高决策者负责应急救援的统一指挥，对各子系统下达命令，提出要求。指挥调度系统是整个救援系统的核心，负责统筹安排救援行动、有机整合各类救援机构与救援组织间的行动和关系。因此，应该有机整合各类救援机构，构建统一、高效、精准化、一体化的指挥组织体制；建立标准化、模块化灾害医学救援指挥中心，发挥政府宏观协调、资源整合的作用；发挥政府的行为规范和导向功能。加强政府对灾害救援的统一领导与指挥，建立“统一领导、分工协作、利益共享、责任共担”的长效机制，强调指挥主体地位的同时，也必须采取扁平化原则、灵活性原则和分级指挥原则，重视、充分发挥国有大中型企业的主体作用，以及其他组织、单位和个人的必要的补充作用，强调政府、企业、社团组织、志愿者团体和公民个人等的协作机制，实现灾害应急救援联合指挥与现场应急协作，构建政府和非政府组织之间的长期合作关系，提高救援能力和工作效率。总之，灾害医学救援指挥系统的建设必须有法可依、机制完善、运行高效、保障有力。

从国际上看，一些发达国家十分重视应急管理和应急救援常设性指挥机构的建设。而事实表明，要提高救援的效率，需要纵向和横向多个部门的联合工作，那么，必须要建立一个负责指挥、协调纵横各个部门应急救援的常设行政机构来执行这项职能。我国政府应该建立中央、省、市三级应急指挥调度系统。通过建立国家层面的医学救援指挥中心，负责全国范围内的灾害医学救援的统一领导与指挥工作；通过建立省、市两级救援协调指挥机构，明确不同层级指挥权责和层级之间的联动协调，统一接受最高层级的应急救援指挥中心管理，实现资源共享、互联互通、统一管理、指挥集中、反应快速的救援联动。需要建立健全统一领导、分类管理、分级负责、条块结合、属地为主的应急管理体制，完善中央、省、市多级应急救援组织体系，强化应急救援行政领导负责制和责任追究制，建立全方位、立体化、多层次、综合性的应急救援组织体系。这样自上而下的指挥调度系统有利于整合各类应急救援物资，协调各方力量，达到反应快速、应急高效的目的。

三、信息服务系统

信息服务系统是灾害医学救援工作顺利、高效展开的基础手段和重要保障。基于当前自然灾害救援对于通信的需求，必须建立统一的救援信息服务系统并完善其功能，构建全国、区域和部门之间救援信息联动平台，形成指挥统一、协调共享、功能整合及运行畅通的救援信息服务系统。其中，灾害救援信息平台是灾害医学救援信息中心，主要利用现代计算机技术、网络技术和卫星通信技术，为救援工作提供一切必需的信息，实现信息共享。概括来讲，其功能主要包括 3 个方面：①信息中心功能。负责救援信息的实时共享，为其他系统提供信息支持，进行信息采集、处理、存储、传输、更新、维护等。②决策辅助功能。在“信息中心功能”的基础上，对救援中的决策提出方案或建议，为“指挥中心”提供决策支持。③公众信息窗口。救援信息平台不仅为救援全过程服务，还应负责与大众传媒接触，处理与媒体报道、采访、新闻发布等相关事务，保证救援信息、自然灾害信息等有关信息报道的客观真实性和及时性，为救援工作营造一个良好的社会环境。

当今，在应对各类突发事件的过程中，信息的重要性越来越突出。信息的及时性、准确性、权威性不仅有利于政府与公众清楚地了解灾害本身，更有利于应急救援工作的顺利展开。权威的官方信息可以保持事发区域公众、社会的稳定，正确的信息有助于事发区域公众进行自救、互救事宜，而应急救援过程中的各种需求信息有利于开展大规模、大范围的合作与帮助。所以，利用现代科学技术和手段，建设灾害医学救援信息平台十分必要。所以，必须引进和利用现代高科技手段与设备，建设信息网络平台。要从拓宽信息渠道、重视信息系统软件研发、完善信息发布机制、加强媒体引导与管理等方面进行建设与完善。

信息平台建设的必要性主要体现在：①“现场信息”，即事件信息和灾情信息。事件信息是指所发生的事件的性质、发展程度、可能导致的继发影响等；灾情信息是指事件对事件区域的破坏程度、范围，对公众的生命、财产造成的损失和可能带来的损失与伤亡。②“救援信息”，是指灾害发生后，政府和公众所进行的医学救援进展信息，如救援队伍信息、救援设备等物质信息、救援绩效信息等。③“支持信息”，就是指对医学救援工作具有不可忽视的支持作用的重要的外部信息，其中主要包括气象信息、交通信息和其他辅助信息等。应急救援信息平台的功能主要包括以下几个方面：①事件的接收报送，应急救援现场信息实时获取与分析处理。②分析、研判事件的发展态势及其影响。③适时优化、确定与启动应急救援方案。④动态的应急救援决策指挥。⑤应急救援现场反馈信息的分析处理。⑥应急救援行动能力与绩效的阶段性、总体性评价与相关信息发布。

四、救援队伍系统

救援队伍系统是整个救援系统的处置实施系统，主要负责“指挥调度系统”下达指令的具体实施，完成各种医学救援任务。该系统要求必须建设综合性专业救援队伍、部门性专业救援队伍和兼职应急救援队伍等各种应急救援队伍相结合的总体队伍模式，不但要建立国家级别的应急救援队伍，主要包括军队、公安、武警部队等，而且为了使救援工作的高效开展，更有必要建立地方级别的应急救援队伍及民间救援队伍，以覆盖和辐射全国。同时，也要建立统一指挥、协调、调度的应急救援队伍运行机制，整合各种资源和力量，最大效率发挥作用。而面对灾害，及时派遣高效的医疗救援队伍，对于减少伤亡意义重大。

医疗救护队由医护专家、医疗设施设备和其他相关人员组成，主要负责救援现场的医疗急救和及时送医行动、对救援人员实施医学监护、为现场救援指挥提供医学咨询等。一般来讲，医疗救援人员必须具备以下素质：①精湛的专业素质。医务人员的专业素质主要体现在对医学知识、技术的掌握和应用层面，在救援任务中担负起抢救伤员的职责。突发灾害在较短的时间内产生批量的伤员，医务人员要在较短时间内抢救大量的伤员，尤其是在面对危重患者时，没有充足的时间供医疗救援人员反复讨论。因此，参与医疗救援的人员必须要具备扎实的专业知识和实际动手能力。②稳定的心理素质。在突发灾害中，医疗救援人员经常要面对重伤患者和死者遗体的视觉冲击，会对他们的意识、意志、感觉、情绪产生巨大的影响；同时，因为身处救援一线，自身的安全受到严重威胁，医疗救援人员的精神压力巨大、持久、突然，若这种刺激超过心理承受限度，便会导致中枢神经系统紊乱，直接影响身体健康。因此，应急医疗救援人员，除具备良好的专业素质外，还必须具备良好的心理素质。③健康的身体素质。应急医疗救援队伍抵达救援现场后立即投入到救援任务中，面对批量伤员，医务人员往往需连续工作，体能消耗大，同时又得不到有效的休息和营养支持。因此，应急医疗救援队员必须要具备健康的身体素质，才能完成救灾一线长时间的生理超负荷工作，高水平完成救治任务。

因此，医疗救援队伍的构成，首先，要与突发灾害事件特点及医疗单位综合实力相结合。通常一组医疗队伍由20～25人组成，前期主要以外科、心理专业的中青年医生为主，以内科专业人员为辅；中后期增加传染病科、呼吸内科、消化内科等专业人员比重，同时适当注意老中青人员的搭配。若救援周期过长，管理者应考虑人员轮换，以便医疗救援人员休整。其次，为了保证应急医疗救援队伍正常高效地开展工作，必须明确各类人员职责。管理者工作的重点是各方力量的协调和车辆调动，及时将伤员送至各专科医院；医生工作的重点是救治伤者；护士职责主要是配合医生诊疗，登记伤员信息，确保医疗物资准备充足。再次，强化技能培训。应急医疗救援时间紧迫，要求医疗救援人员急救技能要娴熟。医疗管理者平时应注重对应急救援队伍的急救技能培训及考核，对常用的急救设备和基本急救知识做到人人过关、个个达标。有条件的医疗单位还可以进行有针对性的预案演练，在实践中磨练技能，逐步培养医护人员的急救技术、观察力和应急处理能力，从而有效提高医护人员的应急医疗救援能力。

然后，加大政府支持。医疗救援的性质决定了它的无偿性和公益性。当今医疗市场竞争日益激烈，各医疗单位为自身的生存和发展普遍承受着巨大的压力。所以应急医疗救援队伍的建立，仅靠医院的投入着实存在困难，政府财政的支持显得尤为重要。同时，为避免在救援现场出现混乱，政府应将突发灾害时各部门职责、权限、行为准则、运作方式、应急救援和自愿者队伍建设、人员培训、专业资格认证等纳入法制化轨道。最后，开展心理干预。使医疗救援人员保持良好的心理状态，为避免成为需要治疗的“特殊患者”，适时进行心理干预是必要的。心理学研究表明，创伤后应激障碍是一种延迟性、持续性的心身疾病，大部分发作时期是创伤后4周，也有的人潜伏期长达数月甚至数年。因此，心理干预的过程不仅应贯穿整个应急救援的始终，还应注重后续的心理支持和辅导。

五、资源配置系统

（一）结构构成

救援物资是应对灾害的重要的基础保障，是关系到救援工作能否顺利开展的重要因素之一。资源配置系统是保障应急救援物资储备、调配、运输、使用、补给、维护等过程正常运行的系统，其组成部分主要包括指挥机构、物流系统、信息平台、储备库建设等几个方面。

1. 应急救援物资总指挥调度 它是“国家突发事件应急救援指挥中心”的组成部门，总体负责全国性的应急救援物资指挥调度。按照事件实际情况和不同等级，指令省、地（市）级应急救援指挥中心具体行使指挥权。应急救援物资总指挥调度的建设，有利于将现有分散的多种储备模式进行整合，采取“大储备”模式，克服资源重复建设和协调不畅等问题。“大储备”模式要求各储备系统依需求向接受支持的地区及时提供物资帮助，该过程必须有较强的、权威性的指挥协调部门来完成，而应急救援物资总指挥调度在加强各储备模式之间的沟通合作和相互补充、全国应急救援物资整合、构建全社会性应急救援物资体系等方面，具有重要的作用。

2. 应急救援物流系统　满足突发性物流需求，非正常运输应急救援实物由供应地到接收地的过程，就是应急物流。应急物流包括物资获取、装卸、暂存、装配、运输和信息处理等。应急救援物流系统，就是按照一定程序执行上述各项过程的各个组成部分的有机结合。其主要包括指挥中心、信息中心、运输中心等。应急救援物流系统的完善，有利于缩短应急救援物资调配的时间，降低物流成本，提高应急动员及救援效率。

3. 全社会应急救援物资储备网络　从综合国力来讲，单凭国家层面的应急救援物资储备，无法满足应急救援物资需求，有必要动员全社会力量，加强社会性应急救援物资体系建设，建立中央、地方、企业和其他非政府组织等储备相结合的物资储备体系。一方面，我国政府可以规定有关企业或组织必须储备一定的应急救援物资实物，并给予补偿，对没有达到规定要求的做出惩罚；另一方面，可以通过合同、订单或协约的形式要求企业进行应急救援物资生产能力储备，以确保短时间内快速生产适量的应急救援物资。要鼓励部分企业自行储备一定数量的应急救援物资；支持非政府组织通过多种合法渠道进行应急救援物资储备；建立便捷的物资捐赠通道，保障来自境外、社会团体、公众的应急救援物资捐赠，完善捐赠物资接收、储备和使用等管理。

4. 区域性应急救援物资储备基地　区域性应急救援物资储备基地的建设，其布局方式、运行模式不同于目前国家在部分城市建设的中央级救灾物资代储点。区域性应急救援物资储备基地建设，主要从自然环境、地理条件、区域灾害突发事件情况，以及地区经济发展水平、人口数与人口密度等多方面进行科学分析、合理规划。

5. 应急救援物资信息平台　应急救援物资信息系统是一个交互平台，负责对应急救援物资储备和信息的搜集、分析、处理，形成数据报表提供给应急救援物资总指挥调度和物流指挥中心。同时，来自省、地（市）级应急救援指挥中心的物资需求相关信息也通过该平台及时反馈给应急救援物资总指挥调度和物流指挥中心。所以，应急救援物资信息系统平台，不仅是一个信息集成中心，也是指令形成平台，具有重要的功能。

（二）应急救援物资系统运行机制

1. 统一平台，垂直管理，横向联网　建立统一的管理平台，实施区域、地方横向联网式管理，将全国、区域和地方各级各类应急救援物资储备基地纳入统一规划，能避免管理独立、缺乏协调、重复建设等问题，提高应急救援物资、资金投入的有效性和合理性。

2. 分级负责、权责明晰、属地为主、调配快速机制

3. 维持机制

（1）资金维持机制：一方面，以中央财政和地方财政为主，按照分级担负的原则，应确立年度财政预算，安排灾害救援补助金，建立保障资金增长机制。保障资金主要用于应急救援物资的购买、储备管理、调配补贴等。另一方面，要动员社会力量建立灾害应急救援基金等形式，筹集资金，解决应急物资在购买、储备、补贴等方面的不足。

（2）适时更新机制。对于各级或各个区域性、地方性储备基地的物资储备情况，必须通过统一管理平台或信息共享平台，相互之间适时发布动态信息，了解与掌握各自储备物资的种类和数量等方面的代谢、增减等变化信息。政府部门、储备基地还须向有关承储单位、企业或机构适时发布物资动态信息，后三者也必须及时向前两者反馈企业生产能力储备和实物储备情况。只有通过适时更新，才能保证应急救援物资储量、品种的合理有效构成，同时避免物资生产和存储的大量重复，提高各方工作效率。

（3）“三实”配备机制

1）救援的实效性。应急医疗救援保障物品指的是完成应急医疗救援任务所需的所有物品，包括应急医疗队队员个人携行的急救装备、生活用品、防护用品、个人通信设备，以及急救车辆、急救车载医疗设备、医疗队与基地联系的整个通信指挥系统等。实效性是指实施的可行性和实施效果的目的性。救援的实效性是指所有保障物品必须在救援行动中使用有效，达到保障有力这一救援目的。这就要求我们在准备保障物品时要注意几个问题：①个人携行的各种装备和物品必须少而精，便于携带和开展工作。如携带三天量的水、压缩干粮，急救装备小型化，最好分类装入背囊，如生活背囊、个人急救背囊、抗休克背囊、担架背囊、药械背囊、消毒背囊等。②各种充电电器或电子设备必须于出发前充好电并配备充电器和备用电池。③确保所有急救设备在灾难现场能够正常使用。为此，应加强应急保障物品制式化、便携化研究；建立急救保障物品平战时检查、保养和维护制度，责任到人。

2）功能的实用性。功能的实用性指的是应急保障物品能够满足各项应急医疗救援任务的各种要求，所以必须根据下列情况进行保障物品的配备：①急救装备必须能满足现场救治的要求，如创伤现场止血、通气、包扎、固定、抗休克、搬运等。②生活用品必须满足急救队员三天的吃、住、行、睡觉所需，以保障队员能够精力充沛地投入到医疗救援工作中。③防护用品应能够保护队员在各种环境下的安全，如在野外、火场、地震、冰冻、水灾、泥石流等现场环境下的安全防护。④通信系统安全高效，畅通无阻。各种灾害发生后往往因信息不通畅而使应急医疗救援准备不足，这就要求到达灾害现场的医疗救援人员配备精良的通信设备，能够及时、准确地把受灾情况向各级领导进行汇报，并协调救援队伍和队员之间的救援行动。⑤大型车载设备应能保证在到达灾害现场后顺利开展医疗救援、通信、生活保障等工作。

3）维护应用的实际性。维护应用的实际性，是指需要维护的所有应急保障物品在紧急医疗救援的实际中能够得到及时有效的维护，如车载装备、通信系统、急救装备（呼吸机、心电监护仪、低温冰箱、生化检测仪等）、防护用品等能及时得到维护保养。这就要求所有需要维护应用的应急保障物品在采购时一定要考虑维修、检测的方便，同时在平时由专人保管，定期检查维修，及时保养及消毒，随时处于备用状态。最重要的是，在参加应急医疗救援任务时，根据任务情况适当配备专业的检修人员携带便携检修器具随队前行，以做到随时、随地进行保障。所以，在大力开展应急急救装备研究的同时，也应该重视应急状态下急救装备检修器具的研究。

（三）后勤保障系统

灾害应急救援后勤保障系统是指在灾害抢险救援行动中，后勤部门在最短的时间内，按照“五个第一”的要求，以最快的速度为抢险救援部队提供应急救援必需的一些特殊器材装备，保证油料、灭火剂等不间断的供应，并根据不同季节、气候、时间为救灾人员提供饮食、服装保障。后勤保障在救援行动中主要有时间紧迫性、情况复杂性、灾情多变性、条件恶劣性、任务艰巨性等特点。

1. 建立应急医疗救援出发前后勤物资保障的“三块”机制

（1）确定后勤保障人员和物品的快速化。接到应急医疗救援任务后，迅速召集应急救援人员组建应急医疗队伍的同时，确保后勤保障人员和所需携带保障物资快速到位。要达到这一要求，需要平时做好各种灾害或突发事件的应急救援预案，预案中包括针对各类灾害不同响应级别所需的后勤保障人员类别、人数，以及保障物资的品种、数量、采购渠道等。平时根据预案定期进行演练，做到一旦有任务可以马上启动预案，快速召集所需要的后勤保障人员，在出发前完成各种保障物资的迅速到位。

（2）启动易供性物品购买通道的快捷化。所谓易供性物品，指的是平时容易购买、但不方便长期在应急仓库大批量储存的后勤保障物品，如急救药品、常用的急救装备、水、食品、汽油、救生衣等。对于易供性物品，更重要的是保持及时、通畅的供货渠道，一旦需要采购，就可以很快使物资到位。这就要求我们平时应逐步完善易供性物品的目录，根据目录联系确定相应的购买渠道。在平时根据预案演练时要检验各个购买渠道的畅通性，以便在接到任务时可以迅速按照任务要求确定所需的物品目录，迅速启动购买渠道，保障所需物品及时到位。

（3）完成应急医疗救援人员对物品点验工作的“快载化”。在后勤保障人员和物品到位后，应急医疗救援人员应能够完成对物品点验工作的“快载化”，即迅速将各保障物品分门别类地装载、打包，随队出发。各种应急医疗救援保障物品在出发时可分为队员随身携带的物品，如个人防护装备、生活背囊、急救背囊、清创背囊、抗休克背囊、担架背囊等，以及随队的车载、船载或者飞机、火车载后勤保障物品目录。应急医疗救援人员应该分工明确，每个人根据自己的岗位明确自己所要携带的保障物品和随队物品，在平时的应急演练中不断总结完善，制订出各种应急任务下应携带的保障物品目录，应急医疗救援队应该把每个队员组织起来，制订出整个队伍出发时应该配备的所有物品目录，这样才能在领到任务后有条不紊地完成物品点验工作的“快载化”。

2. 建立应急医疗救援后勤保障物品“三省”储用机制

（1）资源共享，节省大型救援设备配置、使用、保养开支。“养兵千日，用兵一时“这句话也可以用来说明大型应急医疗救援后勤保障物品使用的实际情况。众所周知，诸如急救车、车载急救装备、车载通信系统、通信指挥系统等大型保障物品，在突发灾害现场救治中作用巨大，但是一年难得有几次机会出动。平时如果一直闲置，就会造成较大浪费，因为所有设备都有一个使用年限问题，放置时间过长会生锈、老化。因此，在购置大型后勤保障物品时应考虑到资源共享，使得这些大型物品到位后做到平战结合，充分发挥它们在各个方面的使用功能，节省大型救援设备配置、使用、保养开支。

（2）合理设置，节省应急医疗救援物品仓储用地。我国的应急医疗救援保障物品仓储目前主要是依托各个医疗队所在的医院。由于承担应急医疗任务的医院大都是在市区内，医疗用地非常紧张，因此要尽可能节省应急医疗救援物品仓储用地，科学规划，合理布局，做到物尽其用。储备仓库主要储备队员随身携带的急救装备、个人生活用品、防护用品。首先，要根据急救物品的功能进行分区摆放，如生活用品、防护用品、通信器材及急救装备分类摆放；其次，同一类物品也可以按照急救时常用或少用分类进行摆放；最后，大型救援设备如急救车、生活保障车、车载通信系统及手术车等可以放置在医院的车库。

（3）爱护装备，节省应急医疗救援易损性物品经费开支。应急医疗救援易损性物品是指一些急救药品、带电子设备的急救装备（如心电监护仪、呼吸机等）、通信设备及一些生活用品（如手电、电子表、生活帐篷等）。对这些易损性物品应该做到专人负责，对队员进行专业培训，掌握正确的操作方法，在演练时注意保护，降低应急医疗救援易损性物品损坏率，节省应急医疗救援易损性物品经费开支。对于后勤保障力的提高，我们将在应急医疗救援体系的建设过程中，逐步完善和改进批量患者的后勤保障体系，提高优质高效、低耗安全的后勤保障能力，真正做到平战结合。积极拓展后勤保障新思路，切实建立起一个有机联系、协调运行的特大灾害事故现场后勤保障新体系。

基于以上六大子系统的分析，建立科学的应急救援运行机制，确立系统各个部分的构成、功能及相互之间的关系，是整个系统建设的重要内容。具体来讲，灾害医学救援机制主要包括以下几个方面：①统一指挥、综合协调、分级负责、属地为主、部门联动的工作机制。②信息发布与共享机制，主要包括权威信息发布、构建多层系的信息发布平台、政府与媒体的合作机制、信息公开保障机制和信息资源共享机制。信息在救援过程中作用的发挥，有一个基本的前提，即信息的及时性与真实性，这取决于信息的权威性。所以，控制和掌握信息发布程序，实现信息的权威发布，维护信息的真实性与权威性，是信息公开的关键环节。③应急救援奖惩机制，包括法律问责机制、应急救援奖励机制、合作区域的领导责任追究制。实现奖惩分明、赏罚有理，是保障救援行动顺利、高效开展的前提。④应急救援资金的多元投入机制。强化公共财政的主体地位，把公共财政应急机制纳入财政战略管理序列，从资金的筹措、安排、公共财政政策应急调整等方面，加强应急救援公共财政日常管理，实现公共财政应急救援资金投入的常规化和法制化。同时，在吸收非公共财政应急救援社会资金投入的过程中，国家可以制定相关政策，通过税费减免等鼓励行业或企业的资金投入，充分发挥公共财政的积极作用。

（侯世科 樊毫军）

第四节 灾害医学救援的工程特性

一、相关概念

（一）巨灾型突发事件医学应急救援

巨灾型突发事件医学应急救援是有效应对突发事件的关键支撑点，通常要求在较短的时间内、艰险复杂的救援环境下对集体性的严重的批量伤员进行紧急医学救援、初级生命救治，直至转运、后送后的专科治疗、确定性治疗和后期的康复治疗。

（二）突发事件与应急医学救援的关系

各类突发事件彼此并不是截然割裂的，而是相互联系、相互影响的，相互之间往往呈现多元和共时的特征，在特定的情景下可能还相互转化，即产生次生、衍生事件及其耦合事件，形成灾害链或复合式灾难。自然灾害、传染病流行、环境危害会引发各类突发公共卫生事件或事故灾难，由于突发公共卫生事件或事故灾难的发酵或处理不当又会导致社会安全事件。各类突发事件转化、蔓延、衍生，极易耦合形成复合式巨灾型突发事件。而巨灾型突发事件的演化发展和应急医学救援处置应对呈螺旋并行发展态势，把握这两条脉络之间的耦合演化关系是科学进行巨灾型突发事件应急医学救援的关键。割裂巨灾转化演变与医学应急救援两者之间的关系会造成错位耦合，导致灾害损失增大和医学救援资源浪费并存的严重矛盾。

从演化路径来看，不论是地震，还是爆炸形成的巨灾，都是一个能量变化的过程，表现为突发事件在时间和空间上向四周蔓延，烈度上不断增强，不同的外界环境事件起到阻碍或推动作用，因此存在路径选择问题。根据路径的特征，其可分为链式、辐射式、迁移式、汇集式四种最基本的形式，它们分别对应巨灾中的转化、蔓延、衍生和耦合。地震引发海啸的伤亡就是链式路径，但是，地震同时也会造成人员伤亡、医学救援力量损耗、人员心理恐慌等次生事件，进而形成树状或网状路径，次生灾害遵循类似的发生发展和路径选择过程，直至衰退缓解，最后全部结束。针对其的医学应急救援不能在巨灾完全结束后才介入，而应当与巨灾型突发事件的发展、演化流程机制在每个环节上一一对应。

在巨灾型突发事件的酝酿、初发、爆发、缓解、善后各个阶段所造成的人员伤亡特征、医学应急救援需求具有不同的特征和规律。否则会导致医学应急救援工作模式效率降低，信息资源不能完全共享，不能完全实现联勤联动；医学应急救援力量不足与人满为患、物资保障不足与过度保障并存；各个医学救援力量各自为政，没有统一的标准和规范，最终造成医学应急救援力量不能对重点区域、重点人群采用针对性医学救援技术手段。在汶川地震应急医学救援中，由于没有将医学救援风险评估纳入选址论证的先决条件中，灾民安置点选址没有统一的合理规划，灾民自发聚集，居住和单纯考虑选择空旷地区。此外，灾区大面积消毒剂消杀虽是保障环境卫生的必要措施，但灾区不是疫区，扩大面积、增加频次可能导致过度消杀，不仅浪费消毒剂和人力，又造成残留物污染环境。因此，分析巨灾型突发事件可能发生的次生事件及其发生概率，研究其可能出现的事件链场景发生的频率和后果，找寻其风险较高的事件链风险的医学应急救援要素的纵向、横向时间空间分布和应急处置流程机制是进行医学应急救援的基础。

二、突发事件的特点与伤情

（一）突发事件的特点

根据突发事件的定义，突发事件是非预期的，其突然发生的特性决定了其事态发展的不确定性，需要决策者采取果断的应急处置措施予以应对。突发事件主要具有以下特点：

1. 突发性和紧急性 事件的发生突如其来或只有短时预兆，必须立即采取紧急措施加以处置和控制，否则会造成更大的危害和损失。如化学品泄漏、爆炸事故等，如不迅速采取紧急措施，人员财产损失将会不断扩大。

2. 不确定性 事件发生的时间、形态和后果往往缺乏规律，无法用常规思维方式进行判断、预测。人们对许多灾害和风险难以准确预见其在什么时候，什么地方，以什么样的形式发生；有些灾害和风险，如地震、台风、旱灾、水灾、疫情等虽能做出一定的预测预报，但这些灾害风险发生的具体形式及其所造成的影响或后果，难以准确预见。

3. 复杂性 事件往往是各种矛盾激化的结果，总是呈现一果多因、相互关联、牵一发而动全身的复杂状态。多边形、处置不当可加大损失，扩大范围，甚至转为政治事件。突发事件防治的组织体系也较复杂，包括中央、省市及相关职能部门、社区三个层次。

4. 危害性 不论什么性质和规模的突发事件，都必然不同程度地给社会造成破坏、混乱和恐慌，而且由于决策时间及信息有限，容易导致决策失误，造成无可估量的损失和社会危害。突发事件的危害性突出地表现在：公众生命受到威胁；经济遭受重大损失；正常生产和生活秩序遭到破坏，造成社会局部动荡和混乱等。此外，突发事件还给人们心理造成无法用量化指标衡量的负面效应。

5. 持续性 突发事件一旦爆发，总会持续一个过程，表现为潜伏期、爆发期、高潮期、缓解期、消退期。持续性表现为蔓延性和传导性，一个突发事件常导致另一个突发事件的发生。只有通过共同努力才能最大限度降低突发事件发生的频率和次数，减轻其危害程度及其对人类造成的负面影响。

6. 机遇性 突发事件存在机遇或机会，但不会凭空掉下来，需要付出代价。机遇的出现有客观原因，偶然性之后有必然性和规律性。只有充分发挥人的主观能动性，通过人自身的努力或变革，才能捕捉住机遇。但突发事件毕竟是人们不愿看到的，不应过分强调其机遇性。是机遇，更要有忧患意识。

（二）突发事件人员伤害类型及特点

1. 基本类型 根据不同突发事件的种类和性质，对人员的伤害大致可以分为原生灾害、次生伤害、传染性伤害、心理伤害和环境性损害。

2. 伤情特点 突发事件伤病员发生与平时伤病发生有着明显不同的特征。一是短时间发生伤病情相似的伤病员，如地震灾害以机械性损伤为主，重大洪涝灾害最常见的是淹溺；二是伤病多样，伤情较为复杂，救援任务各有侧重，由于性质、规模、持续时间、环境条件等因素影响，不同事件种类造成不同人员伤害，复合伤、多发伤多，合并骨折和挤压综合征等，并伴有少量慢性病和传染病；三是心理创伤成为共性伤害，灾民直接受到心理冲击，表现出极度的恐慌，遇到亲属朋友遇难，精神上极度悲哀，造成心理压力激增。四是感染伤员多，伤口长期暴露在污染环境中，创面感染化脓，部分伤员为耐药菌感染，给医疗救治和伤口愈合造成困难。

（三）医学救援的特点

1. 事件不同，伤害不一，条件不同，医疗救援的重点也不尽相同　根据我国面临各类安全威胁的严峻形势，实施应急医学救援有应对自然灾害救援、应对事故灾难救援、应对公共卫生事件救援、应对社会安全事件救援，而且每项应对灾难事件中又包含若干内容。如应对自然灾害救援就分为水旱灾害应急救援、气象灾害应急救援、地震灾害应急救援、海洋灾害应急救援、生物灾害应急救援、森林草原火灾应急救援等。从上可见，应急医学救援具有类型多样的突出特点。

在应急救援中，不同的救援类型对救援有着不同的要求，应急救援要针对不同的类型事件展开，使不同业的应对力量得到按需满足，最终形成救援合力。如 2008 年“5 · 12”汶川地震，造成大量人员伤亡，伤病员医疗后送任务十分艰巨；而 2008 年初的大面积雨雪灾害袭击，伤亡人数很少，医疗后送任务相对较轻，卫生防疫、健康教育、卫生监督等任务相对突出。

2. 伤病员短时批量产生，救援时限要求高　地震等事件发生突然，瞬间可能产生大量伤员，拯救生命必须分秒必争，实施快救、快送。2008 年“5·12”汶川地震（截至 2008 年 8 月 12 日），受灾总面积 28 万平方公里，共有 11 个市（州），67 个县，受灾波及人口 2961 万。地震极重灾区达 1.1 万平方公里，涉及 18 个县（市）、区。造成 69 225 人遇难，17 924 人失踪，374 640 人受伤，因地震受伤住院治疗累计达 96 540 人。2010 年“4·14”青海玉树地震，造成 2203 人死亡，73 人失踪，12 130 多人受伤。

3. 突发事件现场医疗力量相对不足，救援机动性要求高　如特大地震等突发事件，伤病员数量巨大，当地医疗救援力量难以满足救治需求，需要大量医疗力量支援，要求医疗救援力量具备快速机动能力，克服气象、道路交通、食宿等方面的困难，第一时间到达灾区。此外，较大的自然灾害会使当地卫生机构也将遭到不同程度的损失，特别是影响范围大的地震、水灾和风灾都可能使医疗卫生人员遭受伤亡，卫生机构建筑和设施受到损毁性破坏。灾区卫生机构失去医疗服务能力使灾后抗灾救灾、紧急救治、医疗预防面临困难。

4. 工作和生活条件有限，环境适应能力要求高　突发事件特别是重大自然灾难，灾区水电煤气等供应中断，生活和工作条件简陋，加上道路损毁严重，救援物资无法顺利抵达灾区，医疗救援工作往往利用民房、校舍、帐篷等展开，精良的医疗仪器设备无法应用，因此医疗救援队必须适应在恶劣条件下、利用简易设备开展救援的现实，同时还应具备一定的自我保障、自我生存的适应能力。

5. 伤情伤类复杂，救援技术要求高　灾害发生时，伤员受伤部位常涉及全身多系统、多器官，大多数伤员为多发伤，部分伤员还可能涉及复合伤。伤病种类因灾害种类而异。地震主要造成多部位机械性损伤；火灾引起缺氧窒息、中毒和烧伤；空难、火车和汽车等交通事故主要是多部位的撞击伤，水灾除了淹溺之外，各种肠道传染病、外伤、寄生虫感染、呼吸道感染、皮肤病等是常见病；化学事故引起烧伤和中毒。因此执行不同灾害医学救援任务医疗队的人员组成和药材配置，应根据该灾害主要伤病种类配备。

如前所述，突发事件伤病多样、伤情复杂，须进行有针对性的救治；而且危重伤员伤情危急，抢救稍有怠慢，就有生命危险。大量伤病员需要急救、复苏、紧急手术、转送等，按常规医疗办法无法完成任务。不仅要求医护人员训练有素，还要有精湛的医疗技术，懂得突发事件应急医学救援知识，必须对伤病员实施分类分级救治，实施快速医疗后送，紧急疏散现场的危重伤病员。

随着全球化时代的到来，各类安全威胁与此前相比发生了根本的变化。以往的救援只是局部的、区域的，限于对人们生活某一方面产生影响，而当今随着科学技术的进步和世界经济全球化进程的进一步加快，人与人、地区与地区、国与国的联系越来越紧密，整个社会，乃至整个世界已成为一个有机的整体，社会、世界的联动性大大增强，这使灾害的影响，特别是带有传染性、扩散性的突发性灾难事件威胁迅速增强。一些灾难事件，如急性传染性疾病和核生化的泄漏等事件，如果不能及时有效采取救援，灾难将会迅速蔓延，甚至引发连锁反应，造成更大的危害。以禽流感病毒为例，自从 1997 年在中国香港第一次发生人感染禽流感病毒，8 例中 6 例死亡，至 2007 年，全球共有 332 例感染者，其中死亡 204 例，病死率为 61%。从上述情况不难看出，应急医学救援不但复杂而且涉及范围广泛。

6. 环境破坏，次生灾害隐患，救治困难 大型灾害不但造成众多的伤亡，而且对各种建筑物破坏严重。房屋倒塌，道路桥梁破坏，水电中断，卫生设施被毁，致使伤病员的医疗救护、转送、物资供应等遇到极大困难。特别是交通受阻，车辆不能通行，外援力量和救灾物资无法以车载进入灾区，延误抢救人员到达灾区的时间和医药物资的保障。救援医学中公认的灾后 72 小时是生命救援的黄金时间，超过灾后 72 小时，受灾人员的生存率将不足 20%。然而，规律同样证明，灾后的 36～48 小时，是灾区外界响应最薄弱的时间，可见 2/3 左右的黄金时间将无法依赖于外援的支持。

此外，诸如地震后的余震伤害，火灾伤害和引发的地缝、山崩、泥石流、水灾、海啸都可造成非常严重的危害；灾难后传染病流行，受灾人群的应激损害和心理障碍，堰塞湖溃堤危险，毒气污染、放射性污染等，都会给本来就非常困难的灾害医学救援增加难度。

（四）巨灾型突发事件医学应急救援特征

1. 医学救援对象十分复杂 疾病谱在各个阶段具有不同规律，要求医学救援力量综合性强。巨灾导致集体性伤害，突然在某一地点出现批量伤病员。伤员若因救治不及时，发生创伤感染时，伤情更为复杂，在特殊情况下还可能出现一些特发病症，如挤压综合征、急性肾衰竭等。有些伤员还有精神上的强烈刺激表现，更增加了诊断治疗的复杂性。

2. 巨灾中，各类突发事件往往相互交叉和关联，医学救援任务“急、难、险、重”，救援现场工作生活条件极其简陋，对医学救援力量自适应能力要求高 巨灾发生地多为特殊环境，不同情况造成的环境破坏不同。地震过后是一片废墟，余震不断，还可能伴有火灾、暴雨等；洪水的到来使城镇、村庄变为一片泽国，桥梁被冲断，房屋被冲毁，灾民无家可归。各种突发事件都使当地的生态环境受到严重破坏，公共设施无法运行，缺电，少水，食物、药品不足，生活、工作条件十分艰苦。

3. 伤病员短时间批量产生，应急救援时效性强 当巨灾发生地区的医疗卫生力量不足以同时处理全部伤员时，检伤分类、阶梯后送治疗是有效降低死亡和伤残率的方法，即把每个伤员的救治过程按医疗原则分解为若干阶段，由从前到后配置的几个救治单位分工完成，可分为现场抢救、后送途中救治、早期治疗、专科治疗、康复治疗五个阶段。要求迅速及时、前后相继，使就地救治与异地专科救治紧密结合，整个救援活动处于流动状态。巨灾的发生常使人们措手不及，现场医疗力量往往相对不足，要提高伤员救援成功率，挽救伤员生命，降低死亡率，必须迅速集中人力物力，力求在事件发生后最短时间内展开较为有效的救援。

4. 巨灾型突发事件造成的医学救治主体的产生场景复杂 医学救援决策者难以获得可靠高效的医学救援风险评估信息；而批量伤员和伤情的复杂性使受灾主体有别于一般突发事件；时间的紧迫性、医学救援的多学科性、巨灾的衍生性等特点要求医学应急救援指挥者快速采取果断措施做出决策，而救援应急决策后果的严重性易对决策者造成巨大心理压力，使其正常决策能力无法发挥。

（五）应对不同突发事件，医学救援的不同特征

正确区分不同类型的灾难事件，才能更加具有针对性地进行应急医学救援，有的放矢地解决问题。

1. 应对自然灾害救援 自然灾害是由于自然性因素引发的地壳运动、天体运行、气候变化相关的灾害。应对自然灾害救援主要分为：水旱灾害应急救援，气象灾害应急救援，地质、地震灾害应急救援，海洋灾害应急救援，生物灾害应急救援，森林草原火灾应急救援。

以应对黄河水灾为例，医学救援工作存在如下特点：首先，准备工作时间紧。黄河防汛的一系列特点，决定了医学应急救援任务的艰巨性。汛期黄河一旦决口，需要在短时间内调动各方面的医学救援力量，筹措大量救援物资，在组织指挥、物资供应、医疗救治、防疫防护、药材物资保障力量等方面会面临很大困难。这就需要预先及时收集相关信息、掌握汛情，在最短时间内，按照预案要求，迅速合理调动人力、物力、财力，确保医学救援工作顺利展开。其次，协同指挥要求高。黄河汛情一旦发生，救援力量将涉及多个机构、部门和大量的专业人员。这就要求各救援机构之间及机构内部全力合作，密切协同，对协同指挥提出更高的要求。最后，救援实施难度大。黄河汛情不仅威胁民众生命健康，也对当地的基本建设造成很大破坏。灾害过后，食品及环境的污染易引起传染病的暴发，对防疫工作提出严峻的挑战。这些因素要求应急医学救援力量必须具有良好的应急机动能力、专业处置能力和保障能力，能够克服各种困难。

2. 应对事故灾难救援 事故灾难类事件，主要是由于人的主观因素导致的，也不排除客观因素与主观因素相结合而导致的，是人类科学技术的附产品。它们是由于决策失误、管理不善、工作粗心等人为因素而诱发的原来不该发生的事情。正确区分事故灾难的类别，不仅可以指导我们平时的应急救援演练，保证各种应急物资处于良好的战备状态，还可以指导应急救援行动按计划有序进行，防止因各类救援行动组织不力而影响

事故救援，从而降低人员伤亡和财产损失。应对事故灾难救援主要分为：工矿企业安全事故应急救援、交通运输事故应急救援、公共设施和设备事故应急救援、辐射事故应急救援。

以交通运输化学事故中的医学救援特点为例，由于交通运输化学事故是由一种或多种化学物质在交通运输过程中发生意外排放或泄漏引起的危险事件，进而决定了此类事故在医学救援过程中具有如下特点：首先，突发性强，发生不确定。交通运输化学事故发生的时间、地点具有不确定性，可能发生在白天或晚上；可能发生在高速公路上、郊区，甚至也可能发生在人口密集的地区；人们对事故中化学危险品的种类、性质、特点及毒害作用等方面无法预知，因而造成危害后难以扼制。如 2005 年 3 月 29 日发生在江苏淮安的“3·29”交通运输化学事故，由车祸导致液氯泄露，造成 28 人死亡、350 人入院治疗，公路附近 3 个村镇的居民因此遭遇重大伤亡。其次，传播途径广、速度快，危害性强。交通运输化学事故一旦发生，化学危险品排放或泄漏较为突然，人员一般没有防护准备，中毒传播途径广泛。如 1991 年 9 月 3 日凌晨 2 时，一辆装有 2.4 吨一甲胺的汽车在江西省上饶市北郊沙溪镇因故泄漏。有毒气雾波及约 340 亩（1 亩=666.67m^2）的范围。事故发生后，人们毫无防护意识，甚至有人跑到事故现场看热闹，最终导致全镇 900 多人中就有 600 多人中毒，先后几十人死亡，同时造成大量家禽、牲畜、池塘鱼类死亡，禾苗蔬菜枯萎，存放的蔬菜水果变质。最后，医学救援复杂性强、难度大，政治影响深远。交通运输化学事故发生时间、地点等具有不确定性，救援力量很难在第一时间赶到现场，容易错过最佳抢救时机，增加医学救援难度。即使应急救援力量能够及时赶到，由于发生事故的化学危险品的不确定性，医疗单位也很难保证对每一种化学危险品中毒都备有特效解毒药。如 2000 年 10 月 24 日凌晨，福建省龙岩市上杭县一起氰化钠罐车在运输途中发生事故，10.7 吨剧毒品氰化钠（5mg 可致人死亡）泄入山谷作为饮用水的河水中，事故当天，水中氰化钠超标 310 倍。由于事发突然，信息通报不及时，下游群众毫不知情，造成 98 人无辜中毒，社会影响很大。

此外，核事故应急医学救援也有其特点：首先，医学救援难度大。核事故时的辐射、照射方式和途径复杂，既可发生不同程度的放射影响或损伤（包括全身外照射、体表照射和体内放射性污染），也可发生各种非放射损伤（如烧伤及创伤），还可导致一般疾病的增加。因此，在搞好医学救援的同时，还应采取必要的防护措施，结合实际抓好近、远期防病预测。其次，医学救援环境恶劣。核事故发生后，针对其放射性物质辐射效应的不同特点，需严密组织防护，使公众避免或减轻辐射伤害，保证健康和安全，短时间内需将大量公众转移到指定区域的村、镇或临时搭建的工棚和帐篷中，人员居住密集，缺乏食品、生活用水及日常生活用品，客观上使疫情变得复杂，疾病感染频度增加。最后，人员易发生心理障碍。灾难性核辐射事故除能造成部分人员伤亡外，对广大公众还可产生严重的心理影响和效应，这也是核事故应急救援中的一个突出问题。1979 年 3 月，美国三里岛发生核电站事故，受照人员最大全身剂量仅为 30～40 mSv，但由于宣传、教育和心理治疗进行得不好，造成了公众极度恐慌。数万人的反核势力向华盛顿进军，约有 14 万人逃离家园。因此，人员思想顾虑多、心理负担重，易发生紧张、焦虑、恐惧和惊骇等心理效应，若处理不当，甚至会影响生产、生活及救援工作的正常进行。

3. 应对公共卫生事件救援　公共卫生类突发事件，通常是由客观因素中的病菌、传染病等引起的，涉及领域相当广泛。重大突发公共卫生事件的发生虽然难以预测，但人类可以做到的、最有效的办法，就是灾害来临之前，构筑一道坚固的公共卫生防御屏障，建立健全快速反应力量并进行积极的防范和准备工作。应对群体性不明原因疾病救援、应对动物疫情救援。

一是应对传染病疫情救援。传染病是由各种病原体引起的能在人与人、动物与动物或人与动物之间相互传播的一类疾病，传染病疫情传播快，对人民群众生命健康危害极大。应对传染病疫情救援的重点是要切断传染源，设立隔离区，防治疫情扩散。

二是应对群体性不明原因疾病救援。群体性不明原因疾病是在一定时间内相对集中的区域发生。这类疾病一经发生，往往引发社会心理恐慌，给应急救援带来困难。此类救援主要以医疗部门为主，协调相关专业救援单位有针对性地展开救援。

三是应对动物疫情救援。动物疫情是指高致病性禽流感等发病率或死亡率高的动物疫病。应对动物疫情救援主要以当地驻军积极配合相关防疫部门有针对性地进行以封锁灾害区、扑杀、消毒、紧急免疫、无害处理等内容的救援。

4. 处置社会安全事件中的救援　社会安全事件是指危及社会安全、社会发展的重大事件。在深化改革、扩大开放为我国经济社会带来良好发展局面的同时，社会公共安全领域面临的情况和问题日趋复杂。因此，应对社会安全事件，恢复社会正常秩序是应急救援中特殊的表现形式。

（六）突发事件不同阶段的医学救援的特征

按救援阶段分类进行应急医学救援是救援的重要环节。按阶段分类进行救援时要着眼于不同事件和具体实际问题加以区分。突发事件的医学救援通常分为准备救援阶段、初期救援阶段、高峰期救援阶段和缓解消退期救援阶段。

1. 准备救援阶段　当前，我国正处在一个历史发展的重大战略机遇期，也是社会各种矛盾集中出现的高危期。在传统安全问题依然存在的情况下，各类重大灾害频发，成为党和政府必须直面的重大现实问题。在应对各类重大灾害事件中，救援准备是一切救援的前提和基础。在这个阶段，我们必须对出现的各种征兆保持清醒的头脑和高度的警惕，并要提前做好各项准备工作。只有这样，才能一方面阻止某些突发灾害事件的发生，另一方面对无法阻止自然灾害事件可以最大限度地减轻事件造成的损失。救援准备是动用各种救援力量应对重大灾害事件应急救援的前提。救援准备可分为预案准备、物质准备、心理准备、行动准备。

2. 高峰期救援阶段　灾害的高峰期是造成各种影响和损失最大也是社会和个体开始承受灾害所带来损害的阶段。这一阶时间虽然最短，但是对社会的冲击、危害最大，也是公众广泛关注的阶段。处于高峰期的救援时间有限，此阶段最为关键。此阶段主要表现为灾害的影响急速发展和严峻态势的出现。处于高峰期救援在强度上不断升级，预想不到的各种情况将不断干扰正常的救援活动。这个阶段，人们往往感到非常突然，它不断地给组织和个人造成损害，这种损害不断地加深和积累，直到损害达到最高点。这时也是救援最为紧张的黄金阶段。因此，应急救援必须要抓住灾害的高峰期救援的有效时间，把灾害和影响降低到最小。这个阶段通常被称为应急救援的黄金期。

3. 缓解消退期救援阶段　灾害缓解消退期是灾害所造成的损失达到最高点后，不再继续造成明显的损失和损失慢慢减小的时期。这个时期主要是根据灾害事件类型的不同，缓解消退期长短也不一。在缓解消退期救援阶段，主要是以帮助灾区恢复生产、重建家园，以及加强各种预防知识的宣传为主。在灾害缓解消退期，灾害虽然得到初步控制，但没有彻底解决。缓解消退期救援，表面来看，较之灾害的高峰期往往是有形的损失容易恢复，而无形的损害和连带的影响需长期恢复。

（樊毫军　陈　安）

第二章 灾害医学救援系统的构成要素

根据工程系统论的一般理论，系统的构成要素主要有价值、科学、技术和管理四个方面。灾害医学救援系统的价值要素，就是正确、理性、科学认识灾害医学救援系统的价值观，它是灾害医学救援系统的核心要素。在构成灾害医学救援系统的多种要素中，价值要素自始至终起着支配作用；灾害医学救援系统的科学要素，其主要功能和作用是通过揭示灾害医学救援自身的特殊规律和灾害医学救援活动的指导规律，为居于主体地位的灾害医学救援工程和技术体系提供认识基础和理论指导，为灾害医学救援活动提供理论支撑，促进灾害医学救援技术的综合集成；灾害医学救援系统的技术要素，是以操作规程、治疗方法、技术标准、成果、装备、专利等为载体，是灾害医学救援系统功能得以实现的重要工具；灾害医学救援系统的管理要素，其作用是通过其他组织作用和控制作用，将灾害医学救援系统的诸要素加以整合，使之成为高效运行的系统。价值要素决定灾害医学救援系统的目的性，科学要素决定灾害医学救援系统的合理性，技术要素决定灾害医学救援系统的可行性，管理要素决定灾害医学救援系统的有效性。

第一节 灾害医学救援系统的价值要素

一般而言，价值是指客体的固有属性能满足主体的需要而导致所追求的对象。价值要素是灾害医学救援系统对于其服务主体目标需求的满足程度。价值要素的核心是价值观。探讨灾害医学救援系统的价值要素，就是正确、理性、科学地认识灾害医学救援系统的价值观。陈益升先生认为，价值观是精神文化的核心内容，是选择的“标准”、行为的“理由”、期望的“目的”、好坏的“判断”，对科学和技术的发展产生着最深刻的影响。任何时代、任何地域的科学家的研究方向与研究领域的选择和判断，科学成果的发现和应用，都渗透着或隐或现的价值观念。任何时代、任何地域的科学家的文化价值取向的差异，也影响着科学和技术的发展历程与性质。探讨灾害医学救援的价值要素，就是要探讨灾害医学救援发展方向和研究领域选择的“标准”，灾害医学救援行为的“理由”，灾害医学救援成果发现和应用的期望“目的”，以及灾害医学救援实践效果好坏评价的“判断”。

一、灾害医学救援系统的特殊价值属性

灾害医学救援系统的价值属性，与平时常态条件下、以医院为主要场所的医学救治系统有着明显的区别，主要体现在以下几点：

（一）服务对象多元

灾害医学救援系统具有明确的服务保障对象，首要服务对象虽然是灾民，但是灾区工作人员（包括医学救援队员、党政领导干部、志愿者、救灾力量等）也是服务保障对象。服务保障对象的疾病是多元的，除了灾害导致的特有伤病外，医务人员也要对灾区各类常

见疾病患者和基本公共卫生服务对象进行必要的救治。

（二）社会整体效用优先

重大灾害发生后，灾区缺医少药，亟须医学救援。与平时的医疗服务相比，灾害医学救援考虑更多的是如何在最短的时间内将各类资源投送到灾区，为灾民提供力所能及的帮助，尽快恢复灾区的秩序。在这个过程中，社会整体效用被放在了优先考虑的位置，物资计划、采购、消耗控制得相对不严格，处于次要的地位。灾害医学救援的目的是维护广大人民的生命财产安全，体现社会公平正义，经济利益不是其考量和评价的主要因素。另外，如果资源不能满足所有群众救治的需要，则要在有限资源约束条件下，在单位时间内救活更多能救活的患者，对于极重者可能采取姑息处置的措施，可能会为了整体效用而牺牲少部分人的利益。

（三）灾害医学救援系统的主体具有特殊性

历次灾害医学救援行动都表明，灾区群众虽然参与了大量伤病员的早期救治，但是各类专业医学救援队承担的是急难险重伤病员的救治，是灾害医学救援体系的中坚力量，也是灾害医学救援系统的主体，是人、技术、药材装备的有机复合体，其特殊性主要体现在以下三个方面：

1. 救援队员具有易损性　灾区不同于医院，医疗环境条件较差，医学救援队员风餐露宿，劳动强度较大，危险程度较高。救援人员不仅要有良好的生理和心理状态，社会适应能力也要比普通群众更强，方能适应长期艰巨的户外救援行动。救援时间越长，救援队员受到环境不利因素侵袭的可能性也就越大，是灾害医学救援系统中最容易受到损伤的资源要素。

2. 救援技术具有特殊性　灾害状态下，伤病员往往批量发生，伤情轻重不同，伤类复杂多样，一线救治的技术力量有限，因此分类分级救治显得极为重要，灾害救援技术更加注重伤病员的群体特征，使灾区有限的资源能够发挥最大程度的保障作用。灾害条件下的一线救治技术，主要任务是保命救命，应尽可能防止再污染和再损伤，为后续医学处置创造条件。

3. 救援药材装备具有特殊性　灾害条件下，救援药材装备讲究实用。平时在医院针对个别伤病员使用的洁净病房、无菌治疗条件等都将不复存在，许多医院中习以为常的救治方法手段都将不再适用。救援药材装备要简单易用，适合非医学人员操作使用。以外伤敷料为例，应具备良好的吸水性、透气性和组织相容性，最好具备抗感染功能，能满足长时间医疗后送的需要。

二、灾害医学救援系统的价值体现

灾害医学救援，是一种实践性很强的人类活动，对人类社会的方方面面都有影响，主要体现为社会价值、医学价值、科技价值和文化价值。

（一）灾害医学救援的社会价值

重大灾害像战争一样，不仅能造成大批人员伤亡和经济破坏，而且对社会产生重大影响。20 世纪 80 年代中期东非连续多年大旱，索马里、埃塞俄比亚等国出现大面积饥荒，导致战乱不止、社会动荡，恶性循环至今尚未结束。1970 年 11 月，当时位于孟加拉湾的东巴基斯坦沿海地区，发生了一次巨大的风暴潮，估计有 50 万人丧生，大片庄稼被毁，土地肥力下降，老百姓生计艰难。当时控制国家政治、经济和行政大权的是西巴基斯坦政府，他们没有采取有效的救灾行动，引发了东巴基斯坦民众的不满情绪。1971 年 3 月，流血战争爆发，印度政府借机派遣军队进入孟加拉支持当地的自由战士，1972 年 3 月在原东巴基斯坦的基础上成立了孟加拉国。从以上案例不难看出，灾害救援对于国家社会稳定的重要性。灾害发生后，及时有效的医学救援能够缓解社会矛盾，起到“社会减压阀”的作用。灾害医学救援作为整个救援行动的重要组成部分，关乎人民群众的生命财产安全，其社会价值不容低估。

（二）灾害医学救援的医学价值

医学是一门实践性很强的学科。《精编新英汉科学技术词典》对医学的定义是：“医学是旨在保护和加强人类健康、预防和治疗疾病的科学知识体系和实践活动。”从医学的视角看，灾害医学救援实践活动的基本目的，是使其科学和技术能力能够满足医学救援活动的需要，从而保护和加强灾害条件下的人类健康。不管灾区环境多么恶劣，灾害医学救援活动都要努力为灾区所有的民众提供尽可能完善的医学支持，通过现场急救、卫生防疫、精神支持和重建医学急救网络等活动，体现其医学价值。

（三）灾害医学救援的科技价值

灾害医学救援实践活动是科学和技术实践活动的领域之一，丰富和拓展了科技活动的内涵。深入研究不同灾害致伤致病机制、开发特需灾害医学救援装备、设计灾害医学救援的规范流程等活动都体现了灾害医学救援的科技价值。但是，灾害医学救援除了具备自然科学的特征（可重复性、无歧义性等）外，还具有很强的社会科学属性和人文学科特征，即灾害医学救援为达到某些社会集团或个人的目的，出现的结果很难预料，甚至对结果的评估都难以达到一致意见，从中体现了灾害医学救援系统的复杂性。

（四）灾害医学救援的文化价值

人类的历史也是一部与灾害抗争的历史，在长期的历史实践中，不仅形成了各国不同文化背景下的特色灾害医学救援文化，而且发展了医学文化，丰富了社会文化。红十字运动精神就是灾害医学救援文化价值的典型代表。红十字运动是人类文明进步的象征，起源于战场救护。瑞士银行家亨利·杜南（Henry Dunant）是国际红十字运动的创始人，他见证了 1859 年索尔弗利诺战争的残酷，当时由于缺乏医疗救护，有 4 万多名受伤濒危之人被遗弃在战场，这深深触动了他的良知。之后在他的不懈倡导和努力下，红十字国际委员会于 1863 年 2 月在日内瓦宣布成立。国际红十字运动自诞生以来，在减轻武装冲突和其他紧急局势中人类承受的苦难、保护人的生命和健康等方面做出了杰出的贡献，提高了全人类的福祉。西方红十字的“人道”理念与中国传统文化的“仁爱”思想不谋而合，在我国也产生了广泛影响。1904 年 2 月日俄战争爆发以后，在孙实甫、吕海寰、盛宣怀、沈敦和等的倡导下，万国红十字会上海支会于 3 月宣布成立，当年即得到红十字国际委员会的承认，这是现代中国红十字会的前身。新中国成立以来，党和国家的历届领导人都非常重视红十字运动在我国的发展，最初的《中国红十字会章程》就是周恩来总理亲笔修改的。1993 年《中华人民共和国红十字法》发布实施，标志着中国红十字运动走上了法制的轨道。2013 年 5 月 13 日，习近平主席在北京人民大会堂会见红十字国际委员会主席彼德·莫雷尔（Peter Maurer），高度评价红十字国际委员会成立 150 年来在国际人道主义事务方面所做的大量工作，感谢红十字国际委员会积极参与中国人道救援，习近平表示，红十字不仅是一种精神，更是一面旗帜，跨越国界、种族、信仰，引领着世界范围内的人道主义事业。

三、灾害医学救援系统的价值观

价值观对灾害医学救援的科学和技术发展具有深刻影响，受社会发展、科技进步、医学水平、认识能力等因素的限制，不同历史时期的灾害医学救援活动渗透着不同的价值观。受不同国家政治、科技、军事、经济、文化和社会等因素的影响，不同国家的灾害医学救援活动体现的价值观也不尽相同。

我国历史上的灾害医学救援主要体现在各种创伤救治和疫病防治等方面，其价值观的发展与祖国医学发展紧密相连，并受到各种宗教、哲学和学术流派影响。关于我国医学的开端，《淮南子·修务训》曰：“神农乃始教民，尝百草之滋味，当时一日而遇七十毒，由此医方兴焉。”原始人逐渐学会用苔、野草、树叶和泥灰等涂敷和包扎伤口，有的史学家甚至认为原始人已经熟练掌握了开颅手术和截肢术。但总体来说，在先秦以前，人们对自然的理解力和控制力都极弱，经常以天命价值观来解释灾难和疾病的发生，认为天意不可违，故神权迷信极为盛行。有人认为历史上先有巫，而后巫医相混，到后来巫和医才逐渐分离。巫医治疗伤病的主要方式是祈祷，如在疫病流行时，根本不进行积极救治，反而认为“疫不可除”。

随着人类社会和科学技术的进步，以“还原论”价值观为理论基础的西医逐渐取得了主导地位，西医用了将近 400 年的时间，把人的整体加以分解，分为系统、器官、组织、细胞四个基本层次，运用物理学、化学、生物学的知识和方法，来研究和说明各层次的生理、病理机制，建立起用物理学、化学语言表达的生理、病理学说，成功解释了一大批生理、病理现象。以对疾病的化学认识解释为基础，发明了化学药物，开辟了化学治疗，治愈了大量疾病。但是随着认识的深入，科学家们越来越认识到“还原论”的局限性，因为人在本质上是不可分解还原的整体。大量新事实引导和推动人们以系统的观点和方法理解与处理复杂的现实问题，继续推动医学向前深入发展。

灾害医学救援系统的价值观，也要吸收系统医学的积极成果，以系统观为价值导引，将灾害医学救援行动放到国家社会大局的层面来考量。灾害医学救援系统的价值观建设，体现了灾害医学救援共同体的价值取向和价值认同，体现了灾害医学救援系统的“软实力”，是维护国家安全和发展利益、服务国家经济建设和社会发展的重要手段，是体现我国负责任大国形象的一面窗口。

四、灾害医学救援系统的价值评估

灾害医学救援系统的价值观不但影响灾害医学救援共同体认识和实践活动的价值取向，而且还影响国家决策部门对灾害医学救援行动在国家安全发展过程中的价值判断。正因为价值要素是构成灾害医学救援系统的多种要素中起支配作用的要素，所以有必要对灾害医学救援行动的实践选择、实践活动、实践结果进行价值评估。

（一）对灾害医学救援行动的实践选择进行价值评估

灾害医学救援重在实践，必须依据灾害医学救援系统的价值观对其实践选择进行价值评估。灾害种类繁多，灾害医学救援行动投入受到国家经济实力、能力基础设施等因素的制约，不可能全面展开。作为管理者，必须对灾害医学救援行动进行选择，选择的基本准则之一就是进行价值评价，即对其重要性和必要性的权衡。灾害医学救援行动的实践选择核心内容包括灾害医学救援的主攻方向、重点任务、重大现实问题、科研重点攻关领域等。就操作层面来说，管理者必须根据当地的灾害谱，估算主要灾害的发生概率及潜在危害，对重点灾害做好预防及应对工作。

（二）对灾害医学救援的实践活动进行价值评估

灾害医学救援的实践活动具有丰富的内容，包括政策法规制定、发展路径设计、预案体系建设、组织机构制定、战备物资筹集、应急救援准备、救援实战、科学研究、国际交流等。灾害医学救援实践活动进行价值评估的主要目标是确保灾害救援医学的实践活动不偏离既定价值规范，将发现的问题提早解决，避免危机的出现。以医院应对化学事故批量伤病员救治预案为例，除了关注预案要素是否完备、人员分工是否明确、训练是否落实等形式上的问题，还应将目光聚焦于预案的可靠性上，如专家组成员构成是否合理、有无第二梯队、通讯设施是否完备等。从某种程度上来说，对灾害医学救援的实践活动进行的价值评估活动，具有重要的监督功能。

（三）对灾害医学救援的实践结果进行价值评估

灾害医学救援的实践结果，通常表现为工作报告、经验总结材料、新技术新装备、论文、标准、手册、著作、人才培养方案等。灾害医学救援的实践结果的价值评估，有利于促进灾害医学救援认识的不断深化，提高未来灾害医学救援的科学性。灾害医学救援实践结果进行价值评估的主要方法有效果评价、效用评价、效能评价、效率评价和效益评价，这些方法力求从多个角度对灾害医学救援实践结果进行全面总结，具有重要的反馈功能和导向功能。

（于景元　郭海涛　周武炜）

第二节　灾害医学救援系统的科学要素

科学要素是灾害医学救援系统的有机组成部分。在古典科学时期，对科学的认识是静态的、单线条的。第二次世界大战结束以后，科学研究、科学技术和生产之间的联系日益紧密，形成了极为密切的相互依赖的关系，科学在经济、社会发展中的作用有了质的变化。科学是一种重要的人类活动，当代科学是从事新知识生产的人们的活动领域，它不再局限于个别科学家自发的认识过程，而表现为一种建制，在其中，科学家、科学工作者被社会组织起来，服从一定的社会规范，为达到预定的目的而使用种种物质手段和研究方法。灾害医学救援系统得以正常运转，离不开科学要素的支撑。

一、科学要素的构成

李喜先研究员认为，科学系统是由相互联系和相互作用的认识要素、知识要素和社会要素有机地结合成特定的结构从而具有不同于各要素独自具有的新功能，向新的有序结构进化的整体。其中，各认识要素形成一个子系统——科学认识系统；各知识要素形成一个子系统——科学知识系统；各社会要素形成一个子系统——科学社会系统。因此，科学要素主要由三部分构成——认识要素、知识要素和社会要素。

（一）认识要素

科学认识系统是在认识过程中由认识主体、认识中介和认识客体诸要素所构成的系统。认识主体是从事灾害医学救援理论研究和实践的共同体，包括过去、现在和将来从事灾害医学救援活动的群体；认识客体是灾害医学救援的服务对象，包括灾区内的所有人员；认识中介是主客体发生作用的媒介和手段，包括仪器设备等“硬中介”，也包括科学方法等“软中介”。

（二）知识要素

知识要素包括科学概念、科学理论和学科体系等知识要素。在微观层次上，灾害医学救援系统的科学要素表现为理论系统，即由基本概念、基本定律及经逻辑推理得到的结论构成的理论系统；在中观层次上，灾害医学救援系统的科学要素表现为学科体系，即由灾害护理学、灾害重症医学、灾害流行病学、灾害医学管理学、灾害医学统计学等学科构成的学科体系；在宏观层次上，灾害医学救援系统的科学要素表现为科学整体，它是一个与周围环境密切联系，并与社会科学、自然科学和人文学科实现高度整合的一个整体。

（三）社会要素

灾害医学救援系统的科学要素在实践过程中形成了以科学共同体为代表的社会关系和社会建制，是社会要素的主要含义。该共同体可分为不同的层次，如灾害医学救援的教学研究机构、专业化的学术团体、非政府组织等。世界灾害与急救医学协会（World Association for Disaster and Emergency Medicine，WADEM）是国际上最负盛名的灾害救援医学专业组织，它的前身是1976年10月2日成立的“美因兹俱乐部”，成立以来，该协会通过召开理事会和全球学术大会、构建杂志编审委员会和论文同行专家评审网络、建立区域性分会和专业性分会等方式将世界范围内的专家凝聚在一起，有效促进了科学社会团体的交流合作。

二、科学要素的作用

科学作为人类认识世界和改造世界的一种巨大力量，对灾害医学救援系统的完善起着“催化剂”般的作用。科学同时作为一种知识体系，属于一种特殊的意识形态，它对其他社会意识形态的变革起着巨大的推动作用，成为人们思想解放的认识先导。科学要素的作用主要体现在以下三个方面：

（一）揭示灾害医学救援的特殊规律

灾害医学救援有其特殊的内在规定性和规律性，灾害医学救援的环境、对象、主体特殊，需要针对其规律开展深入研究。灾害医学救援从过去粗放式救援走向精确救援的过程中，需要从多个学科中吸收营养，揭示灾害环境中伤病员产生、分布、流动的特殊规律，促进其理论体系的完善，从而更好地指导灾害医学救援实践。

（二）引领灾害医学救援创新发展

在灾害医学救援系统的诸要素中，科学要素是最为活跃的要素，它是引领灾害医学救援系统实现整体创新发展的关键要素。科学通过对新领域的持续探索，形成新的概念、原理和理论，指导和推动灾害医学救援系统的发展进化。随着人类社会的日趋复杂，灾害导致的损伤也呈现多元化的特点，复合灾害成为人类面对的主要灾害，科学要通过不断探索研究这些新问题，推动灾害医学救援系统向前发展。

（三）指导灾害医学救援行动

科学知识不仅是人对自然的认识，而且是人的真正力量所在，人们可以利用科学知识所揭示的规律指导灾害医学救援行动，提高灾害医学救援的针对性，让宝贵的资源发挥出最大的保障效益。例如，通过卫星遥感、环境感知、物联网和大数据分析，我们能够对灾区人员伤亡情况、卫生资源分布情况等灾害医学救援要素提前做出判断，从而提高灾害医学救援的针对性。

三、科学要素的演化趋势

随着人类知识的增长，现代科学也在不断向前演化发展，形成了一个门类繁多、纵横交错、相互渗透、彼此贯通的网络体系。灾害医学救援系统科学要素的增长，涉及了基础研究、应用研究和开发研究，包含基础科学、技术科学和工程科学，呈现出了多面性和复杂性。

（一）灾害医学救援认识的综合创新

从灾害医学救援系统的认识主体来看，越来越多的社会部门参与其中。国家自然灾害应对涉及水利部、民政部、国土资源部、地震局、林业部等部门，事故灾难应对涉及国家安全生产监督管理总局、交通运输部、铁道部、住房和城乡建设部、国家电力监管委员会等部门，公共安全事件应对涉及国家卫生和计划生育委员会、农业部等部门，社会安全事件应对涉及公安部、人民银行、外交部、粮食局等部门。这些部门通过协同努力，共同推进了灾害医学救援能力的进步；从灾害医学救援系统的认识客体来看，不仅要关注灾区群众在“急性期”的健康，还要关注灾前医学救援能力建设和灾后的康复；从灾害医学救援系统的认识中介来看，随着灾害医学救援技术方法和装备的不断改良，灾害医学救援认识也在不断进步。理论和实践的发展需要建立和完善灾害医学救援主体、客体、中介的综合创新机制。

（二）灾害医学救援知识的有机整合

20世纪以来，现代科学出现了相关生长的趋势，通过理论、方法和对象的转移与综合，产生了大量边缘学科、综合学科和横断学科，现代科学日益发展成为一个门类繁多、纵横交错、相互渗透、彼此贯通的知识体系。灾害医学救援系统的很多知识来源于临床医学，特别是急诊医学，但它只是灾害医学救援知识的一个主要来源途径，灾害医学救援系统在发展演化的过程中不断吸收社会学、管理学、哲学、建筑学、军事学等学科的知识，将各学科的知识有机整合在一起，体现了很强的综合性。

（三）灾害医学救援科学社会的复杂集成

灾害医学救援科学社会最重要的表现形式就是科研体制。高校、科研院所、企业是传统意义上的国家科技创新主体力量，但是随着信息社会的发展，创新主体日趋多元化，大学、科研机构、企业、政府和非政府组织都成为创新的主体，从灾害医学救援系统的总体发展趋势来看，灾害医学救援社会需要整合各方面的力量，实现灾害医学救援科学社会的高度集成。

（侯世科　郭海涛　王　磊）

第三节　灾害医学救援系统的技术要素

技术要素是灾害医学救援系统的重要组成部分。近代以前的科学和技术，具有相对的独立性，并且技术占主导地位。现代科学与技术的界限已不是很明显，呈现技术科学化和科学技术化的发展趋势。刘大椿认为，技术的本质是人类在利用自然、改造自然的劳动过程中所掌握的各种活动方式、手段和方法的总和。技术的本质决定了它具有双重属性，其自然属性表现在任何技术都必须符合自然规律，其社会属性表现在技术的产生、发展和应用要受到社会条件的制约。灾害医学救援活动中广泛渗透着技术要素，在提高灾害医学救援能力上发挥着日益重要的作用。

一、技术要素的构成

技术要素的构成，离不开技术分类。技术分类是按照一定的标准把技术分门别类，从而揭示其相关关系。技术分类的目的是理解技术之间的从属关系、结合方式、差别和相互补充，以及每种技术在整个技术系统中的地位与作用。与科学相比，人类对技术的认识稍微模糊一些。技术与多个领域的关系错综复杂，特别是与科学、工程、产业、社会、文化等方方面面的关系纠缠不清，因此很多人把技术混同于科学。技术是一个颇为复杂的过程，不像各门科学一样有着十分明确的研究对象。技术的内涵不完全局限于某种实物，有时更强调某种步骤及方法。科学虽然也在发展，其对象范围并不因此而改变。科学集中体现于系统的知识当中，而技术则不限于此。这里依据两种常见的技术分类办法，对灾害医学救援系统的技术要素加以分析。

（一）按技术要素的发展历程加以分类

按照技术要素的发展历程，可将技术要素划分为自然技术要素、社会技术要素和思维技术要素。在史前，人类在生存和发展的实际经验中有了技术的发端，技术经历了漫长的发展过程。例如，远古时代人们为了抵御野兽的侵袭和伤害，发明了摩擦取火的技术，虽然那时的人们并不知道摩擦取火背后的科学原理。史前的社会技术也有了萌芽，人们集体生活在一起，形成了原始的社会组织技术。古代人类的原始思维技术也在不断发展，尽管迷信色彩极强。这些原始技术构成了人类创造的原始文化的组成部分。此阶段灾害医学救援技术也处在萌芽阶段，只能对灾害产生的批量伤员进行一些简单的救治，在瘟疫面前显得极为脆弱。

从文明史的发端至公元18世纪中叶形成的技术称为古代技术，或称为工匠技术，大体上这是在中古和下古时期以自然力（如风力、水力等）、畜力和人力为动力而形成的自然技术。这时，社会技术也有了较大的发展，在治理国家方面取得了一定的成绩。思维技术有了较大的进步，人类可以一定程度上摆脱蒙昧的状态，整体思维水平有了巨大的提升。此时灾害医学救援技术也有了一定的发展，人们掌握了一些灾害预防、医学救治的技术，发明了原始的传染病检疫隔离技术。

从18世纪中叶至20世纪初叶所形成的技术称为近代技术。这以纺织机技术改革为起点，蒸汽机技术的发明为标志，形成了第一次自然技术革命；在19世纪中叶，科学与技术的关系越来越密切，基于工程科学的技术得到了迅速的发展，特别是钢铁的冶炼技术、热机技术、电力技术、电信技术等蓬勃兴起，使材料、能源、信息三大技术发展到了新的阶段，出现了近代自然科学技术史上的第二次自然技术革命，形成了以电能利用为核心的技术系统。这时，社会技术也有了新的发展，建立社会制度、政治体制、法律体制等社会管理技术或社会控制技术已经形成，出现了规模庞大的帝国。此时思维技术有了巨大的进步，在指导人类发明创造、改造自然方面起到了巨大的作用。但是，人类历史上仍发生了两次世界大战，导致生灵涂炭，此时的灾害医学救援技术从军事医学技术中充分吸收了养分，有了非常大的进步。

20世纪中叶以后，现代技术得到了充分发展，形成了现代自然技术、社会技术和思维技术所组成的现代技术系统。但是随着核技术、生物技术等高新技术的发展，在给人类生活生产带来巨大便利的同时，也埋下了毁灭人类的种子。冷战时期，灾害医学救援的很大精力放在了突发核生化灾害的应对上，核化生医学防护技术有了长足的进步。随着高新技术时代的到来，各种新技术日益渗透到灾害医学救援的过程中，显著提高了灾害医学救援自然技术要素、社会技术要素和思维技术要素的质量。

（二）按技术要素的表现形态加以分类

按照技术要素的表现形态，可将技术要素划分为实体形态要素、经验形态要素和知识形态要素。

实体形态的灾害医学救援系统技术要素主要是指以灾害医学救援实践活动工具、设备、材料为标志的物化技术，主要包括灾害医学救援医疗器械、户外医学装备，以及相关的敷料、药品、器材、疫苗、试剂等。

经验形态的灾害医学救援系统技术要素主要是指灾害医学救援现场救治经验、技能等主观性灾害医学救援要素，是人们在长期的灾害医学救援实践过程中逐渐摸索、传承积累的结果，包括技巧、秘诀、窍门等知识，如我国传统医学中的方药配伍禁忌、原始的预防天花的种痘术等。

知识形态的灾害医学救援系统技术主要是指以灾害医学救援知识为载体的技术要素，主要包括流程性的操作规则、治疗方法、技术标准以及成果、专利等。

二、技术要素的作用

在需求的推动下，灾害医学救援系统的技术要素经过不断发展和长期积累，成为灾害医学救援系统的主要内容。早期的灾害医学救援，更多地依赖于长期的经验积累，科学水平低下无法提供技术飞跃发展的理论基础。近现代以来，各种科学理论层出不穷，人类知识呈指数级增长，灾害医学救援技术取得了突破性进展，救治水平大幅提高。此外，今天的灾害救援医学还需要进行工程攻关，提高灾害医学救援的整体效能，而这个过程中更离不开技术要素的支撑。可以说，灾害医学救援技术一头牵着科学，一头连着工程，成为灾害医学系统发展的关键。

（一）促进灾害医学救援系统科学要素的发展

技术对于科学的促进，主要体现在两个方面：一方面，技术作为工具和手段渗透到科学的各个环节，例如，高精尖的灾害医学救援设备为灾害医学救援科学研究的开展提供了诸多便利；另一方面，技术实践为科学探索提出了新的问题，为科学研究指出了新的方向，从而不断拓展科学的领地、范围。灾害医学救援技术对于科学的促进作用，还表现为一种主观选择性。人们往往是为了解决技术问题而去研究纯粹的科学问题，表现出了很强的目的性。

（二）决定灾害医学救援的组织形态

灾害医学救援的组织形态，与灾害医学救援技术密切相关。灾害医学救援的有效开展，需要对组织进行合理设计，科学配备相关人员，整合灾害医学救援资源。灾害医学救援技术水平决定着灾害医学救援的组织形态。在人类漫长的古代，重大灾害发生的时候，社会一片狼藉，传染病此起彼伏，导致人口大量缩减。现代社会随着爆破技术、环境危险因素识别技术、止血技术、空运后送技术、卫生防疫技术、狭小空间救援技术等的出现，人类调动资源的能力和改造自然的能力大大增强，才出现了专门的医学救援社会管理机构、专业化的医学救援组织机构和科学的医学救援程序。

（三）实施灾害医学救援的主要手段

实物形态的技术与具体的物质（工具、设备、材料）有关，也可以称之为物化技术；经验形态的技术和知识形态的技术主要与人的智力有关，也可以称之为智能技术。物化技术是灾害医学救援的重要手段，如生命探测技术、狭小空间生命支持技术、快速补液技术、复温技术等。智能技术不仅体现于物化技术之中，更体现在救援人员的知识体系、灾害医学救援组织管理中，它与灾害医学救援物化技术一样是实施灾害医学救援的重要手段。

三、技术要素的演化趋势

技术要素发展到今天，已经形成了一个极其庞杂的系统，有着多种多样的结构，具有内外多层次的功能，并在外环境中演化，不断朝着增加复杂性的方向发展。就灾害医学救援系统的技术要素而言，它的演化趋势主要体现在以下三点：

（一）对科学要素的依赖性越来越强

在人类社会的早期，技术独立于科学，但是近现代以来，灾害医学救援技术的每一个进步，已经离不开科学的坚实基础。灾害医学救援发展到今天，已经不再以灾民的生命为代价进行经验性的缓慢探索。灾害医学救援的每一个技术进步都要建立在科学的坚实基础之上，遵循科学发展的规律，寻求技术难题的破解。灾害救援医学的长远发展，必须以前瞻性、基础性、科学性的认识为引领。对于科学基础的强烈依赖，是确保灾害医学救援能力不断更新换代、能够适应未来灾害医学救援的需要。任何缺乏科学指导的技术攻关，都会造成人力、物力资源的浪费。灾害医学救援技术对科学的依赖性，已经成为灾害医学救援技术发展的一个重要特点。

（二）与医学技术相互促进

医学技术发展迅猛，新的仪器设备、操作指南等新技术快速发展，技术应用的周期越来越短，对于提高医学诊断治疗水平发挥了巨大作用。任何可以在临床上应用的新技术都可以应用于灾区现场。灾区环境与医院环境不同，需要耐用实用的装备，需要简便易行的流程。例如，医学救援用X线机，要在轻型化、野战化上下工夫，使之能够适应长期机动任务的需要。反之，在灾害现场开发出来的一些新技术，如伤病员检伤分类技术、传染病隔离技术、复合伤救治技术等也能显著提高院内医疗救治能力。

（三）自适应于灾害医学救援需求

自适应是从系统和外界的关系角度，审视系统发展演化过程的一种描述。有什么样的需求，就会产生什么样的灾害医学救援技术。灾害医学救援技术自觉适应灾害医学救援需求的变化，从而保持与灾害医学救援需求的协同性。灾害医学救援技术与需求的自适应，体现在时间、空间两个方面。从时间上来看，灾害医学救援需求的历史演化从低级、原始走向高级、先进，灾害医学救援技术也从简陋走向高端。不同时期的灾害医学救援需求，从单一走向复杂、多元，灾害医学救援技术也沿袭这条路径，样式逐渐丰富并形成体系。从空间上来看，从院前、后送途中、院内急诊科室、重症监护室（intensive care unit，ICU）到专科科室根据灾害医学救援需求，逐渐形成了一整套装备体系和救治流程。

（樊毫军　郭海涛）

第四节　灾害医学救援系统的管理要素

灾害医学救援系统的管理要素，与价值要素、科学要素和技术要素并列，同为构成灾害医学救援系统的必要因素。灾害医学救援的工程实践，主要通过管理要素来实现对科学和技术的集成。具体而言，灾害医学救援系统的管理要素就是按照灾害医学救援的价值取向，将科学要素和技术要素等加以融合，应用于灾害医学救援的组织形态和行为规范。灾害医学救援系统的管理要素的外在集中表现是灾害医学救援体制，主要包括灾害医学救援的行政管理体制、教育训练体制、应急医学救援体制、医学救援科研体制等。

一、管理要素的构成

所谓管理，是管理者为了有效地实现组织目标、个人发展和社会责任，运用管理职能进行协调的过程。参照管理学的基本理论，任何管理系统都是由管理主体、管理客体和管理中介三要素构成，管理要素也不例外。

（一）管理主体要素

管理人员是管理系统的主体要素，例如，人类社会经过几千年的演变发展，出现了许多政治家和行政官员，专门从事国家的管理；出现了许多军事家和军官，专门从事军队的管理；出现了许多社会活动家，专门从事各种社会团体的管理。灾害医学救援活动也需要由人来组织管理，灾害医学救援系统的管理主体为各级卫生行政机构或组织指挥机构，以及灾害医学救援教学、医疗和科研机构的管理人员。

（二）管理客体要素

管理是对人和人的活动进行协调的过程，因此灾害医学救援系统的管理客体要素主要由两部分构成：一是灾区所有人员，既包括作为首要保障对象的灾民，也包括在灾区活动的各类医学救援力量。二是灾害医学救援行动本身，包括灾害医学救援体制的构建与优化、灾害医学救援机制的建立与完善、灾害医学救援法规的制定和完善、灾害医学救援预案的编写与更新、灾害医学救援组织活动方式的选择与变换等。

（三）管理中介要素

管理中介要素是指管理的方法、手段、工具、途径和程序等。管理学属于应用学科，运用管理理论解决实际问题，必须通过管理中介的作用，它是管理理论、原理的自然延伸，起着管理理论、原理本身所无法替代的作用。灾害医学救援系统的有效运行，必须借助管理中介来进行。具体来说，就是要通过法律、经济、行政、教育等管理途径进行科学决策，对组织加以完善，对资源投入和成本进行控制，对出现的问题进行处理，从而实现既定管理目标和管理者的意图。

二、管理要素的作用

灾害医学救援系统得以正常运行，管理要素起着至关重要的作用，它已经融入了灾害医学救援的全过程，可谓无处不在、无时不在。灾害医学救援行动是否成功，管理是成败的关键，可谓成也管理、败也管理。管理要素在各个环节都发挥着重要作用，但是总体来看，管理要素的作用主要体现在以下三个方面：

（一）制订灾害医学救援计划

灾害医学救援计划是灾害医学救援管理活动的基础，具有普遍性和秩序性。不管灾害有没有发生，都要制订相应的计划。按照计划的时间长短，可分为长期计划和短期计划；按照计划的职能空间，可分为业务计划、财务计划和人事计划；按照计划的综合性程度，可分为战略性计划和战术性计划；按照计划的明确性程度，可分为具体性计划和指导性计划；按照计划的程序化程度，可分为程序性计划和非程序性计划。作为管理者，应根据灾害的实际情况，制订出切实可行的灾害医学救援计划。

（二）调动各类资源进行科学救援

人力、物力、财力和信息等都是重要的资源，灾害医学救援管理是通过对这些重要资源的投向、投量、投速的调整来实现科学救援的。灾害医学救援时，若反应不足（under-response），将会以更多的人员伤亡作为代价；若反应过度（over-response），则不仅是一种浪费，而且也会造成灾区的额外负担，降低灾害医学救援的效用。所以科学的灾害救援应对灾害造成的人员伤害进行仔细分析，对资源供应质量和数量进行科学管理，对影响科学救援的环节进行全程控制，提高灾害医学救援的能力，实现科学救援。

（三）对灾害医学救援质量进行评估

灾害发生后，各国政府都在尽最大的努力进行医学救援，但是通病之一是忽视灾后医学救援质量评估。所以灾害医学救援应从管理学的角度，对灾害医学救援过程中的资源投入、救援组织、人员素质、物资管理等各个方面进行科学评估，总结经验教训，形成书面报告和教材专著，有针对性地开展培训，提高灾害医学救援行动的资源利用效率和医学救援质量。

三、管理要素的演化趋势

21 世纪的管理者处在一个急剧变化的时代，管理者如果不对环境做出快速的响应，将面临淘汰出局的风险。管理主体、管理客体和管理中介都要不断适应变动的环境，提高管理水平。对于灾害医学救援的管理要素来说，其演化趋势可概括如下：

（一）管理主体的创新能力不断提升

从系统论的角度出发，任何社会系统都是一个由众多要素构成的，与外部不断发生物质、信息、能量交换的动态、开放的非平衡系统。系统的外部环境是在不断发生变化的，这些变化必然会对系统的活动内容、活动方式和活动要素产生不同程度的影响；同时，系统内部的要素也是在不断发生变化的。系统内部某个或某些要素在特定时期的变化必然要求或引起系统内其他要素的连锁反应，从而对系统原有的目标、活动要素间的相互关系等产生一定的影响。系统若不及时根据内外变化的要求，适时进行局部和全局的调整，则可能被变化的环境所淘汰，或为改变了的内部要素所不容。这种为适应系统内外变化而做出局部或全局调整的现实必要性，对管理者的创新能力提出了更高的要求。灾害医学救援的环境复杂，管理者必须不断学习新理论、新知识、新技能，适应内外环境变化，才能切实提高灾害医学救援能力。

（二）管理客体的复杂性不断增加

随着人类社会的发展演化，人类利用科学在生产实践中利用自然、改造自然的能力越来越强，新的劳动工具的出现大大提高了人的劳动能力。与此同时，人与人之间的生产关系也日趋复杂，社会成为了一个互相依赖、互相联系的复杂巨系统。系统在增加复杂性的同时，其脆弱性也在增加。现代社会的大型城市的确让人类的生活变得更美好，但城市赖以运转的任何资源环节（水网、电网、通信网等）发生断裂或损坏，都会导致重大灾害发生，导致人们生活质量的迅速下降。与社会系统相联系的灾害医学救援活动本身也变得复杂起来，越来越依赖于信息和技术。管理客体复杂性的增加，需要管理主体不断进行调整，适应灾害医学救援任务的需要。

（三）管理中介的信息化水平不断提高

信息技术是当代社会的主导技术之一，互联网、物联网、大数据等技术平台和工具的出现极大地塑造了人类的生产生活环境。不管是灾害医学救援的装备器材，还是灾害医学救援的通信指挥平台，都逐渐走向信息化。灾害医学救援需要整合多个信息化平台，通过管理中介实现信息的提前感知和综合处理，特别是伤病员产生、移动、后送的相关信息。随着管理中介的信息化水平的不断提高，管理主体的灾害医学救援能力也不断得到提升。

（彭宗超　郭海涛）

第三章　灾害医学救援系统的内部结构

所谓结构，是指系统内部各组成要素之间相互联系、相互作用的方式或秩序，即各要素之间在时间或空间上排列和组合的具体形式。结构是系统的普遍属性，没有无结构的系统，也没有离开系统的机构。无论是宏观世界还是微观世界，一切物质系统都无一例外地以一定结构形式存在着、运动着和变化着，“结构”所揭示的是系统要素内在的有机联系形式。灾害医学救援系统作为人工建构的系统，在其演化过程中逐步形成了适应其功能的系统内部结构。灾害医学救援系统的内部结构是灾害医学救援子系统或要素之间相互作用、有机联系的形式和秩序。灾害医学救援系统从形态上表现为实践活动、知识体系和管理体系。实践活动是系统的运动状态，指预防、临床、医学救援等以技术为主体的工程实践活动，存在着认识结构；知识体系是系统的相对静止和稳定状态，指具有科学和工程特征的技术知识体系，存在着知识结构；管理体系则是人工系统主体关系的有序状态，指医疗、防疫、医学救援、科学研究等社会化的组织建制体系，存在着组织结构。本章首先介绍灾害医学救援系统内部结构的特点，继而对灾害医学救援系统的认识结构、知识结构和组织结构进行剖析。

第一节　灾害医学救援系统的内部结构特点

“结构”一词目前已被广泛应用到自然、社会和人的思维领域中。在自然界领域，有宇宙结构、生态环境结构、地质结构、人体结构等；在社会领域中，有经济结构、产业机构、区域结构、企业结构、组织结构、人才结构等；在思维领域中，有逻辑结构、概念结构等。灾害医学救援系统的“结构”揭示的是系统要素内在的有机联系形式，而系统结构在整体性上又有它的若干特点。

一、稳　定　性

稳定性是系统存在的一个基本特点。系统之所以能够保持它的有序性，在于各要素之间有着稳定的联系。稳定是指系统整体状态能持续出现，可以静态稳定存在，也可以动态稳定存在。由于系统受到外界环境的干扰，有可能使系统偏离某一状态而产生不稳定，但一旦干扰消除，系统又可恢复原来的状态，继续保持稳定状态。系统结构的稳定性，就是指系统总是趋向于保持某一状态。系统中各要素之间，只有在稳定的联系情况下，才构成系统的结构。灾害医学救援系统的各要素，都是基本稳定的，但是由于灾害医学救援系统对环境经常保持一定的活动性，必须与环境不断进行物质、能量和信息交换才能保持有序性，因此灾害医学救援系统属于动态非平衡的稳定结构。充分认识灾害医学救援系统的稳定性特征，是灾害医学救援系统认识论的重要思想基础，有利于我们正确认识灾害医学救援系统的知识体系、技术体系和管理体系。

二、层　次　性

灾害医学救援系统的层次性，体现在灾害医学救援系统是按照等级有机地组合起来的系统。系统内部的各要素，分别具有一定的等级和层次；不同等级和层次，其属性、结构、行为、功能均不同；层次越高，其属性、结构、功能、行为就越复杂，系统的空间延展性越大，时间上也出现得越晚。灾害医学救援系统从发生、发展到不断建构和完善，也经历了由要素和子系统向大系统、由简单到复杂、由低层次向高层次的发展过程。灾害医学救援系统的层次性，比较直观地体现在灾害医学救援组织体系的层次性上。例如，根据《国家突发公共事件总体应急预案》要求，国家应急指挥体系由四级组成：一级为国家应急指挥中心（含国家部委及专项应急指挥中心），二级为省（市）应急指挥中心，三级为地（市）应急指挥部，四级为县（市）应急指挥部。充分认识灾害医学救援系统的层次性，才能更好地理解灾害医学救援系统的整体性，才能深刻认识灾害医学救援系统在空间延展和时间序变进程中的变动规律，才能准确定位灾害医学救援系统内部不同等级和层次的属性、结构、行为和功能，才能充分发挥不同等级和层次应该发挥的能级作用，从而实现灾害医学救援系统整体功能的最大化。

三、开　放　性

在系统世界中，任何类型的系统结构都不会是绝对封闭和绝对静态的，任何系统总存在于环境之中，总要与外界进行能量、物质、信息的交换，系统的结构在这种交换过程中实现由量变到质变的发展演化。任何系统结构在本质上是开放的，总处于不断变化的过程中，这是系统与变化着的外部环境相互作用的必然趋势。系统的闭合性是相对的，开放性是绝对的。只有坚持系统结构的开放性观点，才是分析事物的科学态度。灾害医学救援系统不可能离开社会、经济、科技等环境单独存在，所以要用开放的眼光看待灾害医学救援系统的理论、方法和技术体系，积极探索有利于灾害医学救援系统开放的政策和策略，促进和推动灾害医学救援系统的全面更新发展。

四、相　对　性

系统结构的层次性决定了系统结构和要素之间的相对性，客观世界是无限的，系统的结构形式也是无限的。在系统结构的无限层次中，高一级系统内部结构的要素，又包含着低一级系统的结构；复杂大系统内部结构中的要素，又是一个简单的结构系统。系统和要素是相对于系统的等级和层次而言的。所以，系统结构的层次性，决定了系统结构与要素的相对性。树立这个观点，使人们在认识事物时可以避免简单化和绝对化，既把一个子系统当作大系统结构中的一个要素来对待，以求统一和协调，又注意到一个子系统不仅是大系统中的一个要素，本身还包含着复杂的结构，应予以区别对待。一般来说，高一级的结构层次对低一级的结构层次有着较大的制约性，而低一级的结构又是高一级结构的基础，它也反作用于高一级的结构层次，它们之间具有辩证的关系。灾害医学救援系统的各要素不是孤立的，价值、科学、技术、管理等要素各具层次且高度融合，各要素的划分只是相对的，例如，科学、技术、管理要素中都有价值要素的影子，价值、管理要素离不开科学、技术要素的支撑。灾害医学救援系统内部结构的相对性，表明灾害医学救援系统是动态、变化、发展的，而不是僵化不变的；灾害医学救援系统是充满活力的运动系统，而不是死气沉沉的静态系统。

（侯世科　郭海涛）

第二节　灾害医学救援系统的认识结构

实践与认识的关系，即哲学上的“行”与“知”的关系。在灾害医学救援实践的基础上，产生了灾害医学救援的认识；在灾害医学救援认识的指导下，灾害医学救援的实践水平得以提高和促进。“行”与“知”是一个螺旋式上升的过程，灾害医学救援系统认识主体和认识客体的相互作用，形成动态的灾害医学救援认识活动，并产生灾害医学救援认识结果。在这个不断演化的过程中，灾害医学救援的认识主体、认识客体、认识活动和认识结果形成了灾害医学救援系统的认识结构。认识主体、认识客体、认识活动及认识结果是灾害医学救援系统认识结构的四要素。

一、灾害医学救援系统的认识主体

灾害医学救援系统的认识主体，是指从事灾害医学救援或认识活动的人和团体，是灾害医学救援认识活动的“物质载体”。通过认识主体的实践活动和认识活动，灾害医学救援系统经过长期的积累，不断发展完善。科学技术和实践的飞速发展促使认识主体的分工越来越细。按照不同功能，可以将灾害医学救援主体划分出医疗、卫生防疫、心理救援、核化生事故紧急处置、教学、科研、卫生应急管理等认识主体。这些认识主体从宏观上根据从事、参与的灾害医学救援活动的范围和形式、担负的任务及其职能，可划分为个人主体、集体主体和类主体三大类。

（一）个人主体

灾害医学救援系统认识主体的个人主体指在灾害医学救援环境中、特定岗位上进行灾害医学救援实践或认识活动的个人，主要指那些掌握灾害医学救援专门知识，从事灾害医学救援医疗救护、教学训练、科学研究、疾病预防控制、管理活动等工作的自然人。需要强调的是，虽然随着社会的进步，院前急救技术得到了一定程度的普及，但是自救互救是灾害发生后最初的医学救援方式，不掌握专业技术的老百姓也参与灾害医学救援，只是他们不占主体地位。

（二）集团主体

灾害医学救援系统认识主体的集团主体指在灾害医学救援认识活动中的群体性机构或集体组织，通常是指由自然人组成的医疗、防疫、研究、教学等机构严密的组织机构。例如，国家层面的四大类卫生应急救援队，它们平时寓于建制机构，进行专业训练，一旦有任务需要，即可抽组队伍参与灾害医学救援。灾害医学救援的集团主体是灾害医学救援认识活动的中坚力量，有明确的任务分工和统一的行动，存在共同的行为规范。不同任务、不同类别、不同层次的灾害医学救援认识集团主体，构成了灾害医学救援系统的组织结构（后文细述）。

（三）类主体

灾害医学救援系统认识主体的类主体通常也称为社会型认识主体，主要包括各种组织相对松散的协会、学会、团体等。类主体通常是由跨越组织、编制的不同单位组成的横向的、柔性联系的组织。灾害医学救援认识主体的类主体，既有单位内部的学术委员会、道德伦理审查委员会，也有外部的行业协会、科学技术委员会等，以及国际性、地区性的灾害医学救援相关的国际组织等，如总部最初在德国、后来迁至美国的世界灾害与急救医学协会（成立于 1976 年），我国于 2011 年 12 月成立的中华医学会灾难医学分会等。类主体通过制定学术标准、举行行业会议、举办装备展览、发表学术论文等活动，有效推动了灾害医学救援系统的发展。

二、灾害医学救援系统的认识客体

灾害医学救援系统的认识客体是指围绕灾害周期，灾害主体为了预防、减轻和恢复灾害对人和人群造成的伤害而采取的各类实践活动所作用的对象。认识客体既有以伤病员、药材装备等为主要构成要素的实体客体（“硬客体”），也有以科学知识、技术规范、经验判断、管理等为主要构成要素的非实体客体（“软客体”）。

（一）实体客体

灾害发生后，会产生大量伤病员，这是灾害医学救援主要针对的对象，为了便于搜寻伤病员，救援人员要借助仪器、警犬等实体要素。灾区如果不具备救治重伤员的条件，则要在现场展开临时医院开展紧急救治。临时医院主要借助帐篷、车辆和方舱这些实体要素展开。灾区缺医少药，为了保证灾民的健康，又需要调集棉被、水、食品、药品、居民帐篷等实体要素。凡在灾害周期中与居民健康相关的实体要素都可归入灾害医学救援系统的实体认识客体。

（二）非实体客体

一些灾害医学救援系统的认识对象不是以实体形式存在，更多的是以知识形态、经验形态等非实体形式存在于救援人员的头脑中，体现于社会运行的各个环节中，体现于人类知识的传承中。这些非实体要素起着沟通、协调、调度、控制作用，使灾害医学救援的各要素整合成为一个系统，提高其系统功效。在医学救援实践中形成的一些伤病救治规范、群死群伤预防、卫生防疫技术、卫生应急规范流程等非实体客体显著提高了灾害医学救援效率。

三、灾害医学救援系统的认识活动

灾害医学救援系统的认识活动是认识主体与认识客体的相互作用并产生认识结果的过程。在这个过程中，实践和认识作为对立统一的概念范畴，两者之间的矛盾运动过程构成了灾害医学救援系统认识活动的基本内容。灾害医学救援认识活动作为一种有明确目的导向的实践过程，认识主体在认识活动中发挥着一定的主观能动性。此外，由于认识主体所处的社会历史背景的影响，认识活动无疑也会烙下深深的时代印记。了解灾害医学救援的实践和认识过程，对于把握灾害医学救援活动具有十分重要的意义。灾害医学救援系统的认识活动，主要通过以下两个途径进行。

（一）灾害医学救援系统的认识是在实践活动基础上形成的

灾害医学救援作为一种特殊的社会实践形式，具有明显的社会历史性。在科学技术不发达的古代，人类在巨灾面前极为脆弱，灾害后的疫情往往会产生极为严重的后果，被深埋在废墟中的伤病员存活概率更是渺茫。但是随着科技、社会的进步，人类的认识也在不断深化。例如，我国的魏晋南北朝时期，由于战乱频繁，战伤急救技术有了较大发展，在群死群伤救治方面取得了进步。西晋以后，对疫病灾难的认识有了显著提高。对痢疾、霍乱、天花、疟疾、麻疹、麻风、狂犬病、肺结核等疾病症状的描述已相当详细和准确，并对发病机制有了一定的认识。宋代开始重视批量伤病员的医治和卫生防疫。苏东坡任杭州知州时，当地大旱后饥疫并作，他采取了备粥、给药的救治方式，并派遣医者到居民家中进行“巡诊”，救活了大量群众。现代社会对于在灾害现场开展的破拆、生命探测、生命支持技术等活动重要性的认识，也离不开长期的救灾实践。在长期的实践过程中，灾害医学救援作为一个特殊的实践领域也逐渐变得复杂起来，这就要求认识主体必须具备系统的、多学科的专业知识，教学训练要更加有针对性，在医学救援实践中不断积累经验、丰富认识，实现理论与实践的结合。

（二）灾害医学救援系统的实践离不开认识的指导

灾害医学救援实践过程离不开系统理论、方法等认识要素的指导，它会反作用于实践活动，让实践活动变得科学化和精细化。灾害医学救援系统的认识主体只有通过系统的学习，掌握相关的技能，才能快速进入情况，其中的教育训练活动体现得最为明显。教育训练可以看成是从理性认识回到感性认识，促使实践发展的重要途径，例如，各种规范性的灾害医学生命支持培训教程（disaster life support course，DLSC）可以有效地促进灾害医学救援实践。在科学认识的指导下，实践活动也得到了快速提升。

四、灾害医学救援系统的认识结果

从理论层面来看，灾害医学救援系统的认识结果是形成了知识体系，主要表现形式是论文、专著、专利、教材等；从实践层面来看，灾害医学救援系统的认识结果是提高了整个社会的灾害医学救援能力，主要表现是预案体系完备、教育训练科学规范、医学救援响应快速精确、医学救援过程流畅高效、灾害善后医学处置合理规范、人装结合效能提升等。

（樊毫军　郭海涛）

第三节　灾害医学救援系统的知识结构

在实践认识过程中形成的灾害医学救援知识体系，是以灾害医学救援价值观为引导，包含科学、技术、管理等知识在内的复杂工程知识系统。各分支知识体系间相互关联和渗透，共同构成灾害医学救援知识体系。对知识结构的把握，应从静态和动态两方面去考察。从静态角度来考察，我们可以把灾害医学救援系统的知识结构划分为"基础资料—信息—知识单元"层次结构，以及"认识主体—认识客体—知识—连接体"的四面体结构；从动态角度来考察，我们可以把灾害医学救援系统的知识结构划分为"意会知识—显性知识"的互动结构，以及"常识—工程—技术—科学"等专门知识间相互渗透的网状循环结构。

一、从静态角度把握灾害医学救援系统的知识结构

任何系统在一定时空范围内是基本稳定的，否则就形不成具备特定功能的系统。从灾害医学救援系统进化的某一点去考察，该系统的知识结构具有相对固定的形态，有相对静止的结构。这里首先介绍相关理论和基本概念，然后结合灾害医学救援系统的特殊规律，对"基础资料—信息—知识单元"层次结构、"认识主体—认识客体—知识—连接体"的四面体结构进行介绍。

（一）"基础资料—信息—知识单元"层次结构

1. 卡尔·波普尔的"3个世界"理论　在对"基础资料—信息—知识单元"层次结构介绍之前，我们先介绍当代著名哲学家卡尔·波普尔（Karl Popper，1902—1994）的"3个世界"理论，这有助于我们对基础资料、信息、知识单元的理解。卡尔·波普尔在《客观知识》中说道："我们可以称物理世界为'世界1'，称我们的意识经验世界为'世界2'，称书、图书馆、计算机存储器以及诸如此类事物中的逻辑内容为'世界3'"。

2. 基础资料　袁向东参考各家之见，认为基础资料属于"世界3"中的孤立对象，如一个或若干声音单元，一个或若干图形符号单元，其最显著的特点是具有某种不确定性。如"5月12号"是一项基础资料，"2008年5月12号"仍然是一项基础资料，它们可以与许多不同的事情相联系。

3. 信息　在"世界1"中，物质客体的外形、质地、结构、功能和组分都是信息，是物质客体互相区分和联系的基础。物质世界亿万年的演化都在这些物质客体上留下了结构性痕迹信息，例如，庞贝古城火山灰中的尸体保留了古代火山灾害的信息，千年古树的年轮保留了气候变化的信息等；在"世界2"中，人类思维活动留下的信息及其变化是哲学认识论最关注的一些问题，它可能存留于人的大脑之中，也可能以某种形式表达在人类的肢体活动中。这里的肢体活动是广义的，包括声带规则的发声行为——语言。这些信息都

起源于个人大脑的活动，因而具有“主观”的特点；在“世界 3”中，卡尔·波普尔认为，信息就是各式各样的“逻辑内容”，即按逻辑关系相联系的陈述，主要包括问题、问题境况、批判论据、理论体系等。“世界 3”包含的信息和客观知识在本质上是一致的。信息至少包含两项基础资料，并具有确定含义的基础资料的平凡组合，它们表现为某种语境中的基础资料集。例如，“5 月 12 日是汶川大地震纪念日”就可以看作信息。信息只是对事物的简单陈述，缺乏不同事物之间的某种结构关系，因而缺乏完整意义。

4. 知识单元 知识单元是结构化的信息集，具有包括前提到结论的完整意义。在平面几何里，“点”“直线”“平面”“三角形”都是该领域内的基础资料，“两点之间可引一条直线”“无限延长而不相交的两条直线为平行线”等定义和公理都处于信息的层次，而由定义和公理演绎出的每个定理都可视为一个知识单元，如“三角形三内角之和等于 180°”“直角三角形两直角边的平方和等于斜边的平方”，又如，“2008 年 5 月 12 日发生了汶川大地震”“汶川大地震面波震级达 8.0Ms”“汶川大地震矩震级达 8.3Mw”“汶川大地震严重破坏地区超过 10 万平方千米”“汶川大地震导致近 7 万人死亡”“汶川大地震是中华人民共和国成立以来破坏力最大的地震”“5 月 12 日成为汶川大地震纪念日”这七条信息便构成了一个知识单元，它不仅有确定的含义，而且有完整的意义。

5. 灾害医学救援系统的“基础资料—信息—知识单元”知识层次结构 灾害医学救援知识系统是由基础资料、信息、知识单元组成的，三者的关系如图 3-1 所示。在灾害医学救援知识系统中，存在大量的基础资料，它们位于底层；灾害医学救援信息是经过大脑加工形成的具有确定意义的基础资料集；知识单元则是由信息构建的有结构的信息集。

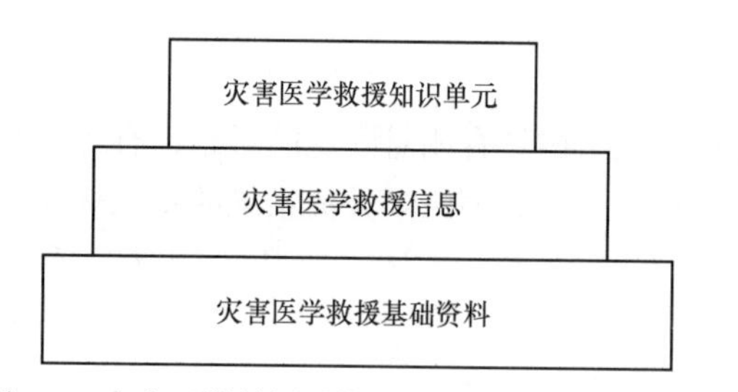

图 3-1 灾害医学救援系统的“基础资料—信息—知识单元”知识层次结构

（二）“认识主体—认识客体—知识—连接体”的四面体结构

董光璧认为，知识认识具有四面体结构。由认识主体（以科学家为主，记作 A）、认识客体（记作 O）、认识结果（即包括科学知识在内的各种知识，记作 K）及作为前三者联系媒介的语言和符号（这里的符号是广义的，包括各种图形和文字，记作 LS）组成，灾害医学救援知识认识结构也不例外，形成图 3-2 所示的知识认识结构。四面体的底面 A-O-K（灾害医学救援知识认识主体–灾害医学救援知识–灾害医学救援知识认识客体）代表知识认识的基础平台；平面 A-LS-O（灾害医学救援知识认识主体–灾害医学救援知识连接体–灾害医学救援知识认识客体）代表知识主体经由语言和符号表达的认识过程；平面 A-LS-K（灾害医学救援知识认识主体–灾害医学救援知识连接体–灾害医学救援知识）代表认识主体经逻辑或非逻辑推理得到的结果；平面 K-LS-O（灾害医学救援知识–灾害医学救援知识连接体–灾害医学救援知识认识客体）代表知识和认识客体间经由语言和符号的表达和解释关系。对于基础平台和三条连线的关系，可做出这样的解释：连线 A-O 和相对的顶点 K，反映知识和认识主体与认识客体发生关系的结果；连线 A-K 和相对的顶点 O，反映客体是认识主体和认识结果间的桥梁；连线K-O和相对的顶点A，反映客观世界的事物经认识主体的思维活动生成属于“世界3”的客观知识。

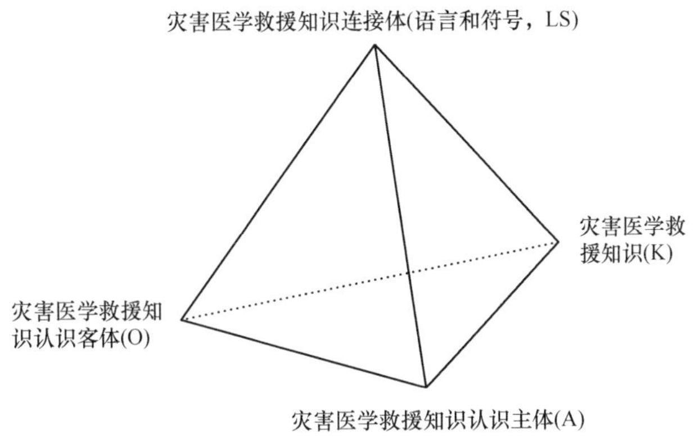

图3-2　灾害医学救援知识认识的四面体结构

二、从动态角度把握灾害医学救援系统的知识结构

从静态角度来考察灾害医学救援系统的认识结构，有利于形成整体的认识框架，但是在知识快速增长的时代，从动态角度来考察灾害医学救援系统的认识结构，更有利于理解知识结构演变进化的过程，对灾害医学救援系统的认识结构形成更加深刻的认识。这里首先介绍相关理论和基本概念，然后结合灾害医学救援系统的特殊规律，对互动结构和网状循环结构进行介绍。

（一）灾害医学救援系统的互动知识结构

灾害医学救援系统的互动知识结构主要是意会知识和显性知识的互动结构。所谓“意会知识”（tacit knowledge），是“难以用语言形容的”、“表现出明确意向的信念”（committed belief）的知识。对于意会知识，我们容易从掌握“诀窍”的人身上理解这种无法表达的知识的存在，如身怀绝技的厨师、巧夺天工的手工匠。它们具有稳定的制造某些产品的知识，但这个过程很难用语言表达。灾害医学救援领域内也是如此，有些医务工作者可以凭借经验、不借助任何标准分类方法对伤员伤情进行判断并在短时间内做出准确分类。意会知识虽然具有强烈的个性化特点，但背后也蕴含着科学知识。所谓“显性知识”（explicit knowledge），是指以图形、文字和声音等形式表达的、能在人类社会中持续存在和传播的知识。在知识发展的过程中，一些意会知识会逐渐转变为显性知识，但另外一些意会知识主要靠非语言的动作、比喻和模型来传承，容易湮没在历史中。意会知识和显性知识互动结构提示我们不仅要关注成型的显性知识，更要对有重大意义的意会知识加以深入探究，早日将其转化为显性知识，从而丰富灾害医学救援知识体系，提高灾害医学救援的整体能力。

（二）灾害医学救援系统的网状知识结构

灾害医学救援系统的网状知识结构是“常识”“工程”“技术”“科学”等专门知识间相互渗透形成的，关于“工程”“技术”“科学”的定义和特征前文多有述及，这里主要介绍

“常识”的特征、“常识—工程—技术—科学”的网状知识结构。

1. “常识”的特征　长期以来，专门的知识，如工程知识、技术知识、科学知识，除了回答“是什么”的问题外，还要回答“为什么”、“如何进行”，才能形成完整的知识体系。“常识”则只回答“是什么”的问题，如“地震会导致地面晃动”，这样的常识一般人都能掌握，它与所有人的日常生活和工作相联系。普通常识的来源与经验密切相关，但是在教育、科学不断发展的过程中，越来越多的专门知识成为“领域常识”，例如，“成人有206块骨头”、“地震纵波比横波更早到达震中”已经成为医学领域和灾害科学领域的常识。随着高等教育的普及，领域常识也可以转化为普通常识。综上，“常识”的基本特征有以下几点：

（1）普通常识内容来源于经验，能为正常人所共享，它们通常以自然语言表达。

（2）普通常识推理往往需要使用非单调逻辑。

（3）普通常识往往蕴含复杂的语境（包括基础资料和相关信息），对语境有较强的依赖。同时，语境的复杂，使得对它的检验、评价也变得十分复杂并很难形式化。

（4）存在一类特殊的来自专门知识的常识（领域常识）。

（5）“常识”背后都蕴含着科学因素，可通过深入系统研究发现新的规律，形成新的专业知识。

2. “常识—工程—技术—科学”的网状知识结构　如前所述，常识在数量上大大超过专门知识，它们就像卡尔·波普尔比喻过的蜜蜂酿造出来的原蜜，它们直接来源于自然界的植物。生活在世界各地的蜜蜂生产的原蜜，由于采蜜的地域、蜜源、季节的不同而各具特色。常识如同原蜜，也具有很强的时间性和地域性。例如，沿海渔民经常要根据海风的变化判断天气情况，而内陆的居民就对天气变化相对不敏感。科学、技术、工程方面的专门知识犹如经加工提炼后的专用蜂产品，数量大大小于常识，使用者的数量也要小于常识使用者的数量。参考袁向东提出的“常识—工程—技术—科学”的网状知识结构，我们绘制如图3-3所示的灾害医学救援系统知识的网状结构图。

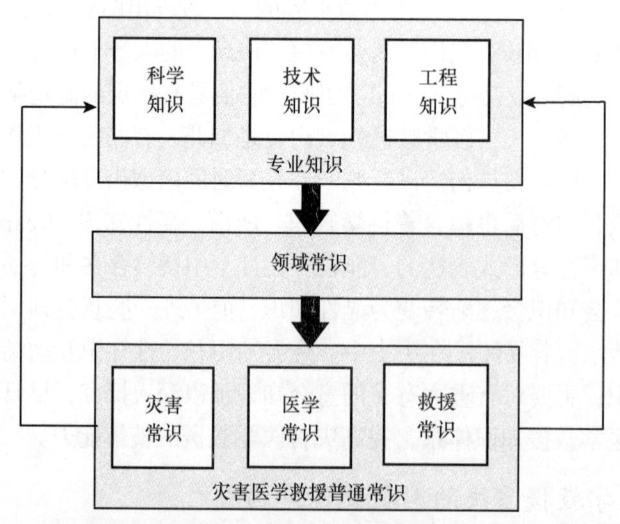

图3-3　灾害医学救援系统的“常识—工程—技术—科学”网状知识结构

（王　敏　郭海涛）

第四节 灾害医学救援系统的组织结构

在人类社会中，存在着各种各样的组织。组织是为了达到自身的目标而结合在一起的具有正式关系的一群人。无论是生活还是工作，人们都要和组织发生关系。组织是决定人类事业成效的重大力量，能够帮助人们实现自己的理想和奋斗目标。灾害医学救援活动历史悠久，但灾害医学救援组织机构形成的历史较短。灾害医学救援组织机构的形成，经历了一个从简单到复杂、从单一到多样、从纵向发展到横向连接的过程。组织是由人构成的，发挥着个人不具备的集体功能。在漫长的古代时期，灾害救援医学的认识主体是单个或少数的自然人，还未形成灾害医学救援的组织结构，直到18世纪以后，世界各国才建立了相应的救灾组织来应对包括战争在内的各类灾害。联合国成立以后，对世界范围内的灾害医学救援起到了协调促进作用，建立了多边灾害医学救援机制，各国内部灾害医学救援的组织机构也日益发展完善。总体上来说，灾害医学救援系统的组织结构可分为决策层、指挥层、执行层和各层附属的信息管理系统和专家咨询系统。需要强调的是，灾害医学救援组织不是孤立存在的，只要是有可能产生伤病员的突发事件，都要成立相应的组织机构，医学救援组织部门要以恰当的方式融入政府各级机构，实现联合指挥和救援。

（一）灾害医学救援系统组织结构的决策层

决策层是对组织行为进行决策的部门，一般位于组织架构的上层。决策层是国家或地区灾害医学救援工作的决策者，负责灾害医学救援工作的统一领导、决策，向各支持系统下达指令，提出要求。

在我国，灾害医学救援决策层与国家行政管理体制相适应。党中央、国务院、中央军委是国家最高决策层，对重（特）大灾害医学救援工作做出决策；地方各级党委是本行政区域应急管理工作的决策层，依据授权范围和上级决策层的命令和要求，对本行政区域内各类灾害的医学救援工作做出决策。

在美国，总统是灾害应急管理的最高领导。美国国家安全委员会是由国会组织和管理的委员会，它审核国家安全预算，为总统进行国家安全决策提供信息和情报。国土安全部具有协调各级机构、任命各级官员、调用各种物资和人力资源的权力。发生重大灾害后，总统将授予国土安全部部长代表其行使灾害应急管理职能，直接领导国家响应计划的执行，是重要的应急决策和执行机构。联邦应急管理局隶属于国土安全部，起着沟通联邦政府、州政府、地方政府、私人商业部门、社区志愿者组织等机构的桥梁作用，它也是突发事件具体管理中的重要决策、协调和执行机构。美国卫生与人类服务部（Department of Health and Human Services，DHHS）是应对突发公共卫生事件的主要决策、协调和执行机构，并牵头形成多部门分工协作的机制。

在俄罗斯，突发事件应急管理的特点是“大总统、大安全”，以总统和联邦安全会议为核心，紧急情况部具体应对各种危机。“大总统”是指俄罗斯总统比美国总统拥有更为广泛的权力，“大安全”是指俄罗斯设有专职国家安全策略的重要机构——联邦安全会议。联邦安全会议负责处理平战时的危机，由总统任主席，总理任副主席。在出现重大灾害时，联邦安全会议协调内务部、联邦安全局、国防部等部门，进行统一决策，共同应对各种危机。该机构常设一系列跨部门委员会，包括：宪法安全、国际安全、信息安全、经济安全、生态安全、社会安全、国防工业安全、独联体安全、边防安全、居民保健、动员准备等。

（二）灾害医学救援系统组织结构的指挥层

指挥层是按照决策层的判断和指示，对灾害医学救援系统在运行过程中的各类资源进行调度，从而完成组织目标的管理机构。指挥层根据国家行政机构层级和灾情的具体情况进行设置，没有固定的模式。

我国根据《国家突发公共事件总体应急预案》要求，国家灾害医学救援指挥体系由四级组成，第一级为国家应急指挥中心，第二级为省（市）应急指挥中心，第三级为地（市）应急指挥部，第四级为县（市）应急指挥部，实施分级指挥。第一级应急指挥中心设在国务院，由国务院应急管理办公室、国家政府部门应急指挥中心和专项应急指挥中心组成。政府部门应急指挥中心是国务院各部、委、局处置本部门业务范围内的灾害而建立的指挥部门。专项应急指挥中心是几个部、委、局共同为处置专项灾害而建立的指挥部门。第二级应急指挥中心为省（市）应急指挥中心，由省（市）政府办公厅应急管理办公室和应急委管理下的地（市）应急指挥中心与专项应急指挥中心组成，负责本省（市）所辖地（市）和专项业务部门灾害应急处置工作的组织指挥。第三级应急指挥中心为地（市）应急指挥部，对所属县（市）政府应急管理办公室管理下的县（市）应急指挥部实施灾害应急处置工作的组织指挥。第四级应急指挥中心为县（市）应急指挥部，对所辖区域内的灾害应急处置工作进行组织指挥。

美国的灾害医学救援指挥主要是通过联邦灾害应急管理局—州应急管理分局—地方的直线的指挥体系完成的。当某地区发生重大灾害时，总统会直接指派一位联邦协调官，以方便整合所有联邦救助资源。当某地区发生重大灾害时，所在地方政府的“紧急营救中心”成为灾害一线的指挥中心，内部设有完善的通信设备。“紧急营救中心”的组织机构包括医学、工程、警察、消防、水电等单位，能够分工协作，有条不紊地开展灾害救援工作。

俄罗斯的灾害救援工作主要依托紧急情况部进行。紧急情况部成立于 1994 年，是俄罗斯处置各类突发事件的组织核心，其主要任务是制定和落实国家在民防和突发事件方面的政策，实施一系列防灾和减灾措施等。紧急情况部下设居民与领土保护局、灾难预防局、防灾部队局、国际合作局、消除放射及其他灾难后果局、科学技术局、管理局等。该部同时下设几个专门委员会用以协调和实施某些行动，如森林火灾跨机构委员会、水灾跨机构委员会、海上和水域突发事件跨机构海事协调委员会等。紧急情况部拥有国际协调权及在必要时调用本地资源的权限，可对灾害做出快速响应，效率较高。

（三）灾害医学救援系统组织结构的执行层

执行层是负责执行决策层、指挥层下达的命令，完成各类应急处置任务的行动力量和保障力量，是灾害医学救援的末端落实力量。

我国规定，公安（消防）、医疗卫生、地震救援、海上搜救、矿山救护、森林消防、防洪抢险、核与辐射、环境监控、危险化学品事故救援、铁路事故、民航事故、基础信息网络和重要信息系统事故处置，以及水、电、油、气等工程抢险救援队伍是应急救援的专业队伍和骨干力量。中国人民解放军和中国人民武装警察部队是灾害救援的骨干和突击力量。灾害医学救援的执行层要依赖各级卫生行政管理机构和各支专业救援力量，才能有效完成灾害医学救援任务。

美国的紧急事件支持功能单元（emergency support function，ESF）是美国国家紧急事件处理系统的重要保障环节，包括交通、通信、建筑工程、消防、联邦应急管理局信息和预案中心、美国红十字会、物资储备、卫生应急服务、联邦应急管理局搜救中心、危险品处理部门、食品保障、能源12个职能部门，每个部门都有专业和业余的救援队伍。另外，国家灾害医学系统（national disaster medical system，NDMS）整合军地应急医学救援资源，成立了若干支医学救援队伍，可以完成重大灾害的医学救援任务。

俄罗斯的灾害医学救援任务主要是依靠“全俄灾害医学勤务组织”来进行。1994年，为了应对紧急情况下的医疗救护工作，俄罗斯将原来分属俄联邦各部（卫生部、国防部、内务部、交通部等）的组织机构整合到一起，成立了全俄灾害医学勤务组织，归政府卫生部管辖，在全国89个行政区设立了灾害医学中心。组织机构分为在编机构和非在编机构两种，非在编机构约占88%。在编机构包括全俄防护灾害医学中心、国防部特种医疗队以及医院、专科医疗队和专科医疗组等；非在编机构主要包括各种专科医疗队、组、小组。组织形式较为灵活，便于执行各类紧急灾害医学救援任务。

（四）各层附属的信息管理系统和专家咨询系统

信息管理系统是应急管理体系的信息中心，负责灾害应急信息的实时共享，为其他系统提供信息支持。主要工作是信息采集、处理、存储、传输、更新、维护等，专家咨询系统在“信息管理系统”传递信息的基础上，对应急管理和医学救援过程中的决策问题提出建议和方案，为指挥决策提供支持，包括预案分析、预案选择、预案效果评价、医学救援流程设计、资源调度方案设计等。

（雷晓康　郭海涛）

第四章　灾害医学救援的系统特征

第一节　医学救援关键要素分析

医学救援要素是指支撑灾害医学救援工作的各种元素，包括机构、人力、物资、资金与技术及信息等。对这些要素实施高效管理，是顺利开展灾害医学救援工作的基本前提。本节主要对与灾害医学救援工作直接关联的要素进行相关分析，包括各医学救援机构的设置和协同；相关医学救援人员的职责；灾害医学救援所需的设备、药品、器械等各种物资的生产、储备、调度、转运及供应；开展医学救援所需资金的筹集、分配和调用，医学救援技术的研究和储备；医学救援信息平台的建设和信息传报等。

一、医学救援机构

各级各类医学救援机构组成了一个庞大的灾害医学救援组织体系，包括日常管理机构与应急指挥机构。

（一）日常管理机构

1. 国家层面的日常管理机构及其职责　国务院卫生行政部门设立卫生应急办公室，主要负责全国突发公共事件卫生应急处理的日常管理工作。卫生应急办公室下设综合协调处、监测预警处、应急指导处和应急处理处。

卫生应急办公室的主要职责是：负责指导协调全国卫生应急救援工作；拟订卫生应急和紧急医学救援规划、制度、预案和措施；指导突发公共事件的预防准备、监测预警、处置救援、分析评估等卫生应急活动；指导地方对突发公共事件实施预防控制和紧急医学救援；建立与完善卫生应急信息和指挥系统；发布突发公共事件卫生应急处置信息；指导和组织开展卫生应急培训和演练；拟订国家卫生应急物资储备目录、计划，并对其调用提出建议；归口管理国家突发公共事件卫生应急专家咨询委员会、专家库和卫生应急救援队伍；指导并组织实施对突发急性传染病的防控和应急措施；对重大自然灾害、恐怖、中毒事件及核和辐射事故等突发事件组织实施紧急医学救援；组织协调国家有关重大活动的卫生应急保障工作；组织开展卫生应急科学研究和健康教育；负责《国际卫生条例》国内实施的组织协调工作；负责协调卫生部门《生物武器公约》履约的相关工作；承担国家卫生和计划生育委员会救灾防病领导小组办公室日常工作。

2. 地方层面的日常管理机构及其职责　各省、自治区、直辖市人民政府卫生行政部门及军队、武警系统参照国务院卫生行政部门突发公共事件日常管理机构的设置及职责，结合各自实际情况，指定突发公共事件的日常管理机构（卫生方面），负责本行政区域或本系统内突发公共事件医学救援的协调和管理工作。

各市（地）级、县级卫生行政部门指定机构负责本行政区域内突发公共事件医学救援的日常管理工作。

（二）应急指挥机构

1. 各级卫生应急指挥机构的组建　突发公共事件的医学应急救援处置，必须要有社会各个方面力量的积极参与和支持，这就要求各级政府的统一领导、指挥和协调。政府领导主要通过应急指挥部来实现。

在我国，卫生行政部门依照职责和《国家突发公共卫生事件应急预案》的规定，在国务院统一领导下，负责组织、协调全国突发公共事件的医学应急救援处置工作，并根据突发公共事件卫生应急处理工作的实际需要，提出成立全国突发公共事件卫生应急指挥部。

地方各级人民政府卫生行政部门依照职责和预案的规定，在本级人民政府统一领导下，负责组织、协调本行政区域内突发公共事件的医学应急救援处置工作，并根据突发公共事件卫生应急处理工作的实际需要，向本级人民政府提出成立地方突发公共事件卫生应急指挥部的建议。

各级人民政府根据本级人民政府卫生行政部门的建议和实际工作需要，决定是否成立国家和地方应急指挥部。

地方各级人民政府及有关部门和单位按照属地管理的原则开展本行政区域内突发公共事件卫生应急处理工作。

2. 全国突发公共卫生事件应急指挥部及其职责　突发公共卫生事件应急指挥部成员单位根据突发公共卫生事件的性质和应急处理的需要确定。特别重大突发公共卫生事件应急指挥部成员单位根据突发公共卫生事件的性质和应急处理的需要确定，主要有国家卫生和计划生育委员会（全国爱国卫生运动委员会）、中国共产党中央宣传部、中华人民共和国国务院新闻办公室、外交部、中华人民共和国发展和改革委员会、教育部、科技部、公安部、民政部、财政部、人力资源和社会保障部、工业和信息化部、农业部、商务部、国家质量监督检验检疫总局、环境保护部、中国民用航空局、国家林业局、食品药品监督管理总局、国家旅游局、红十字会总会、中华全国总工会、中国共产党中央军事委员会后勤保障部、武警总部等。全国突发公共卫生事件应急指挥部负责对特别重大突发公共卫生事件的统一领导、统一指挥，做出处理突发公共卫生事件的重大决策。

3. 省级突发公共卫生事件应急指挥部及其职责　省级突发公共卫生事件应急指挥部由省级人民政府有关部门组成，实行属地管理的原则，负责对本行政区域内突发公共卫生事件医学应急救援处理的协调和指挥，做出处理本行政区域内突发公共卫生事件的决策，决定要采取的措施。

4. 县级突发公共卫生事件应急指挥部及其职责　县应急指挥部成员单位根据突发公共卫生事件的性质和应急处理的需要确定，主要有县卫生局、县财政局、县教育局、县公安局、县政府救灾办、县司法局、县交通局、县政府新闻办、县政府法制办、县红十字会、县武装部、县武警中队等。县政府救灾办负责处理抗灾救灾事宜，指导全县抗灾救灾工作；协助卫生部门做好灾后医疗救治和卫生防疫工作。

县卫生局在县政府的统一领导下，负责组织、协调全县突发公共卫生事件医学应急救援处理工作，并根据应急处理工作的实际需要向县政府提出成立县应急指挥部的建议。负责制订突发公共卫生事件防控技术方案；统一组织实施应急医疗救治工作和各项预防控制措施并进行检查、督导；根据预防控制工作需要，依法提出隔离、封锁有关地区；负责组织全社会开展爱国卫生运动。

（三）专家咨询委员会

国务院卫生行政部门和省级卫生行政部门负责组建突发公共卫生事件专家咨询委员会。市（地）级和县级卫生行政部门可根据本行政区域内突发公共卫生事件应急工作的需要，组建突发公共卫生事件应急处理专家咨询委员会。

专家咨询委员会由临床医学、预防医学、卫生管理、卫生经济、城市灾害管理、社会学、法学、伦理学等相关领域的专家组成，其主要职能是：①对突发公共卫生事件医学救援应急准备提出咨询建议。②对突发公共卫生事件相应的级别及采取的重要措施提出咨询建议。③对突发公共卫生事件及其趋势进行评估和预测。④对突发公共卫生事件医学应急救援反应的终止、后期评估提出咨询意见。⑤参与制订、修订和评估突发公共卫生事件应急预案和技术方案。⑥参与突发公共卫生事件应急处理专业技术人员的技术指导和培训。⑦指导对社会公众开展突发公共卫生事件医学应急救援知识的教育和医学应急救援技能的培训。⑧承担突发公共卫生事件应急指挥机构和日常管理机构交办的其他工作。

市（地）级和县级卫生行政部门可根据本行政区域内突发公共卫生事件医学应急救援工作的需要，组建突发公共卫生事件医学应急救援处理专家咨询委员会。

（四）灾害医学救援专业机构

各级各类医疗卫生机构是突发公共事件医学应急救援处理的专业技术机构，要结合本单位职责开展专业技术人员处理突发公共事件（以下简称突发事件）医学应急救援能力的培训，提高快速应对能力和技术水平。发生突发事件后，医疗卫生机构要服从卫生行政部门的统一指挥和安排，开展应急处理工作。

医疗救援机构主要负责患者的现场抢救、运送、诊断、治疗、医院内感染控制，检测样本采集，配合进行患者的流行病学调查。

1. 各级各类医疗机构

（1）承担责任范围内突发事件和传染病疫情监测报告任务：建立突发事件和传染病疫情监测报告制度，指定专门的部门和人员，负责报告信息的收发、核对和登记，加强对监测报告工作的监督和管理。执行首诊负责制，突发事件发生时，按照规定时限，以最快的方式向事件发生地疾病预防控制机构报告；铁路、交通、民航、厂（场）矿和军队所属的医疗卫生机构发现突发事件和传染病疫情，应按属地管理原则向所在地疾病预防控制机构报告；配备必要的设备，保证突发事件网络直接报告的需要。

（2）对因突发事件致病的人员提供医疗救护和现场救援：开展患者接诊、收治和转运工作，实行重症和普通患者分别管理，对疑似患者及时排除或确诊。重大中毒事件，按照现场救援、患者转运、后续治疗相结合的原则进行。

（3）协助疾病预防控制机构人员开展标本的采集、流行病学调查工作。

（4）做好医院内现场控制、消毒隔离、个人防护、医疗垃圾和污水处理工作：消毒处理在传染病院内死亡的传染病患者尸体，并负责立即送指定地点火化，防止院内交叉感染和污染。

（5）对群体性不明原因疾病和新发传染病做好病例分析与总结，积累诊断治疗的经验。

（6）开展科研与国际交流：开展与突发事件相关的诊断试剂、药品、防护用品等方面的研究；开展国际合作，加快病源查寻和病因诊断。

2. 医疗救援中心　按照突发事件应急预案制订医疗救治方案；配备相应的医疗救治药物、技术、设备和人员，在突发事件发生后，服从统一指挥和调度，保证因突发事件致病、致伤人员的现场救治、及时转运和有效治疗。

3. 中毒医学救援中心（机构）

（1）在卫生行政部门的领导下，负责组织制订中毒预防、控制和救援预案，并制订相应的实施方案及有关工作计划。

（2）汇集整理毒物毒性资料、解毒药品备置信息及临床资料，建立中毒事故卫生救护与中毒控制的信息交流网络，为突发事件处置提供信息支持。

（3）开展中毒事件的现场流行病学调查，组织鉴定毒物性质和危害程度，为救治和事故处理提供科学依据。

（4）负责中毒事件的现场医学救援，制订医学救援方案。

（5）组织专业人员培训和应急救援演练。

（6）开展预评价和中毒预防知识的宣传普及等活动，探索在工厂预防职业中毒、社区预防生活性中毒等干预模式，减少中毒事件的发生。

4. 核和放射事件医学救援中心（机构）

（1）负责组织制订核和放射事件医学应急救援方案；做好相应事件的医学应急救援准备和响应工作。

（2）负责有关信息的收集、整理、分析、储存和交流，建立相关数据库。

（3）指导和必要时参与核事故现场的放射性污染监测，参与放射事故受照人员的医学处理和长期医学观察。

（4）开展核事故应急卫生防护与医疗救援方法、技术的研究，指导抗放射性药物的储存与使用。

（5）负责实施各级核和放射事件医学应急机构技术骨干培训和演习。

（6）参加制定核事故发生时保护公众的剂量干预水平和导出干预水平导则，协助核设施所在地卫生行政部门实施核事故卫生防护措施。

5. 其他医疗卫生机构　社区卫生服务中心、乡镇卫生院、私营医院、诊所等其他医疗卫生机构，在突发事件的医学应急救援处置中，应当协助开展社区内受累人员的登记、个案调查、医学观察、访视和管理等工作。

二、医学救援人员分析

医务人员是执行医学应急救援工作的主要力量，对及时、有效地开展突发事件救援工作起着举足轻重的作用，其数量、素质、知识结构，以及配备合理的程度决定了灾害现场的卫生应急救援能力。

（一）医学救援人员的分类

1. 医学救援管理人员 医学救援管理人员是指承担突发事件现场医学救援管理相关工作的人员。要运用科学的人力资源管理方法，对医学救援管理部门和岗位进行系统的职位分类，明确其应急管理职责，为考核、培训、晋升、调配、奖惩和分类分级管理提供基础和依据。

2. 医学救援专业队伍 医学救援专业队伍是指从事突发公共事件医学应急救援处置的专业化队伍，一般是各地区卫生行政部门根据当地卫生应急工作需要，结合本地区人才资源状况，按照重大灾害、传染病、中毒、核和辐射等不同类别分别组建医疗卫生救援相关队伍。队伍成员为来自地方和军队医疗机构与疾病预防控制机构等相关单位的年富力强、具有实践经验的医疗救治、疾病防控、实验室检测及相关保障等专业人员。

对于医学救援专业队伍的管理，各级卫生行政部门平时要重视掌握当地各类专业数量、质量及分布，建立当地医学救援应急队伍成员资料库，并实行信息化管理，及时或定期更新信息资料，并根据应急处置情况，对队员进行及时调整。由于突发事件的复杂性，即使是处置突发公共卫生事件，大多数情况下除了卫生专业队伍外，还需要其他领域专业化队伍的协同与配合。

3. 医学应急救援专家 医学应急救援专家主要成员通常由在临床医学、公共卫生、灾害管理学、卫生法学等领域工作较长时间，具有一定专业学术地位和应对突发公共卫生事件处理经验的高级职称人员组成，他们在医疗救治、疾病防控、实验室检测、卫生管理、危机管理、心理学等专业领域有较深入的、系统的知识和能力，主要承担为灾害现场医学救援活动提供建议和咨询的任务。

我国目前实行以专家库为基础工具的国家、省、地三级分级管理制度，首先是由医疗机构、疾病预防控制机构、卫生监督机构、高等院校、科研机构及其他相关单位（部门）根据医学应急救援专家入库条件和推荐原则推荐专家，卫生行政部门对推荐的专家进行审核、筛选，建立辖区内的医学应急救援专家库。国务院卫生行政部门负责医学应急救援专家库网络平台的建立和维护，负责国家级医学应急救援专家的审核、遴选、调用、考评、调整等管理工作及指导省级专家库系统管理。省级卫生行政主管部门负责本级的医学应急救援专家库的建立、使用和维护，按要求推荐国家级专家，负责本级专家库专家的管理，以及指导省级以下应急专家库管理。

（二）国家卫生应急专业队伍设置和职责

国家卫生应急专业队伍，是指由国务院卫生行政部门依托其属（管）医疗卫生机构及省级卫生行政部门组建，参与特别重大及其他需要响应的突发事件现场卫生应急处置的专业医疗卫生救援队伍，主要分为紧急医学救援、突发急性传染病防控、突发中毒事件处置、核和辐射突发事件卫生应急等四类。国家卫生应急队伍成员来自医疗卫生等机构的工作人员，平时承担所在单位日常工作，应急时承担卫生应急处置任务。国家卫生应急队伍成员高级职称、中初级职称的比例为 1∶4，所有人员要求具备 5 年以上工作经验。根据每次事件的初步判断、事件规模及复杂性，选定相应专业和数量的人员组建现场应急队伍。

1. 紧急医学救援队伍　紧急医学救援队伍由内科、外科、急诊、重症监护、麻醉、流行病学、卫生应急管理等方面的医护技人员组成，其职责叙述如下。

（1）在接到救援指令后及时赶赴现场，并根据现场情况全力开展医疗卫生救援工作，在实施医疗卫生救援的过程中，既要积极开展救治，又要注重自我防护，确保安全。有关卫生行政部门应在事发现场设置现场医疗卫生救援指挥部，主要或分管领导要亲临现场，减少中间环节，提高决策效率，加快抢救进程。

（2）到达现场的医疗卫生救援应急队伍，要迅速将伤员转送出危险区，本着“先救命后治伤、先救重后救轻”的原则开展工作，按照国际统一的标准对伤病员进行检伤分类，分别用蓝、黄、红、黑四种颜色，对轻、重、危重伤病员和死亡人员做出标志（分类标志是塑料材料制成的腕带），扣系在伤病员或死亡人员的手腕或脚踝，以便后续救治辨认或采取相应的措施。

（3）当现场环境处于危险或伤病员情况允许时，要尽快将伤病员转送并做好以下工作：①对已经检伤分类待送的伤病员进行复检。对有活动性大出血或转运途中有生命危险的急危重症者，应就地先予抢救、治疗，做必要的处理后再进行监护下转运。②认真填写转运卡，提交接纳的医疗机构，并报现场医疗卫生救援指挥部汇总。③在转运中，医护人员必须在医疗舱内密切观察伤病员病情变化，并确保治疗持续进行。④在转运过程中要科学搬运，避免造成二次损伤。⑤合理分流伤病员或按现场医疗卫生救援指挥部指定的地点转送，任何医疗机构不得以任何理由拒诊、拒收伤病员。

2. 突发急性传染病防控队伍　突发急性传染病防控队伍由传染病学、流行病学、病原微生物学、临床医学、卫生应急管理等专业人员组成，其职责是：①按照国家卫生和计划生育委员会调遣，参与特别重大及其他需要响应的突发急性传染病事件现场卫生应急处置。②在确保国家卫生应急行动需要的前提下，经省级卫生厅批准，可在所属行政区域内开展突发急性传染病应急处置工作。③向国家卫生和计划生育委员会和自治区卫生厅提出有关卫生应急工作建议。④参与研究、制订卫生应急队伍的建设、发展计划和技术方案。⑤承担国家卫生和计划生育委员会委托的其他工作。

3. 突发中毒事件应急处置队伍　突发中毒事件应急处置队伍由食品卫生、职业卫生、环境卫生、学校卫生、临床医学、卫生应急管理等方面的专业人员组成，其职责是：①在国家卫生和计划生育委员会领导下，承担全国范围内突发中毒事件及其他重特大突发事件现场卫生应急处置工作。②在确保国家卫生应急行动需要的前提下，经省级卫生和计划生育委员会批准，可在所属行政区域内开展突发中毒事件处置工作。③向国家卫生和计划生育委员会与自治区卫生厅提出有关卫生应急工作建议。④参与研究、制订卫生应急队伍的建设、发展计划和技术方案。⑤承担国家卫生和计划生育委员会委托的其他工作。

4. 核和辐射突发事件卫生应急队伍　核和辐射突发事件卫生应急队伍由放射医学、辐射防护、辐射检测、临床医学、卫生应急管理等方面的专业人员组成。核与放射突发事件发生后，要求在较短的时间内组织一支有效的医学救援力量，在复杂的情况下完成医学应急救援活动，故往往需要一支装备精良、行动迅速、训练有素的医学救援小分队。

核和辐射突发事件卫生应急队伍的职责是：①迅速赶赴核事故、放射事故、核或放射恐怖袭击事件现场，实施并指导当地医学应急组织做好现场应急救援工作。②评估事件的医学后果。③对受害者（包括表现急性放射病症状和体征的人员、放射性核素体内或体表污染的人员、局部放射损伤人员和放射复合伤伤员）提供相应的医学建议或咨询。④现场急救。非放射损伤和放射损伤人员的初步分类诊断和分类处理，救治超剂量受照人员和受污染人员，初步去污处理和（或）促排，采集和处理生物样品等。⑤如果患者需要后续治疗，向应急管理部门提供转送到合适的放射损伤专科医疗中心的建议。⑥提供必要的去污染和防止人群受到进一步辐射照射的建议和推荐的行动。⑦提出公共卫生方面的建议。

三、医学救援物资分析

每一次医学应急救援，都需要大量的物资做保障。医学应急救援物资管理的核心是实行科学化的应急物资储备机制，这涉及物资目录、储备和调用、耗损处理三方面的内容。

（一）医学应急救援物资类别

1. 通用急救物资　通用急救物资属于现场抢救必需的物资，主要包括包扎用的急救包和急救敷料，固定用的夹板和石膏绷带，止血、镇痛、急救、麻醉、抗休克、抗感染等用的物资；大致可以分为抗感染、镇痛与镇静、麻醉及麻醉辅助、抗休克与呼吸兴奋、止血、调节水和电解质及酸碱平衡、激素与维生素、敷料和包扎固定材料等种类。

2. 通用防治物资　无论何类突发事件都会诱发一些常见的疾病，如消化系统疾病、呼吸系统疾病、心理障碍性疾病等，严重的突发事件还容易造成环境污染问题。因此，通用防治物资也成为突发事件应急救援的一大类必备物资。通用防治物资主要包括：上呼吸道感染防治药物、胃肠道疾病防治药物及少量的心血管系统药物等。

3. 各类突发事件专用急救物资

（1）地震伤救治物资。通用急救物资能够满足大多数地震伤员的救治需求，但对于地震所致的挤压伤，治疗时间相对较长，需补充一定的专用急救物资，包括帐篷、便携式发电机、电动吸引机、多功能麻醉机、人工呼吸机、透析机、一次性手术用敷料、换药器材和敷料等。

（2）水灾伤病救治物资。水灾所致伤病主要是淹溺、外伤、皮肤病、眼病和消化道疾病，抢险救灾人员还易发生中暑。因此，水灾伤病救治物资主要包括各种液体、镇静用药物、肾上腺皮质激素、眼药水、皮肤病用药、防中暑药品、上呼吸道感染用药、消化道用药等。

（3）火灾伤救治物资。火灾致伤通常以烧伤为主，但烧伤不仅局限于皮肤，还会导致眼部损伤和呼吸道损伤，严重的烧伤还可引起休克、胃肠道应激性溃荡、肺部感染、心功能不全、应激性糖尿病、脑水肿、血栓性静脉炎等并发症。对于火灾所致伤害，除通用急救药品外，所需药物还包括抗休克、抗感染、解除血管和支气管痉挛、胰岛素和维生素、营养、抗应激性溃疡、激素、创面处理及杀菌消毒药物等。

（4）化学事故伤救治物资。常见的化学事故伤有刺激性气体中毒、窒息性气体中毒、有机溶剂中毒、高分子化合物中毒、农药中毒等。除一般急救物资外，化学事故伤的防治还需防护洗消用具、生化检验设备以及针对特定化学物质中毒的解毒药品。

（5）核事故伤防治物资。核事故伤包括体外辐射和体内辐射，体外辐射可引起急性放射病，体内辐射往往因误食、吸入或经伤口吸收放射性沾染的食物或尘埃，引起内照射，危害局部脏器。核损伤的防治物资主要包括抗放药物、促排剂、止吐和镇静药、抗感染药物、免疫增强剂、维生素类及全营养药、改善微循环药、抗排斥药、抗出血药等。此外，还有防护和洗消用具等。

（6）烈性传染病防治物资。烈性传染病防治物资除专用特效药物之外，主要是非特异的支持疗法。特效药物主要有疫苗、抗毒素、抗生素等。此外，某些器材对于有效阻断疾病流行具有重要作用，如口罩、手套、护目镜、防护隔离服等。

（二）医学应急救援物资的储备管理

1. 物资的储备形式　医学应急救援物资的储备形式包括：①实物储备。适合于市场供应量少，生产、研发成本高，生产储备不足或较为稀缺的或经常使用的，事件发生时需立即调用的应急救援物资，如食物和职业中毒特效解毒药品、核和辐射损伤防治特效药品、个人防护用品、疾病特异性诊断试剂等。②计划储备。根据应急救援工作需要，各级卫生行政部门和（或）医疗卫生机构可采取与生产企业、经营单位签订储备合同的形式储备应急救援物资。③资金储备。各级卫生行政部门和（或）医疗卫生机构要预留一定金额的专项资金，用于突发公共事件发生时采购所需应急救援物资。④信息储备。根据应急救援工作实际需要，各级卫生行政应急部门和（或）医疗卫生机构要组织动态收集所需各类应急救援物资储备信息，建立应急救援处置所需储备物资的生产企业、供应商的名录等信息库。

2. 医学应急救援物资储备管理的内容

（1）根据突发公共卫生事件应急预案的要求、本地区突发公共卫生事件的特点和应急处置的实际需要，本着节约高效的原则，统一规划，分级储备，制订物资储备目录和标准，形成以省级储备为重点、国家储备作为补充和支持、地（市）和县级储备主要满足应对日常卫生应急工作需要的四级物资储备。

（2）根据当地应急救援物资的生产、市场供应、储备条件和应急需求实际决定实物、资金、计划和信息四种储备形式的比例，并根据应急处置工作需要调用储备物资，使用后要及时补充。

（3）建立分布合理的国家级和省级公共卫生应急救援物资储备库点。医疗卫生单位应本着“自用自储”的原则制订日常应急物资储备计划。

（4）卫生行政部门按相关预案的要求，结合突发公共卫生事件的级别制订应急物资的采购、验收、保管、领用、补充、更新、安全等管理制度，落实管理人员岗位责任制，加强应急物资的规范管理。

（5）按照国家有关规定，各级储备单位每年对储备仓库负责人、安全管理人员进行规范的安全知识培训，确保储备仓库和物资的安全。

3. 医学应急救援物资储备管理制度

（1）卫生行政部门职责。各级卫生行政部门负责本级公共卫生应急救援物资储备的管理工作，具体职责是：①协调落实应急救援物资储备所需资金，编制并组织实施应急救援物资储备计划。②负责应急救援储备物资的调用、补充、调整和更新管理。③对应急救援物资的储备情况实施监管。

各级卫生行政部门应根据国家、省、市关于突发公共卫生事件应急救援物资储备管理要求和公共卫生应急救援物资储备调用、耗损状况，以及疾病预防控制、医疗急救等实际工作需要，及时编制应急救援物资储备、调整、补充、更新及维护保养计划，并协调同级财政部门落实经费预算，保证应急救援物资足量储备，满足疫情应急处置工作需要。

（2）专业医疗卫生机构职责。医学应急救援储备物资由疾病预防控制、卫生监督、急救、医疗等机构根据卫生行政部门要求储备。

负责储备应急救援物资的医疗卫生机构要建立健全应急救援物资采购、入库、储存、出库、回收、维护保养、定期检查、处置等方面的管理制度和台账记录，建立管理责任制，确定专人负责管理。

负责储备应急救援物资的医疗卫生机构应当设立应急物资专库，实行封闭式管理。存放应急物资的库房应符合物资储存的具体条件和要求，要避光、通风良好，有防火、防盗、防潮、防鼠、防污染等措施。对需低温保存的，应在符合温度控制要求的冷库、冷藏柜、冰柜中保存。

应急救援物资必须做到“专物专用”，未经本级卫生行政部门批准，任何机构和个人不得擅自动用。应急救援物资在调用时，应由使用机构向本级卫生行政部门提出申请，由本级卫生行政部门签发调拨通知单。在紧急情况下可先电话报批，后补办手续。

负责储备应急救援物资的医疗卫生机构凭本级卫生行政部门的调拨通知单调拨应急救援物资。对调用出库的应急救援物资，应填写出库管理相关记录，及时做好登记。

负责储备应急救援物资的医疗卫生机构对应急救援物资储存管理情况，包括采购、储存、维护保养、调用、回收、耗损、处置等，每年年末需向本级卫生行政部门总结报告。

（3）应急救援物资的耗损管理。调用出库的应急救援物资使用后，对可重复使用的，由储备机构负责回收和维护保养；对已消耗或不可回收的，应填写耗损管理相关记录并说明情况，报本级卫生行政部门批准后做耗损处理。

对使用有效期较短、市场供应充分且在日常应急工作中经常使用的应急救援储备物资，可以实行动态储备管理，各有关储备机构可按照“用旧补新、先进先出、等量更替”的原则调出使用，同时补充相同数量的新物资进行储备，避免浪费。

应急救援储备物资因储存年限到期、超过使用有效期、非人为因素造成严重损坏以及国家公布淘汰或禁用的，由储备机构提出申请，报本级卫生行政部门和财政部门批准后做资产处置。对已批准做资产处置的应急物资，储备机构要及时做好销账处理。

四、医学救援资金与技术分析

（一）应急救援资金

1. 应急救援资金的来源和管理主体　目前，我国应急救援资金主要来源于三个方面：①政府的财政投入。包括本级和上级政府的财政投入，这是应急救援资金来源的主要渠道。②社会捐赠资金。国家鼓励公民、法人和其他组织为人民政府应对突发事件工作提供物资、资金、技术支持和捐赠。③保险资金。《中华人民共和国突发事件应对法》第三十五条规定：国家发展保险事业，建立国家财政支持的巨灾风险保险体系，并鼓励单位和公民参加保险。

我国应急救援资金的管理主要由政府承担，《中华人民共和国突发事件应对法》中规定，国务院和县级以上地方各级人民政府应当采取财政措施，保障突发事件应对工作所需经费。

2. 政府对应急救援资金的支持策略和方法　应急资金的管理是政府财政部门一项重要的工作任务，财政部门作为宏观调控的部门，承担着配置社会公共产品和公共服务的重要职能，应当而且必须从资金及政策上给予应急管理支持。一方面是优化和调整财政支出结构，增加应急管理的财政投入力度，保障应急管理部门的日常工作经费。突发事件发生以后，财政部门要及时拨付应急救援资金，保障救灾物资及时到达，并安排专项资金支持受灾地区恢复与重建工作。另一方面要运用和调整税收政策，对受突发事件影响较大的行业、企业和个人，通过税收优惠政策增强他们应对突发事件的能力。

国家财政部的《突发事件财政应急保障预案》明确了应急资金资源管理的基本内容，主要包括：

（1）设立专门的处置突发事件预备基金。预备费是按照预算规模按比例提取的一部分资金，主要用于年初难以预料、年度预算执行中需要安排的支出事项。对于普通的、经常性的突发事件资金需求，一般通过应急管理预算予以解决。对于那些影响比较大、破坏力比较强的突发事件，由于资金需求量巨大，预算安排的资金远远不能满足需求。在这种情况下，需要通过财政预备费来解决。各级财政可考虑每年按一定比例设立专门基金作为处置突发事件基金储备。国家现行的预算法规定，各级政府预算应当按照本级政府预算支出额的 1%～3%设置预备费，用于当年预算执行中的自然灾害开支与其他难以预见的开支。各级政府应对突发事件的总预备费应该在本级财政按法律规定足额提取预备费，将预备费作为解决支持重大突发事件的一个重要资金来源渠道，可以对预备费实行基金式管理，不断扩大预备费基金的来源。

（2）全面推行社会保险机制。政府应该建立起国家财政、保险公司、再保险公司和投保人共同参与和分担的灾害管理机制。政府可以采取多种形式向社会普及保险知识和防灾减损知识，培育风险意识、保险意识，提升社会风险防范能力。同时，积极推行医疗保险、公共灾害险、工程质量责任险、环境责任险、高危行业雇主责任险等，最大限度减少由于突发事件带来的损失。

（3）整合现有资金资源。我国传统的应急管理是分灾种、分部门进行的，其权力的运作相对分散。必须整合分散在各个部门的资金，改变过去资金分配散乱、无序、各自为政的局面。政府在应急管理中应该建立一个良好的资源整合机制，对分散的资源进行整合，规范预算资金的投入，避免经费的重复安排，统一协调、合理配置应急资金。

（4）规范政府责任。在公共财政的框架下，明确中央与地方政府在应对突发事件中的财力保障责任，并将这种责任在相关的法律法规与预案中予以明确体现。从中央到地方，各级财政要加大应对突发事件工作的资金投入力度，完善财政预备费的拨付制度，建立重大突发事件应急救援专项资金制度，以及中长期重大突发事件应急准备基金，强化重大突发事件政府投资主渠道的保障作用。在强调地方政府承担主要的应急财力保障职责的同时，中央政府还可以通过提供低息或无息贷款、信用担保及税收优惠等手段对受突发事件影响较大的行业、企事业单位和个人予以一定的补偿，同时积极吸收来自国内外企业、非政府组织、个人和国际组织的赞助和捐款，培育和发展社会共同参与的应急管理财力保障机制。

（5）强化对突发事件的监督与审计。从我国目前的突发事件管理实践看，存在着比较严重的“不计成本”倾向，表现为决策失误、反应过度或措施不力，从而导致各种资源浪费，由此也导致挪用、滥用乃至盗用和贪污各种资源的情况。解决这类问题首先是要加强内部控制，在突发事件管理实践中把相应的政府预算分配和划拨体系、人事管理、组织运行与设施维护计划、突发事件管理项目评估、成本与管理的审计、对各种物资供应商的支付、现金管理体制等制度性的安排整合起来，统一运行。在此基础上，强化科学评估、过程监督与事后审计。这种监督与审计结果还必须与事后责任追究相联系，建立第三方评估机制，避免和减少下级部门虚报、谎报突发事件或灾害而骗取救灾款的行为。突发事件管理还应得到公众和媒体的监督，体现突发事件管理的公共性。

（二）医学救援技术

1. 现场医疗急救技术的种类　现场急救，是在灾害或突发事件发生之后，伤病员由受伤地点抵达医院获得确定性治疗之前这一时间阶段内所有的医学急救行为。这一系列医学急救行为的目的在于抢救和稳定伤病员的生命、减轻伤病员痛苦、减少并发症和后遗症发生的可能。因此，现场急救是伤病员获救并最大限度地确保其生命质量不受进一步侵害的基本保证，是转向医院获得疗效更佳的确定性治疗的基础。常用的灾害或突发事件现场急救技术有五大类。

（1）现场急救基本技术：主要包括通气、止血、包扎、固定、搬运及初级心肺复苏六项技术，为抢救伤病员生命和进一步治疗所必需。

出血是导致灾害或突发事件现场伤病员死亡的主要原因，而通常多数出血症状在获得准确的医学救助后是可以避免人员死亡的。有效地止血能减少出血量，保存伤病员体内的有效血容量，防止休克的发生，提高存活率。

包扎的目的在于减少感染机会，保护伤口及重要解剖结构，扶托伤肢、固定敷料、减少渗出、止血止疼，为伤口愈合创造良好条件等。

骨折是灾害或突发事件发生时最常见的创伤，对骨折伤病员必须在现场进行临时固定。正确的固定可以防止骨折断端损伤周围的血管、神经和重要脏器，固定还可以减轻伤病员的疼痛，有利于伤病员的搬运及后续确定性治疗。脊柱骨折的伤病员给予固定还可防止脊髓损伤。急救固定的目的不是骨折复位，而是防止骨折端移动。

（2）基本生命支持（basic life support，BLS）：是在专业人员到达之前或缺乏专业器械如气管插管、除颤仪等条件时，及时对突发情况进行初步诊断，采用徒手的方法对患者进行呼吸、循环的支持。内容包括：①对外伤患者进行止血，如四肢、头面部、躯干部的出血。使用的技术有止血、包扎、固定等。②对内科突发疾病出现意识障碍而生命体征平稳者，使之处于安全的体位，保持其呼吸道通畅。③对于明确心肌梗死及心室颤动者进行徒手叩击以除颤或起搏。④对于出现呼吸、心脏停搏的内外科患者，立即进行单人心肺复苏（即人工呼吸、循环支持，如开放气道、人工通气、胸外心脏按压术等）。BLS 应尽可能在循环停止 4 分钟内开始。

（3）高级生命支持（advanced life support，ALS）：是在 BLS 的基础上，在继续 BLS 的同时，应用辅助设备、特殊技术（如心电监护、除颤仪、手控呼吸囊、人工呼吸器和药物等）建立与维持更有效的通气和血液循环。在此阶段，要进一步识别和治疗不同类型的心搏、呼吸骤停，使心肺复苏更加完善。

ALS 的内容包括挽救和维持伤病员的基本生命体征，缓解伤病员的剧烈痛苦，防止搬运途中的继发损伤及安全转送。着重呼吸、循环系统功能的维持与监护，包括给氧、气管插管、气管切开、心脏除颤、起搏、开胸心脏按压等。也包括外伤的止血、包扎、固定和搬运，以及解痉、镇痛、止血、止喘、止吐、抗晕、催吐等对症治疗。

（4）检伤分类：当对医疗卫生的需求明显大于现有医疗卫生资源时，必须决定怎样最好地分配有限的医疗卫生资源。医疗卫生资源分配的决策可以出现在多个层面，从国家卫生系统（宏观层面）到紧急大型事故中的伤员抢救、运输（微观层面），检伤分类就是一种医疗卫生资源分配决策系统，用于急诊部门、大型事故及灾难中大量患者治疗和转运优先顺序的分配。在事故和灾难中，对伤员进行分类是每个医护人员需要最先完成的重要任务之一。通常情况下，较完善的灾害或突发事件检伤分类需经历现场分类（初级分类）、医疗分类（二级分类）和伤员后送三个阶段。现场分类时，通常采用较为简便的方法在较短的时间内依据伤病情的严重程度将伤病员划分为轻、中、重和危重四个等级，并用绿色、黄色、红色和黑色四种颜色加以标记，从而对其进行不同的处置；当对伤病员的伤病情进行充分评估以后，收集的信息可以用来进行医疗分类。医疗分类一般在伤员收集区进行，由现场最有经验的外科医生负责，根据伤病员的伤病情进行分类，以确定其需要的医护级别。对于那些能从现场治疗中受益最大的伤病员要优先治疗，而对那些不治疗也能存活和即使治疗也会死亡的伤病员则暂时不予治疗；伤员后送的首要任务是把重伤员运送到医疗资源相对充足的地方，使其及时得到进一步救治。要根据医疗分类及现有设备的情况合理运送伤员。

（5）及时建立补液通道：如何在救援力量到达的第一时间快速、有效地建立起补液通道，恢复机体内环境的平衡，这对灾害或突发事件现场伤病员的生命救护是至关重要的。迅速建立可靠有效的静脉通路是现场急救的基本技术之一。

2. 现场创伤救治“黄金原则”

（1）确保现场急救人员和伤员的安全。

（2）评估现场情况，确定需要的额外资源。

（3）初步识别威胁生命的状况。

（4）提供适当的气道管理，同时维持颈椎稳定。

（5）通气支持和输送氧气以维持血氧饱和度（SpO_2）大于95%。

（6）控制显著的外出血。

（7）提供基本抗休克治疗，包括肌肉骨骼损伤的夹板固定和恢复维持正常的体温。

（8）维持患者脊柱稳定。

（9）对于危重创伤患者，要在交通工具到达现场10分钟内将其送到最近、最合适的机构。

（10）在转送途中开始加温液体静脉内输入。

（11）当威胁生命的问题已被成功控制或排除时，确定患者的既往病史并进行再次检查。

（12）为接收机构提供全面准确的伤员及其损伤情况的信息。

（13）最重要的是不要使伤害有所加重。

（张　磊　吴群红）

第二节　医学救援关键阶段分析

一、预防与准备

现代危机管理的各种理论几乎都把危机预防与准备纳入其中，体现了“凡事预则立，不预则废”的思想。应急预防是为了有效地避免突发事件的发生而在思想、行为等方面采取的各种防范管理措施。应急准备则是在管理机制、物资、信息、人力、财力等方面进行的准备与储存行为，以便在突发事件发生时能有效从容应对，最大限度地减少事件造成的影响与损失。按照“三级预防”的观点，应急预防更重视第一级预防，即采取各种有效措施以消除危险因素，消除诱因，提高突发事件应对能力；而应急准备的诸多措施更偏重于第二级预防，通过完善监测预警机制，做好应对事件的人力、物力、技术准备，以便在事件发生时能做到早发现、早处理，以最大限度地降低事件造成的损失。

（一）应急预防

在医学救援的应急预防过程中，构建组织与制定规划是首要的工作任务，因为这不仅是基础性和前提性工作，而且还是具有统领性的工作。建立结构合理、运作有效的应急组织体系，是实现应急管理目标的前提条件。制定科学的、切合实际的应急管理规划，确定未来一段时间内应急管理的工作目标，统筹安排应急资源、工作内容和工作策略，对于保障应急管理工作的科学、有序及有效开展具有重要指导意义。

1. 应急组织体系　应急组织体系的实体化表现是卫生应急管理机构。在我国，国家、省、市（县）三级卫生部门的卫生应急办公室分别负责全国和地方的突发事件卫生应急管理工作。

（1）组织结构：在构建应急组织体系时，需要遵循的一个基本原则是要考虑本国的管理制度和社会经济实情。应急管理是国家中央和地方政府的重要职能，其管理组织形式高度依赖于国家的管理体制，不同国家的应急管理机构设置差异很大，虽然可以相互借鉴学习，但如果直接套用不仅达不到预期的管理效果，甚至可能对社会管理造成负面影响。

根据我国现行管理制度和社会经济现状，目前建立的覆盖全国的应急管理组织体系如图 4-1 所示。从卫生应急管理的视角分析，国家应急管理组织具有如下特点：①横向来看，应急组织体系管理的事件范围包括《中华人民共和国突发事件应对法》中规定的所有突发事件，而卫生应急管理体系只是总体系中的一个子系统，负责突发公共卫生事件的应急管理，体现了“分类管理”的管理原则。②纵向来看，组织体系简化为中央-省-市（县）三级结构，不同级别的组织机构除了在管理地域上的区别外，在工作职能上也不相同，体现了“分级负责、属地管理”的管理体制。③从时期阶段来看，卫生应急管理办公室在无突发事件时负责卫生应急管理工作的日常事务运作，在发生突发事件时职责转换为处理突发事件的应急指挥机构；医疗、卫生等业务单位在无突发事件时从事日常医疗卫生服务工作，在发生突发事件时将作为应急技术队伍参加应急响应与处置工作，这体现了“平战结合”的工作方针。

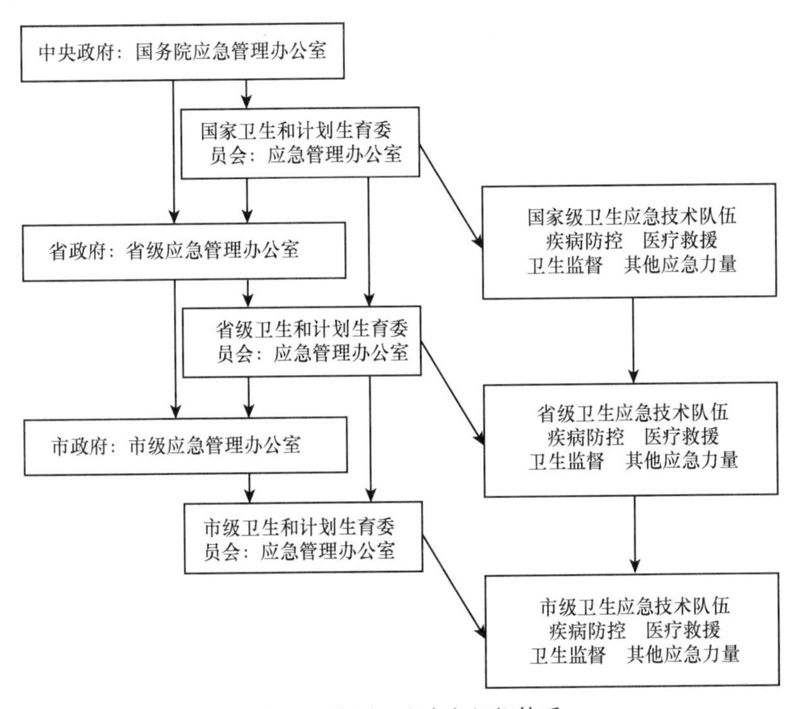

图 4-1　我国卫生应急组织体系

（2）应急组织的运行机制：按照“预防为主、平战结合”的应急管理方针，卫生应急组织的管理任务可以分为两类，即无突发事件时的日常管理和突发事件发生时的应急管理，虽然两类任务的具体管理目标、内容和工作方式不相同，但两者间有密切的关系。为了较好地适应这样的管理任务，在我国构建的应急管理组织体系中，卫生应急管理组织的核心是各级卫生行政部门常设的应急管理办公室，它们执行应急指挥和应急日常管理双重任务，实现了突发公共卫生事件的预防准备、响应处置、恢复重建一体化管理，从而保持应急管理工作的延续性，有利于探索和总结经验教训，提高管理效果。

实现“平战结合”应急管理组织运行的要点是遵循“简约而不简单”的思想，即常设的卫生应急管理组织机构在平时尽可能保持最小规模，主要执行计划、咨询、培训、演练组织、应急队伍建设等日常管理工作。当突发事件发生时，组织机构立即行使应急指挥的职能，迅速启动组织体系的应急功能，构建紧急状态下的组织结构。

2. 应急规划　规划是为了实现发展总目标而制订的行动计划，它是在确定未来一段时期内要达到的具体发展目标，以及对实现目标可能产生影响的未来事态分析预测基础上，提出的用于指导实现预期目标的行动策略与线路。在突发事件应急管理中，规划可以只涉及应急工作的具体环节，如监测、培训、应急网络发展等，但是针对整个应急体系发展建设制定的总体规划则应具有全局指导意义。

（1）应急规划的内容：应急规划是从规划的制定和实施两个方面进行的，具体可以将其分为规划分析、规划制定和规划实施三个核心领域。

1）规划分析。首先要确定本地区应急管理体系在未来一段时期内（3 年或 5 年）要实现的目标，目标的确立应该慎重而务实，需要建立在环境分析和资源分析的基础上。环境分析关注当前和未来3～5年应急工作所面临的外部环境，重点分析可能引发各类突发事件的社会、经济、自然、生物等风险因素；资源分析的重点放在对与应急管理密切相关的六种资源要素的分析上，包括人力资源、资金资源、物资资源、装备资源、技术资源和信息资源。

2）规划制定。在明确发展目标、环境形势及资源约束条件后，需要设计出实现目标的行动方案，通常情况下要同时设计几套备选方案以供选择。为保障规划的科学性和可行性，要对各种备选方案的优点和缺点进行认真比对，将备选方案提供给应急体系涉及的重要部门讨论，在广泛征求意见的基础上选择一种方案，并对其进行补充、修改、完善，形成最终的行动计划。

3）规划实施。制定的规划，只有付诸实施，才具有意义。应急规划的实施涉及不同部门、组织和个人，涉及资源和利益的分配和平衡，要保证规划的顺利贯彻，领导要高度重视，做好动员布置，采取切实的措施，制定一系列规章制度，为规划的顺利推行提供可靠的保证，同时还要建立一个有效的信息反馈系统。通过此系统，可以及时了解规划执行的情况以及规划在具体实施中所遇到的问题，以便于进一步完善，使规划的各个部分更加协调。

（2）应急规划的制定原则：目前，国家及地方制定的应急规划是针对整体突发事件应急体系建设而言的，是属于综合性的应急专项规划。制定的规划要充分考虑目标性、科学性、实用性和可行性，具体制定过程中要遵循应急响应针对性、规划求实性和建设系统性三条主要原则。

1）应急响应针对性。规划内容要紧紧围绕应急响应的重要环节，在编制地方应急体系建设规划过程中，需要认真调研，摸清应急资源保有和配置状况，找准制约应急响应能力的突出问题和薄弱环节，有针对性地提出建设任务和项目，以确保第一时间的应急响应时效性。

2）规划求实性。各地方应急体系建设规划要密切结合实际，体现实事求是的规划原则，切忌千篇一律。要根据本地区自然灾害、事故灾难、公共卫生事件和社会安全事件的类型特点，以及重点事件类型在时间、空间上演变的不同特征，有针对性地提出应急响应能力的建设任务。要量力而行，区别轻重缓急。要统筹现实和发展需要，把有限的资金投入到最急需、最薄弱的方面。

3）建设系统性。应急响应管理工作是一项系统工程，应急响应体系建设需要体现系统结构与系统功能的特点，只有系统的各个组成部分都处于良好状态，最终才能实现应急响应时间最短化、响应效率最佳化的系统输出。应急响应体系建设要以系统建设目标为核心，仔细分析、评估本地区的应急组织、机制、队伍、资源等各要素的现状及建设需求，系统规划、平衡建设，以保障所建立的体系结构与其功能更加优化和科学合理。

（3）应急规划的制定步骤：应急体系的建设规划是在调查研究的基础上，确定体系的建设目标，然后进行规划分析，在此基础上形成行动方案。规划的制定步骤大体上按以下五个步骤进行。值得注意的是，不同层级、不同情况下的具体制定方式会有差异，而且制定的过程并非一次完成的，完善的规划可能需要经过数次反复。

1）形势分析与评估。通过调查研究，全面分析当前卫生应急工作的现有工作基础和薄弱环节，特别是对突发事件风险、应对资源、应急管理所面临的形势进行全面细致的调查、分析与评估，这是制定规划必需的基础工作，只有在此基础上，才能制定出切合实际需要、可行性强的规划。

2）确立规划目标。确立规划目标是规划设计的灵魂。因为在任何情况下，只有方向明确，行动路线才会清楚，制定的规划才具有指导价值。目标通常包括总体目标和分解目标，总体目标通常表述为应急体系建设最终要实现的状态，分解目标则是具体的、明确的和量化的考评指标。

3）明确建设内容。围绕规划目标，提出需要建设的内容，包括监测预警系统建设、信息与指挥系统建设、应急队伍建设、物资保障能力建设、科技支撑体系建设等方面。规划中要体现各项内容的优先顺序，突出重点。

4）制定实施计划。描述对各项建设内容需要通过落实哪些具体的措施来实现。规划中要明确具体的实施方法与行动，可能的情况下对行动实施顺序和时间要求进行规定，对实施过程中可能出现问题的应对方法也应加以考虑。

5）可行性论证。在制定规划时，应该根据实现目标的需要，结合应急管理体系的特点、功能、资源结构等因素，选择重点和突破口。经过以上努力后，还必须邀请有关专家对制定规划的科学性、合理性、经济性及可行性进行全面的分析论证，才能形成最终的规划。

（二）应急准备

应急准备是为了有效开展突发事件应对活动，保障应急管理体系正常运行所需要的应急预案、应急队伍、经费、物资、设施、信息、科技等各类保障性资源的总和，是针对可能发生的突发事件，为迅速、有序地开展应急行动而预先进行的组织准备和应急保障工作。应急准备主要是围绕应急响应工作所进行的人员、物资、财力等方面的应急保障资源准备。

1. 应急准备的目标　应急准备的目标是要立足于“防患于未然”的原则，强化服从任务需要意识、快速反应意识、灵活保障意识，主动跟进，做好应急任务的服务保障工作。应急准备的内容包括指挥系统技术、通信、现场救援和工程抢险装备、应急队伍、交通运输、医疗卫生、治安、物资、资金及应急避难场所等。在突发事件来临前，做好各项充分准备，包括思想准备、预案准备、组织机构准备、应急保障准备等，有利于防止突发事件升级或扩大，提高应急处置与救援的效率，最大限度地减少突发事件的发生及其造成的损失和影响。

2. 应急准备的主要内容

（1）应急预案：凡事预则立，不预则废。应急预案是应急准备工作的重要内容。应急预案是在辨识和评估潜在的重大危险、突发事件类型、发生的可能性、发生过程、事件后果及影响严重程度的基础上，对应急管理机构与职责、人员、技术、装备、设施（备）、物资、救援行动及其指挥与协调等方面预先做出的具体安排。完善应急预案准备工作，有利于提高突发事件应对工作的及时性、科学性和有效性。构建“横向到边，纵向到底”的应急预案体系，应急预案要基本覆盖各地区、各部门有可能发生的突发事件。促进各预案之间有效衔接，加强培训和演练，及时修订和动态完善，增强预案的针对性和可操作性。重点要按照《中华人民共和国突发事件应对法》的要求，面向基层，结合实际开展针对性强、具有可操作性的应急预案体系建设。进一步完善应急预案编制的程序，细化应急预案管理办法，加强风险分析和应急能力评估，为应急处置和救援提供必要的信息和资料。按照“看得懂、学得会、记得住、用得上”的原则，充实和完善应急预案的内容，加强预案培训和演练，立足实战，广泛组织开展应急处置演练，在实践中检验预案，发现问题，及时补充、修订，确保预案有用、管用。

（2）人力资源保障：主要包括专职应急管理人员、应急专家、专职应急队伍和辅助应急人员、社会应急组织、企事业单位、志愿者队伍、社区、国际组织以及军队与武警等。国家“十二五”规划纲要指出：“加强应急队伍建设，建立以专业队伍为基本力量，以公安、武警、军队为骨干和突击力量，以专家队伍、企事业单位专兼职队伍和志愿者队伍为辅助力量的应急队伍体系，提高生命救治能力。”要进一步提高应急救援队伍建设管理的科学化、规范化和社会化水平，建立应急队伍建设发展的长效机制，提高各类突发事件的应对处置能力。一是要完善军队参与突发事件应急处置救援的机制，形成军地协同、有效合作的格局；二是要建立健全综合应急救援队伍，并根据实际需要建立健全专业应急救援队伍，依托社会力量建立专业应急救援队伍的，应当签订协议，明确双方的权利和义务；三是要组织建立由成年志愿者组成的应急救援队伍，单位应当建立由本单位职工组成的专职或者兼职应急救援队伍。建立应急救援队伍的行政机关和单位应当加强对应急救援队伍专业技能的培训，提高抢险救援和安全防护能力。

（3）资金、物资保障：是应急管理工作的强大动力和重要支撑。应急资金是指突发事件时，确保应急工作开展的应急救援专项资金、应急储备资金。应急物资是指突发事件时，需要使用的生活必需品、药品及医疗器械和粮食等物资。《中华人民共和国突发事件应对法》第三十一条、三十二条、三十四条及三十五条等都对突发事件应急资金和应急物资保障做了相关规定，从而从制度上确保了应急资金和应急物资的合理性和合法性。

在财政保障方面，应当设置应对突发事件专项准备资金，保障突发事件应对工作所需经费。各级政府和有关部门所需的突发事件预防与应急准备、监测与预警等工作经费列入部门预算，同级财政部门应当予以保障，同时推进突发事件应对中的保险机制建设。突发事件应对工作经费应当专款专用，审计、财政、监察部门应当加强对突发事件应对工作经费使用的监督。在物资保障机制方面，应当建立全国统一的应急物资储备保障制度，用以防范突发事件应对的物质储备。各行业主导部门，会同有关部门统筹规划建设应急物资储备库，完善重要应急物资的监管、生产、储备、调拨和紧急配送体系，并根据应对突发事件的需要和各类物质的性质，与有关企业签订合同，采取生产能力储备等方式进行物质保障。

（4）技术装备保障：应急技术装备是指应对突发事件时，需要动用的交通运输工具、通用工程机融、通信设备、医疗卫生设备。建立健全应急技术装备保障机制，要综合统筹各相关地区、部门，建立信息通信应急保障队伍；整合完善应急指挥通信网络系统，形成覆盖全面的网络传输体系，建立跨部门、多路由、有线和无线相结合的稳定可靠的应急通信系统；利用卫星、微波等通信手段，保障处置现场与应急指挥部之间的联系；整合其他图像监控资源，建立图像监控网络。依托高等院校及科研机构，借鉴国际先进经验，构建专家顾问和外协合作机制，加强突发事件应对的理论体系和技术保障研究。

二、监测与预警

在突发事件应急响应预防工作中，监测与预警具有特殊地位，对于及时规避、转移风险，迅速采取措施，使突发事件发生风险及造成的危害降到最低具有重要意义。建立突发事件的监测预警机制，目的是使监测预警成为一项经常性、制度性、规范性的工作，成为突发事件应急响应工作中的一项重要职能，在突发事件发生前或发生的早期能够对事件的性质、规模及发展趋势有充分估计，以便及时做好医学救援应急准备，选择优化应对方案，最大限度地减少事件所致人员伤害。

（一）监测与预警概念

监测，是指连续地、系统地收集、分析、解读事件发生及相关影响因素的资料，并将其发现用于指导应对行动的过程。监测是当前公共卫生领域发展最为迅速的领域之一，在疾病流行水平与特征描述、疾病流行趋势预测、公共卫生突发事件预警、新疾病的发现等方面应用日益广泛，监测信息可直接用于指导医学应急救援计划的制订、实施和评估，帮助管理者合理规划公共卫生资源，还应用于大众健康教育等领域。

预警，是指对即将发生或正在发生的事件进行紧急警示的行为，它是在灾害或突发事件发生之前及发生的早期，通过综合分析评估监测资料及其他相关信息，对事件风险、发展趋势、可能危及的范围及程度做出判断，并及时向相关部门发布，以避免因不知情或准备不足而造成的应对不当。

在突发事件卫生应急管理方面，监测处于基础性地位，为突发事件的预测和预警提供信息基础。突发事件监测要用到一系列预测技术，对目标事件发生的可能性及其危害程度做出估计。这种估计是通过对危机先兆和起因的系统而严密的观察，并对所获信息进行处理、评价而取得的。因此，监测机制是预警机制建设的基础，也是应急预警管理机制中的重要组成部分。突发事件的预警机制一般由突发事件监测、突发事件评估识别和突发事件预报三个子系统组成。

（二）卫生应急预警体系的功能

突发事件预警机制的实现至少由三个环节构成：①以监测为基本手段的信息收集，尽可能及时、全面掌握突发事件相关信息；②对监测信息进行科学分析和评价，根据设立的事件判断标准和确认程序，对事件发生的可能性做出预测和判断；③一旦判断出突发事件发生风险很大，或者对某个正在发生事件的性质和危害程度做出了预测，则要及时向有关部门、群体和个人发布警示信息，以促进响应行动的及时采取。

据此分析，针对突发事件建立的卫生应急预警体系至少要具备信息收集、预测预报、资讯沟通、预警处置和事件监控五项基本功能。

1. 信息收集 及时、准确、全面掌握突发事件风险信息和征兆信息，是做好卫生应急预警管理的基础。预警管理的首要任务，是建立多元化、全方位的信息收集系统，将各种与事件有关的信息，及时、真实、全面地收集汇总起来，通过分类、整理、分析、评估的方法对所收集的信息进行科学加工处理，形成对事件发生风险、事态现状、发展趋势的判断信息，再通过有效的信息传送方式，将事件判断信息实时传送给有关部门、群体和个人，为事件应对处理提供信息保障。信息收集要遵循两个原则：一是信息的全面性，尽管在现实中全面收集事件相关信息比较困难，但应尽可能全面、完整地收集与突发事件有关的信息；二是信息的准确性，信息的准确性和质量对预测判断有直接影响，不准确的信息会误导响应行动，由此可能造成严重损失。采取有效措施消除信息收集、传送过程中的人为和非人为干扰因素，确保信息准确可靠尤为重要。

2. 预测预报 在全面、准确收集突发事件相关信息的基础上，对获得的信息进行分类、整理、鉴别和分析，捕捉事件征兆，挖掘事件线索，对事件风险及可能发生的事件类型、事件形式、影响范围、危害程度等做出评估，当事件发生的风险很大、可能造成严重危害，达到或超过突发事件报告预设标准时，及时向卫生应急管理机构及决策者发出警报信息。预警信息的传送重在及时，唯有如此才能保障更多的响应时间。

3. 资讯沟通 突发事件发生时，要向应急管理参与者和事件潜在受害人群及时发出准确、清晰的预警警报，使他们能及时做好应对准备。在预警资讯沟通中，重点应注意三个方面：一是慎重把握警报发送的目标受众范围，既要避免警报范围过大产生不必要恐慌，又要避免范围过小造成工作上的失误；二是慎重把握警报发送的内容与方式，要充分考虑目标受众的文化水平、心理特点，避免出现目标受众误读、误判和不理解的现象；三是注意选择警报发送的渠道，要选择覆盖广、效率高、成本低、传递过程失真小的发送渠道，确保目标受众能及时、准确接收警报。

4. 预警处置 在警报发出后，根据突发事件类型和应急处置的不同要求，积极准备启动相关应急预案，完成应急救援队伍组织和救援设备与物资准备等准备工作。

5. 事件监控　在突发事件发生初期，事件表现出来的特征、性质、危害等信息都是很有限的，对事件发展趋势难以准确把握与预测。在确认突发事件发生的情况下，有必要对引发和影响事件的各种因素、事件发展状况、事件发生环境等进行严密的实时监控，特别是要在第一时间准确掌握表示事件性质、严重程度、进展状态的特征信息，第一时间对事件发展方向和变化趋势做出分析判断，第一时间对事件可能造成的伤害进行预先评估，使应急管理者能够及时掌握事件动向，调整对策，使应急处置决策更加符合应急管理的需要。

（三）卫生应急预警管理流程

卫生应急的预警管理是围绕突发事件风险展开的，关注事件发生、发展及影响的风险分析与评估，管理流程必须遵循风险管理的原则与要求。按照风险管理的相关理论，预警管理流程可以从风险识别、风险分析、风险评估、风险处理、风险监控和风险沟通六个风险管理环节发挥作用。

（四）监测预警管理信息类型与收集途径

信息是预警和监测的核心要素，其在卫生应急管理中的重要作用不言而喻。要有效实现对突发事件的预防，最重要的是对与各种风险相关的信息进行系统审视，并收集其中的危机信息，分析它们对突发事件防范的潜在影响，进而对可能引发突发事件的因素加以处理，争取将突发事件消灭在萌芽状态。

1. 信息的类型　最重要的突发事件卫生相关管理信息是专业监测信息，如国家传染病报告、突发公共卫生事件报告等监测系统产生的信息，专业监测信息在突发事件的卫生应急预警中具有不可替代的作用。突发事件的另一类卫生相关管理信息是非专业监测信息，如公众出版物、媒体或技术报告等。而问题管理信息和风险评估信息是非专业监测信息的两种重要类型，它们作为专业监测信息的重要补充，有助于应急预警管理者全面掌握和系统评价突发事件的卫生风险。

2. 信息收集途径　突发事件卫生应急预警相关的信息主要通过以下几个途径来收集：

（1）疾病与相关因素的监测信息。我国疾病监测系统始建于 20 世纪 50 年代，最初仅针对传染病，以传染病报告卡和传染病疫情报表为载体，用人工上报或电话上报的方式逐级上报。经过不断发展完善，监测系统监测的内容不断扩展，报告范围从传染病扩展到慢性病，再扩展到健康危害因素。对重要传染病如艾滋病、结核病、流感等还建立了专门的监测系统。从 2004 年开始，疾病监测系统已经实现了网络直报，形成了以互联网为基础，具有实时收集、分析、传递、报告疾病发生信息的综合监测系统。

监测系统的建立为突发事件的卫生应急预警提供了海量信息源，它们不仅提供了疾病的发病信息，同时提供了出生信息、死亡信息，还提供了疾病与健康相关因素信息，由于这些监测信息的收集均有规范的操作程序，监测数据质量明显优于其他来源的信息，对预警管理具有极其重要的价值。特别值得注意的是，突发公共卫生事件报告管理信息系统和传染病自动预警信息系统本身就是专门的预警信息管理系统。症状监测直报系统通过收集病例的临床诊断前症状信息（如发热、咳嗽、腹泻、出血等），以及相关的医疗、健康信息（如药物使用量、学校因病缺勤），为早期发现疾病、中毒等公共卫生事件提供了重要信息资料。

（2）大众传媒信息。由于能够触及最广大的公众，大众传媒已成为现代社会中最具影响力的信息传递与沟通渠道。大众传媒的发展已经从传统的报纸、广播迅速向互联网平台发展，其传播更加迅速、内容更加丰富、影响更加强大。以互联网为基础的大众传媒迅速发展成为人们获取新闻、文献、知识、情报的主要信息来源，极大地改变了人们的学习、生产与生活方式。从大众传媒中获取的各种灾难事故和公共卫生事件的报道、评论等，对发现和监控突发事件，并实施相应预警管理具有较大的参考价值。

以大众传媒信息为基础进行预警管理的典型例证是 ProMED-mail，这是建立在互联网环境上的一个用于突发公共卫生事件预警的信息平台。ProMED-mail 是全球范围内最大的、面向公众免费开放的传染病及急性中毒事件报告系统之一，其信息来源包括媒体报道、官方公报以及来自现场的各类疫情信息，报告内容为传染病、中毒、与人类健康相关的动物疫情及重要的经济作物疫情事件，重点关注新发传染病、不明原因事件以及在既往未曾有类似疫情报告的地区和人群中发生的事件。

（3）其他信息。在完成对突发事件的应急处置后，通常需要形成一个事件处置报告，以便分析原因和总结经验。对于影响重大的突发事件的处置，要求其处置报告更加深入、完整，内容有对事件发生原因、发展条件的分析，有对今后类似事件发生的条件和可能性的评价，并提出相应的解决办法和补救措施。事件处置报告有较好的针对性，在突发事件预警管理中具有一定的参考价值。

预警管理还需要从专题调查资料中获取信息，这些专题调查是针对某些特定风险而组织的一些座谈会、交流会或现场实际调查等，内容包括各类人物（普通公众、专家、管理者、利益相关者）对所调查风险的看法和意见，专题调查资料通常以调查报告、会议交流资料、论文等方式发布，在某些情况下也具有较好参考价值。

（五）卫生应急预警体系的建立

对突发事件的有效预警需要建立在完善的应急预警体系基础之上，这一体系主要由监测体系、咨询体系、组织体系和制度体系构成，实现对可能发生的突发事件的预警和监控。

1. 预警监测体系 以监测为基础的预警工作由三个步骤构成：第一步是收集信息、整理信息和分析信息，并将结果转化为可量化的相关指标；第二步是将转化的指标与设定的预警界值进行比较，做出事件是否将要发生的预测和判断，还尽可能对事件发生时间、规模、方式及发展趋势做出预测；第三步是根据预测结果决定是否发出警报，以及警报发送的方式。

预警监测系统逻辑上由信息收集、信息加工、预警决策和警报发布四个子系统构成，这些子系统依次排列，反映了预警监测工作的逻辑流程。

（1）信息收集子系统。主要任务是对突发事件的发生风险相关信息进行系统收集，重点是三个方面：一是预警对象的选择，即在全面收集信息的基础上，进一步明确重点，确定信息收集的重点区域、对象、类型、时间、内容；二是预警目标的选择，初步分析和判断可能导致突发事件的风险类型；三是预警重点选择，对可能引发事件的主要风险进行分析评价，形成重要性排序，重点注意那些可能产生严重影响的事件。

（2）信息加工子系统。主要任务是对收集到的信息进行识别、归类、分析、转化。子系统需要对信息进行筛选、评判和清理，得到质量稳定的有效信息，然后采用科学分析流程、预警算法等规范化方法对有效信息进行分析计算，转化为可预测性、警示性信息。目前发展迅速的数学模型、数据挖掘、人工智能等技术为信息加工提供了更强有力的工具。

（3）预警决策子系统。主要任务是根据信息加工子系统输出预测性、警示性信息，决定是否发布警报及警报的级别，是否向警报发送子系统发出指令。国家针对突发公共卫生事件管理的一系列法规、技术文件，如《突发公共卫生事件应急条例》《卫生部法定传染病疫情和突发公共卫生事件信息发布方案》，在预警决策中需要特别加以注意和遵循。

（4）警报发布子系统。主要任务是当预警决策子系统做出发送警报决策后，快速、及时地向有关单位、机构及公众发布有关紧急情况的信息。警报内容包括事件类别、级别、起始时间、影响或可能影响的范围、警示事项、应采取的措施和发布机构等。

2. 预警咨询体系　预警咨询体系主要承担日常工作情况下的预警咨询与突发事件发生应急情况下的预警咨询任务。日常预警咨询是在突发事件的日常监测中，对监测对象的社会环境、自然环境，以及监测对象过去、现在的状况和变化趋势进行综合分析，对突发事件发生的可能性和可能造成的影响进行评估，决定是否发出预警报告。应急情况下的紧急咨询则是当宣布进入预警期后，随时对突发事件信息进行分析评估，预判突发事件的影响范围、强度及事件的预警级别。

预警咨询的组织主体为县级以上地方各级政府，参与主体主要是相关部门、专业机构、专业技术人员、专家学者等。在日常应急预防工作中，需要建立多学科的专家数据库，举行必要的培训与学术交流，构成与专家经常性交流的平台，制定合理的专家使用策略等。

3. 预警组织体系　突发事件应急预警组织是国家突发事件预防控制体系的一部分，基本的体系架构是政府主导、多部门协同、社会力量广泛参与的形式。组织体系内最重要的参与者包括各级政府、政府相关部门、卫生部门机构。其他社会力量，包括科研机构、新闻媒体、营利与非营利性组织、中介组织、社区、公众自愿者等，也应当纳入预警组织体系中。

构建突发事件的卫生应急预警组织体系，要克服政府大包大揽的传统观念，纠正“突发公共卫生事件就是卫生部门的事”的错误认识，在发挥政府主导作用的基础上，按照“责任明确、分工协作”的原则，做好政府各部门的协调工作。高度重视社会力量的参与，加强对社会力量的引导和协调，强化各种社会力量组织间的合作、协同与联动，使其在预警中发挥更大的作用。

4. 预警制度体系　我国政府高度重视突发事件管理的法制建设工作，已经制定颁布实施了《中华人民共和国传染病防治法》《中华人民共和国突发事件应对法》《中华人民共和国防洪法》和《中华人民共和国防震减灾法》等相关法律。此外，各地方和部门也制定了相应的法规与政策，以预防和减少突发事件的发生，控制、减轻和消除突发事件引起的严重社会危害，规范突发事件应对活动。

对突发事件的应急预警体系来说，加强具体的、有针对性的预警制度建设十分必要，目的是确保针对突发事件的预警管理工作“有法可依”“有规可循”，从而确保有效预警和避免突发事件的发生。

三、响应与处置

《中华人民共和国突发事件应对法》明确了突发事件是指突然发生，造成或可能造成严重社会危害，需要采取应急处置措施予以应对的自然灾害、事故灾难、公共卫生事件和社会安全事件。事件类别不同，卫生应急管理的地位作用和职责任务也不一样。对于突发公共卫生事件，卫生部门必须全程应对和管理，主导应急管理过程，是应急处置的核心力量；而对于其他三类事件，当在短时间发生或可能造成大量伤亡时卫生部门主要承担现场医学救援和心理救援的应急响应的工作。必须强调的是，这种区分是从卫生部门在突发事件应急中发挥的作用和承担的任务出发的，只是相对的。事实上，突发公共卫生事件现场应急处置涉及医疗救治，而自然灾害医学救援行动也会遇到饮用水污染、食品卫生等公共卫生问题。

（一）突发事件医疗救援的应急响应

1. 突发事件医疗救援的原则

（1）分级救治。突发事件可能出现大批伤病员，要及时迅速地对大量伤病员进行妥善救治，必须合理开展分级救治。分级救治是救援机构分阶段、分层次救治伤病员的组织形式和工作制度，救治上实行分级分工，前后继承，保持连续性，技术上由低级到高级，互相衔接，逐步完善。突发事件医学救援通常按照现场抢救、早期治疗和专科治疗的三级救治模式组织实施。

（2）时效救治。时效救治是按照创伤救治的时效规律，在最佳救治时机采取最适宜的救治措施，以达到最佳救治效果的工作方式。在突发事件医学救援中必须突出救援的时效性，例如，地震伤病员抢救的最佳黄金时间是震后 72 小时，化学中毒伤病员救治的最佳时机是中毒后 30 分钟，氰化物和芥子气中毒伤病员的最佳救治时机是 10 分钟以内，一旦错过抢救最佳时机，抢救成功率就会大大降低。因此，医疗队不仅需要在第一时间迅速赶到现场，还必须明确各级救治技术和要求。

2. 突发事件医疗救援的组织形式 突发事件应急医疗救援通常分为三级：

第一级，现场抢救。由军队或地方医疗队派出的医务人员与战士、预备役人员、消防官兵、担架员等共同组成抢救小组，在突发事件现场对伤病员实行急救措施，填写伤票（卡）或必要的医疗文书，然后将伤病员搬运出危险区，就近分点集中，后送到早期救治机构。

第二级，早期治疗。由当地原有的医疗机构或外援的军队或地方医疗队承担。负责对伤病员实施分类、纠正包扎、固定、卫生整顿、清创、抗休克及进行紧急手术等早期处理，然后迅速转送到附近或较远的指定医院。

第三级，专科治疗。由设置在安全地带的指定的地方或军队医院进行专科治疗，直到治愈。

虽然伤病员总体救治过程分为三级，但每一个伤病员并不一定都要经过三级。如重伤员或需要专科处理的最终治疗机构是第三级，2～3周内能治愈的伤病员或濒死伤病员则为二级，轻伤病员则只经过现场处理后给予门诊或巡诊治疗，无须送到早期治疗机构。事件较局限，规模不大，伤病员数量不大，当地医疗机构未受损或损失不大，可根据实际情形简化救治组织形式。

3. 突发事件医学救援的应急响应

（1）卫生机关（应急办公室）的应急响应：各级卫生行政部门是本级人民政府组织开展突发事件应急医疗救援的职能部门，也是应急管理工作机构之一。

1）收集信息与现场调查。采取直接广泛收集、现场调查等手段，重点了解以下信息：

事件信息。事件发生时间、地点、类型、人员伤亡数量、伤情严重程度、当前事态发展、波及范围和医学救援要求等。

环境信息。事发地道路交通、水源、社情，当地季节、气象、水文，当地卫生流行病学、卫生资源及可利用程度。

医学救援信息。可能涉及的医学专业领域、力量类型、需要采取的主要措施、现有力量和需要加强的力量等。

事件相关部门信息。包括响应级别、参与处置的指挥机构及力量，如公安、消防、交通、安保和卫生救援等。

2）分析判断情况。通过收集相关信息，分析判断事件性质、程度、原因和后果，分析判断医学救援的任务、范围和重点，以及影响医学救援的其他因素，如指挥、通信、运输、环境等，确保医学救援的顺利实施。

3）果断指挥决策。按照分析问题、确定目标、区分力量、明确方式、优选方案的程序，预计医学救援力量的类型、数量和结构，制订救援措施，明确指挥关系和保障关系，部署救援机构的配置地域，区分各种力量的任务和使用，具体细化医疗后送、卫生防疫防护、药材保障的组织方式，提出需要上级解决和协调的如机动运输、生活物资等问题。

4）组织协调，检查督导卫生机关（应急办公室）。根据救援方案，迅速下达任务指示，组织协调医疗卫生救援应急队伍和人员到达现场，组织开展医疗救治，组织专家对伤病员及救治情况进行综合评估，分析事件发展趋势，并将有关情况向同级政府或应急救援指挥组、上级卫生行政部门及相关部门报告。必要时主要或分管领导要亲临现场，靠前指挥，减少中间环节，及时发现和解决实际中出现的问题。

（2）应急救援医疗队的应急响应：应急救援医疗队在接到救援指令后应做好应急响应行动准备。一是输送前准备：包括明确输送方式、到达时限、输送路线，开展卫生宣传教育，做好物资准备，与卫生行政部门、交通部门等有关单位沟通协调；二是组织输送：按照输送的基本要求，建立组织，明确行进序列，了解路线和装卸点，做好途中的保障措施；

三是现场展开：选择具有一定展开面积、水源充足、交通便利等条件的场地，参照展开布局的基本要求，根据救援任务展开医疗工作。

（3）基地医疗机构的应急响应：基地医疗机构的主要任务是接受现场转运来的大批量伤病员。应急响应工作包括：调整组织，调配人员，增设外科床位，调整补充外科医护人员，麻醉科、手术室、输血科等做好扩大工作量的准备；妥善处置现有伤病员，腾空床位，动员治愈或基本治愈的病员出院，必要时组织转院；请领分发药材物资，重点加强伤员前接组和检伤分类组的工作；如时间允许可以开展针对性应急训练。

（二）突发事件医学救援的应急处置

1. 突发事件医学救援的现场指挥及流程

（1）现场指挥系统。发生突发事件时，依据事件的级别和工作实际需要，各级卫生行政部门建议成立同级人民政府突发事件应急指挥部，总指挥由政府主管领导担任。现场指挥部由应急处理指挥部有关人员组成，下设若干组，通常主要由三方组成：消防机构、公安机构和急救机构。消防人员负责现场安全、搜寻，将伤员脱离危险环境；公安机构负责现场警戒，保障现场安全及交通，严格限制人员进入现场，确保救援人员全力救助；急救机构负责初步的检伤分类与简单处置，并将伤员按照“就急、就近、就能力”的原则分流。

（2）现场应急医疗救援区域划分。在现场警戒区通常设立下列临时区域：

1）检伤分类区。由首先到场的医疗人员为伤病员分类。

2）紧急处置区。对危及生命的伤情立即处理，稳定伤情。

3）重伤病员接收区。

4）轻伤病员接收区。

5）伤病员转运区。由转运站主任安排搬运伤病员上救护车，后送至指定医院。

6）救护车停泊区。安排救护车停泊。

（3）现场救援指挥流程。突发事件卫生应急救援现场指挥流程可简单概括为三报告、二指挥和一收集。接到出发指令后，立即出动，赶赴现场；到达现场佩戴指挥标识。现场医疗卫生救援指挥官要接受突发事件现场处置指挥机构的领导，加强与其他救援部门的沟通协调；到达现场后，立即了解现场情况，并向有关部门报告事件名称、类型、发生时间、地点、涉及范围、规模，判断伤亡人数决定是否需要增援（一报告）；组织指挥现场急救人员对伤病员进行检伤分类和现场救治，指定一人做好登记。必要时与公安、消防、交通等相关部门协调（一指挥）；将检伤分类结果（重伤人数、中等伤人数、轻伤人数、死亡人数）、伤员救治情况上报指挥中心，同时请求 120 调度中心或卫生局应急办分流伤员的指示（二报告）；根据 120 调度中心指示，指挥救护车转运伤病员至指定目标医院（二指挥）；收集伤亡人数、伤病员基本信息、伤情及转送医院等信息，做好记录（一收集）；将现场处置结果及当前现场情况上报 120 指挥中心或现场指挥部，请求下一步指示（三报告）。

2. 突发事件医疗救援的组织实施

（1）现场抢救的组织工作。现场抢救是在伤病员受害地点给予及时有效的救护，迅速脱离险境的活动。它是整个抢救工作的重要环节，也是人员脱险、伤病员获救的基本保证。当医疗队到达现场后，立即将医务人员分为两个部分。一部分负责展开医疗急救站，展开各个组室，准备开展早期治疗工作；另一部分编成若干小组，每组 2～3 人，到现场实施现场抢救。

1）统一组织，分片负责。现场抢救面广点多，时间紧迫；大量的救灾人员和医疗队来自四面八方，为保证现场抢救成功，必须要有统一的组织和指挥。首先，在应急指挥部领导下，由军队、地方卫生部门的领导组成现场抢救领导小组，部署现场抢救工作。其次，根据救援范围大小，按行政区、工厂、学校、街道或自然村，分成若干片，分配抢救力量，分片包干。这样既可以防止一拥而上，又可防止遗漏，保证伤员及时得到抢救和处理。

2）统筹安排，合理部署。突发事件现场伤员的伤情轻重、数量多少受多种因素影响而有所不同，各方抢救力量规模大小、技术强弱也有所区别。因此，现场指挥应依据任务，统筹安排抢救力量，避免忙闲不均。一要突出重点；二要按照医疗技术力量分配任务；三要随时调整抢救力量。

3）快抢快救，救送结合。首先要迅速发现、寻找遇险人员。其次，找到遇险人员后，要迅速将其搬出，对于被埋压人员，要仔细判别头部的方向，利用锹、镐或徒手扒挖。再次，对抢出的人员按伤情救护。最后，就近选择合适地点，分点集中，安排后送次序及运输工具，迅速转送到上级医疗机构。

4）突出重点，现场分类。由于突发事件大量伤员的健康需求与可利用的医疗资源之间存在着不平衡，因此对伤员进行分类是每个医护人员最重要的责任。现场分类由第一批到达事件现场的急救人员根据伤势严重程度及所需医疗护理的不同，将伤员分为轻、中、重、危重四大类，并用绿色、黄色、红色和黑色加以标记。

（2）早期治疗工作的组织：早期救治机构的组织形式主要是医疗站（医院）。

1）及时进行伤病员医疗分类，妥善安排救治工作。在医疗站（医院），由资深医护人员将伤员按受伤程度进行分类，以确定救治的优先等级。按照国际红十字会等机构制定的标准将伤员分成紧急处理（红色）、优先处理（黄色）、常规处理（绿色）和期待处理（黑色）四类。

2）积极防治休克，尽力抢救危重伤员。休克、大出血、窒息、重要脏器损伤伤势严重，有生命危险，是伤员早期死亡的主要原因。医疗站（医院）要将其作为重点优先安排救治。

3）及早进行初期外科处理。及早进行初期外科处理（清创术）是防治创伤感染，促进创伤愈合的最重要的治疗措施。早期应用抗生素可以使创伤感染的潜伏期有所延长，但任何抗生素都不能取代优良而彻底的清创术。

4）重伤员观察和术后留治。对伤情危重、短时间内既不能接受手术、又不能耐受转送颠簸的伤员，应进行观察，待伤情好转后再作处理。医疗站（医院）可设病室，集中安置，指派专门人员护理，严密观察。术后伤员应留治一定时间。

5）迅速组织伤病员转送。病员经过早期治疗后，除必须留治观察外，要及时组织转送。

（3）伤病员转送

1）建立健全转送组织。伤病员转送，如没有专人和专门组织，是难以完成任务的。医疗站（医院）必须加强转送工作的组织领导。编组分类转送组，由医师、护士和担架员组成，专门负责伤病员的转送工作。成批转送伤病员，站（院）领导要亲临指挥，加强组织管理。医务助理员或转送组组长负责掌握伤病员周转情况，及时向上级请示汇报，申请转送工具。转送组要派人分头深入各组室，了解伤病员转送数量、批次，合理安排工具，并依据灾区现场指挥部的布置和分工，按不同伤病情安排伤病员的去向，认真做好转送前准备工作。

2）掌握转送适应证。伤病员转送的目的，是使其尽快获得完善的治疗，因而要求迅速转送；但也不可因转送而造成伤病员伤情的恶化或死亡。在一般情况下，为保证转送安全，医疗站（医院）在转送前要仔细检查伤病员的局部和全身情况，确定伤病员转送适应证：转送途中无生命危险者；术后伤情已稳定者；应实施的医疗处置已全部做完者；体温在 38.5℃以下者。当大批伤员集中到来，救治力量难以承受时，可以适当放宽转送适应证。

3）做好转送前各项准备工作，如换药、骨折的固定、抗生素的应用、管型石膏的松解等。可能发生呼吸道阻塞的伤员（颌面部伤、颅脑伤等），必要时可做预防性的气管切开。空运转送伤病员时，空中氧分压低，会使缺氧的伤病员如肺功能不全者病情加重。当飞机上升或下降，机舱内气压有明显变化时，会使开放性气胸伤员出现纵隔摆动，呼吸更加困难；腹部手术者会出现腹胀气，伤口有可能裂开；管型石膏固定肢体者肢体会胀痛等。因此，空运前要做好预防性工作。如对血气胸者采取闭式引流术，腹部伤员用腹带加压包扎，管型石膏松解。严格检伤，对乘机有危险的伤病员（心力衰竭、严重失血性贫血、精神分裂等）应从严掌握，改用其他工具转送为宜；成批伤病员转送，可事先将转出的伤病员编成班组，并提前通知伤病员本人，给伤病员定车号，给车辆定名额、编号标志，预先安排搬运人员，并按所编班组及伤病情况安排上车（船）、登机顺序；凡转送的伤病员，要办好各种转送手续，填好医疗文书。医疗文书轻伤病员自己携带，重伤病员可装入左上衣口袋。

4）选择合适工具、体位，安全迅速后送批量伤病员。后送工具有汽车、列车、飞机和船只，它们具有各自的性能和特点，应根据伤病员情况，尽量选择合适后送工具和后送体位，妥善迅速地组织伤病员上车（船）、登机，并做好途中观察、护理和防护，安全迅速转送伤病员。

（4）后续专科治疗。是伤病员经过飞机、列车、轮船的远距离运输后，到达灾区以外的综合医院进行的专科治疗。这些医院有军队医院，也有地方医院。由于伤病员在短时间内大批量到达，医院一般要紧急扩大床位，严密组织，充分发挥现有医疗护理力量。

四、恢复与重建

（一）恢复与重建的内涵

《国家突发公共事件总体应急预案》中恢复与重建工作包括善后处置、调查与评估、恢复重建三个方面，因此，对恢复与重建内涵的界定应包括这三方面的含义。

1. 善后处置　卫生应急中的善后处置包括两层含义：①妥善处理突发事件发生后的遗留问题。包括对突发事件的调查与评估；对参加突发事件应急处理做出贡献的先进集体和个人进行表彰；对在突发事件的预警、报告、调查、控制和处理过程中，有玩忽职守、失职、渎职等行为的，依法追究有关人员的责任；对突发事件应急处理期间紧急调集、征用有关单位、企业、个人的物资和劳务进行合理评估，给予补偿。②合理处理死者的安葬、死者家属的抚恤等工作。对因参加突发事件应急处置工作致病、致残或死亡的人员，按照国家有关规定，给予相应的抚恤和补助；对参加应急处理一线工作的专业技术人员应制定合理的补助标准并给予补助；民政部门对在突发事件应急处理工作中牺牲的人员，按有关规定追认为烈士。

2. 调查与评估　卫生应急中的调查与评估是指卫生部门运用适当的方式，对特别重大突发事件的起因、性质、影响、责任、经验教训和恢复重建等问题进行调查，开展卫生学评估工作，为决策部门确定救灾防病工作的策略和措施提供参考依据，并根据评价结果不断进行调整，做好突发事件发生后的救灾防病工作。

3. 恢复重建　广义的恢复重建是指突发事件发生后，政府在卫生应急的响应与处置、恢复与重建各阶段，对受损组织机构、法律、社会秩序、公共设施等，根据突发事件发生的范围、性质等相关因素，制定旨在对物质层面、社会层面进行恢复和重建的政策和规划，规定各个参与主体的权力和责任，进而实施的政治、经济、社会和环境等一系列措施，并在综合性评估的基础上重建机构运转和服务功能；同时对受影响的人员进行精神层面的恢复与重建，为其提供长期的关爱和支持。

狭义的恢复重建特指在卫生应急的预防与准备、响应与处置工作结束后，对受损组织机构、法律、社会秩序、公共设施等进行物质层面、社会层面的恢复与重建，同时对受影响的人员进行精神层面的恢复与重建。通过重新建立使各方面恢复到突发事件发生前原有的正常状态或者更好。

（二）恢复与重建的阶段

恢复与重建一般分两个阶段，即过渡期和恢复重建期。恢复与重建每个阶段的时间与内容在各国不尽相同，取决于政府的重视和政治意愿，以及国家的经济和技术实力等诸多因素。恢复与重建的过渡期通常为3～12个月，恢复重建期需要1～3年甚至更长。卫生领域恢复与重建也如此。

过渡期：当突发事件对当地社会公共设施如饮水、厕所及医疗卫生系统等有较大毁损时，此时旧的社会公共设施、医疗卫生设施不能正常发挥功能，而新的设施还未建成，在这种情况下往往需要有个过渡期。过渡期重点考虑的公共卫生问题是改善基本卫生服务和公共卫生项目（服务和活动）的可及性，包括保证因受事件影响的临时聚集地饮用水、厕所、食品安全，及时发现疾病，降低患病风险，提供基本医疗服务等。这段时期必须保证：贫困和弱势群体能够获得免费的医疗卫生服务；新出现的精神卫生问题要得到适当解决；为残疾人提供卫生服务包。

恢复重建期：包括短期和中长期两个阶段，这一阶段应努力解决更高层面的卫生体制问题，如卫生服务的利用和质量。突发事件为卫生系统机构重组与改革提供了一个契机，应合理建设医院、卫生院及公共卫生机构，避免不必要的冗余和不良竞争。①短期（3～12个月）：短期策略的重点是恢复基本卫生服务与核心公共卫生项目和功能，工作应着眼于为生活在临时安置点的居民提供卫生服务；通过流动方式提供基本服务、使用其他临时性结构包括预制房；动员社区工作人员开展外展服务；在适当层面提供二级卫生服务；为残疾人提供特殊的卫生服务；正常运转流行病预防项目，强化或重建疾病监测体系和现场流行病学能力。②中长期（12～36个月）：该阶段主要任务是提出解决卫生领域一些主要问题的方案。这些问题包括：合理重建合乎抗灾要求的医疗卫生设施，将较小单位并入大型机构、关闭或异地重建新机构，或根据人口规模对部分医疗卫生机构升级；采用一体化的方法确定并提供基本服务包；重视弱势人群的需求，包括开展脆弱性评估；加强卫生应急管理和组织体系，包括多方参与的、有效协调的灾害应对；与非政府组织共同开展以社区为基础的残疾人康复工作；建立卫生应急恢复重建的相关制度，确保快速应急和灾害响应。

（三）恢复重建的内容与步骤

1. 恢复重建的基本内容

（1）自然灾害类突发事件恢复重建的基本内容。我国自然灾害种类多、发生频率高、分布地域广、经济损失大，导致多种突发公共事件频发，严重危及人民群众健康及生命安全。自然灾害引发的突发公共卫生事件不仅严重危害人类的生命，也在物质层面、社会层面和心理精神层面等对人类造成极大影响。在此类突发公共卫生事件的过渡期和恢复重建期中，社会公共卫生设施及医疗卫生系统的恢复和重建一般包括组织、社会、物质、精神四个方面的内容。这种恢复重建并不是简单地恢复到事发前的状态，而是要在以前的基础上有一个新的发展和超越，是在总结过去经验教训的基础上，在更高起点上进行恢复和重建，以尽量避免同类灾害事故的再次发生或者减少灾害所致损失。

1）组织机构的恢复重建：主要是组织机构及其功能和制度的恢复重建，如补充人员、健全制度、合理化组织结构、加强管理等。

2）社会方面的恢复重建：主要指法律和社会秩序的恢复重建。突发事件经常给社会造成巨大的冲击，社会正常的法律秩序也会在应急管理阶段受到影响。有时一些社会原因造成的对立和冲突性危机，往往与一定程度的法律失效、社会秩序混乱联系在一起。因此，当应急状态结束时，政府的首要任务就是尽快恢复当地的法律和社会秩序，加强社会治安，只有这样，其他方面的恢复重建工作才能够正常开展，人们也才能安心从事恢复重建工作。

3）物质方面的恢复重建：主要是指生产和生活方面的各种设施的恢复和重建。事后的恢复和重建不是过去的简单复原，而应该用发展的眼光来看待，使其能够站在一个更高的起点之上，取得比过去更好的成绩和效果。

在过渡期和恢复重建期，社会公共卫生设施及医疗卫生系统方面的恢复和重建，一是要做好过渡期临时医疗机构板房建设，二是要扎实做好永久性医疗机构建设工作。

4）精神方面的恢复重建：主要是对突发事件当事人与受灾者提供精神和心理救助。与物质方面的损失相比，突发事件中公众心理和精神所受到的伤害可能更加严重。这种心理上的危机不仅危害大，而且涉及范围广，持续时间长。对于这种影响不是所有人都能够自我调节的，不少人必须借助外力的帮助才能从突发事件的阴影中走出来，他们不仅需要物质的援助，还需要心理上的帮助。因此，如何抚慰他们受伤的心灵，帮助他们从突发事件的阴影中走出来，恢复对生活和社会的信心，就成为事后精神方面恢复和重建的一项重要内容。但是这一点在过去常常不被重视，政府和社会更加关心的是物质方面的恢复和重建，对非物质方面的恢复和重建则关注不够，尤其是在受灾人群的心理疏导方面。

（2）突发公共卫生事件恢复重建的基本内容。突发公共卫生事件是指突然发生，造成或者可能造成公众健康严重危害的传染病疫情、群体性不明原因疾病、重大食物和职业中毒以及其他严重影响公众健康的事件。突发公共卫生事件的发生对卫生系统造成的影响，很少像自然灾害事件那样会对卫生系统造成基础设施、设备的损毁与人员的重大伤亡。因此，此类事件发生后的卫生恢复重建主要关注如何从事件中吸取经验教训，查找薄弱环节和管理漏洞，进一步加强卫生应急体系、制度和能力建设，有效预防和控制此类事件的再次发生。其恢复重建的主要内容包括：

1）卫生应急处置过程中物资损耗的补充与征用物资补偿：在卫生应急处置过程中，医疗卫生机构消耗了大量的医药、防护等物资，在资源不足时还会临时征用应急物资。在恢复期内，应根据物资使用的评估结果进行及时的补充和补偿，为今后处置突发公共卫生事件做好必要的资源储备。

2）加强和完善传染病联防联控工作机制：针对疫情暴发过程中暴露出的问题，各级各类卫生应急机构应主动与宣传、教育、农业、检验检疫、交通运输等部门加强沟通与协调，建立健全部门间联防联控工作机制。此外，针对本地区传染病流行的危险因素和重点问题，周密部署，制订预案，明确责任，落实措施，加强组织领导和监督检查。

3）进一步加强传染病疫情监测：通过反思和查找事件中可能存在的问题，各级疾病预防控制机构要坚持每日审核和分析医疗卫生机构疫情报告情况，并主动加强预警预测工作。紧密配合检验检疫部门做好出入境口岸的疫情监测，做到统一部署、密切合作、信息互通、资源共享。及时开展流行病学调查，采取果断措施加以控制，防止疫情扩散蔓延。

4）扩大免疫规划措施，提高免疫接种率：针对人群免疫屏障的削弱和易感人群的增加，为有效预防和控制今后可能发生的传染病暴发，要针对计划免疫接种薄弱地区和薄弱环节，重点加强边远、贫困、少数民族和流动人口密集地区的免疫接种工作，增加接种服务次数，保证接种质量，消灭免疫空白。加强入托、入学儿童接种证的查验工作。

5）加强医疗卫生机构能力建设：针对医疗卫生机构可能存在的问题，各地卫生部门要根据当地防病治病的需要，加强服务能力建设，改善实验室诊断和危重患者救治的设施条件，加强传染病防治专业人员流行病学调查、实验室检测和医疗技术的培训，提高其预防控制、临床诊断和医疗救治的水平，并积极争取上级财政支持，做好相关检测试剂、疫苗、消杀药品及医疗救治所需物资的储备工作。

6）广泛深入开展卫生整治：要大力开展爱国卫生运动，进一步加大环境卫生的整治力度，清理病媒生物的滋生环境，做好改水改厕和垃圾粪便无害化处理。加强食品、饮用水和公共场所卫生的专项整治工作，落实餐饮业和饮用水的卫生监管措施，有针对性地对餐饮业、饮用水和公共场所开展卫生监督检查，防止食物中毒和食源性疾病的发生。

2. 恢复重建的步骤　从卫生应急管理职能看，恢复重建一般包括建立恢复重建机构、确定恢复重建目标、制订恢复重建计划、组织恢复重建的实施和评价恢复重建效果五个步骤。

（1）建立恢复重建机构。突发事件的影响得以控制后，政府就应该着手恢复重建工作。首先要建立恢复重建工作机构来指导恢复工作。恢复重建机构成立后，首先要调查危害程度和收集相关信息，以确定恢复目标。收集信息过程中，恢复机构不但要听取应急机构提供的详细信息，还要通过对受害者的调查，掌握第一手资料，组织专人进行灾害现场破坏程度的调查评估，综合多方面的调查结果，对危害、损失做到全面了解。

（2）确定恢复重建目标。在了解损失状况之后，恢复重建机构要确立恢复目标。总的来说，恢复重建工作一般有两个目的：一是恢复突发事件造成的损失以维持组织的生存和持续发展；二是抓住危机中的机会进行重组，使组织获得新的发展。

（3）制订恢复重建计划。确定恢复目标后，要进行讨论以确定需要恢复的对象。参加讨论的人员除了恢复重建机构的成员外，还应该包括组织各个部门的代表、部分突发事件应对人员、部分评估专家、利益相关者的代表等。

（4）组织恢复重建的实施。制订恢复重建计划后，恢复重建工作机构应该迅速调集各种社会资源，根据有关专家指导，准备基础设施的恢复和重建工作，引导被破坏的工业生产和商业经营秩序走向正轨，稳定社会生活。恢复重建的形式可以包括政府扶持、社会甚至国际组织援助、对口支援、社会捐赠等。

（5）评价恢复重建效果。对恢复重建的效果评价分为现阶段规划和建设项目评价两个方面，评价的意义在于通过特定的程序与标准，对恢复重建工作进行检测，根据反映工作进程的质量或成果水平的资料或数据，与目标进行比较，从而对工作的质量或成果的水平做出合理的评判，以促使恢复重建工作有效合理地进行。

1）损失评估：损失的含义是指非故意的、非预期的、非计划的经济价值的减少，即经济损失，一般以丧失所有权、预期利益、支出费用和承担责任等形式表现。损失评估是制定恢复重建规划和恢复重建项目立项的重要依据之一。通常将损失分为实质损失、额外费用损失、收入损失和责任损失四类。实质损失主要包括人员损失、经济损失和卫生应急投入费用。人员损失主要由因灾死亡损失和因灾伤害损失两部分构成。经济损失包括直接经济损失和间接经济损失；直接经济损失集中在建筑、资产、交通、管线、资源五个方面，间接经济损失则通过与直接经济损失的比例关系来进行换算。卫生应急投入费用是灾害发生后进行救援、治理、恢复等所需花费的费用，如重建医院的费用，预防传染性疾病时发放的药物费用等。

2）项目绩效评估：所谓恢复重建项目绩效评估，就是运用科学的标准、方法和程序，对使用财政性资金投资的灾后恢复重建项目建设的必要性、合理性、合规性及产出绩效进行科学分析和比较，以综合评价财政支出建设项目的经济性、效率性和效果性的一个系统过程，其实质是把政府专项灾后恢复重建资金支出同灾后恢复重建项目的价值挂钩。

（侯世科　张　磊）

第三节 医学救援关键环节分析

一、医学救援前的风险评估

近年来，公共卫生事件和自然灾害、事故灾难、社会安全事件等各类突发事件频发，对公共卫生安全构成严重威胁，卫生应急管理和决策的复杂性和难度日益增加。为有效应对突发事件发生、发展及应对过程中的不确定性，现代应急管理普遍遵循和采用风险管理的原则，并将风险评估纳入风险管理和应急决策过程。科学、规范地开展突发公共卫生事件风险评估，对于有效防范和应对突发公共卫生事件具有重要意义。

（一）风险评估的概念

突发事件公共卫生风险评估是指通过风险识别、风险分析和风险评价，对突发事件公共卫生风险进行科学评估，并提出风险管理建议的过程。风险评估是整个风险管理过程的核心部分，包括计划准备、风险识别、风险分析、风险评价、风险管理对策和撰写评估报告的整个过程。其中，风险识别、风险分析和风险评价是风险评估的核心。

（二）开展风险评估的目的

1. 及时识别风险 制度化和规范化的风险评估工作，可使公共卫生机构保持对突发事件的警戒状态，及时识别重要的公共卫生风险，有效开展应急准备和响应。

2. 支持卫生应急决策 按照事先确定的评估流程和方法，组织不同部门和专业的人员，规范地开展风险评估，形成风险评估结论和应对措施建议，可以帮助决策者在面临事件发展的不确定性和信息不充分的情况下做出恰当的应对决策，确保防控措施与突发事件的风险水平相适应。在事件发生发展过程中动态地开展风险评估，有助于决策者及时调整控制策略和措施。

3. 为风险沟通提供依据 高质量的风险评估是风险沟通的重要依据。通过风险评估，描述危害特征、确定风险水平和风险管理对策，有助于制定风险沟通策略，包括风险沟通的内容、对象、方式和时机；有助于确定风险沟通的信息和知识要点，帮助公众与应急决策和管理部门建立恰当的风险认识。

4. 指导卫生应急准备 风险评估可以用于确定高风险地区、高风险人群及卫生应急准备活动的优先性，为制订应急准备计划及应急能力建设规划提供依据。

（三）风险评估的类别

突发事件公共卫生风险评估可以根据事件类别不同、事件发生时间不同，以及事件特点不同分为多种形式。

（1）根据造成的公共卫生事件类别不同，可将突发事件公共卫生风险评估分为：①公共卫生事件的风险评估；②自然灾害的风险评估；③事故灾难的风险评估，如核事故和放射事故、生物、化学、核辐射等恐怖事件的风险评估；④社会安全事件的风险评估，对一个国家或地区发生的社会安全事件进行风险评估；⑤其他影响公众健康的事件。

（2）根据风险评估开展的时间不同，可将风险评估分为事前风险评估、事中风险评估及事后风险评估。

1）事前风险评估：主要是在风险事件发生之前，识别组织面临的各种风险并评估这些风险事件发生的概率及造成的影响，从而确定各种风险的优先等级，制定消除风险的方案策略。

2）事中风险评估：主要是在风险事件发生之际，根据事前评估所制订的方案，对风险进行监测，但由于其环境的变化，其在执行时可能出现临时风险，对这些风险进行评估，确保能够及时采取措施，对风险进行控制的过程。

3）事后风险评估：就是在风险事件发生后，对风险发生的可能性、造成的影响、后果等方面进行评估。

（3）根据卫生应急管理工作的实际需要，以及突发事件种类多样、事件频发、危害复杂严重等特点，根据中国疾病预防控制中心发布的《突发事件公共卫生风险评估技术指南》的划分原则，将风险评估分为日常风险评估和专题风险评估两种形式，日常风险评估和专题风险评估应相互结合、互为补充。

1）日常风险评估：主要是对常规收集的各类突发事件公共卫生相关信息进行分析，通过专家会商等方法对其进行过滤、筛检和分析，识别潜在的突发公共卫生风险事件或威胁，选出需要关注或应对的事件，并对其进行初步、快速的风险分析和评价。其工作重点就是广泛收集各种公共卫生风险情报和信息，通过对各类信息的筛查、识别、分析和评价，发现重要的公共卫生风险事件，根据需要，确定需要进行专题风险评估的议题，为开展进一步的风险根源及影响因素分析，找出风险防范的薄弱环节，为提出风险防范和改进策略提供支撑。

2）专题风险评估：主要是针对国内外重要的突发公共卫生事件、大型活动、自然灾害和事故灾难等开展全面、深入的专项公共卫生风险评估。专题风险评估可根据相关信息的获取及其变化情况、风险持续时间等，于事前、事中、事后不同阶段动态开展。每次风险评估根据可利用的时间、可获得的信息和资源以及主要评估目的等因素，选择不同的评估方法。

（四）突发事件公共卫生风险评估的主要内容

风险评估的内容复杂多样，简单来说，就是评估风险发生的可能性和影响。可能性表示一个给定事项将发生的概率，影响则代表它的后果。

一般来说，对识别出来的风险，从可能性和影响两个方面进行评估后，就可以根据评估的结果采取应对措施。当然，不论怎么细分，贯穿始终的是要从可能性和影响两个方面进行评估。

对风险或机会从可能性和影响两个方面进行评估，说起来简单，实际上风险评估是全面风险管理工作难度最大、最具有挑战性的工作。对不确定性的评估本身就充满着不确定性，充满了各种假设、情感和很多不确定性的东西。不同的人对风险的感受不一致，人们的风险感受又可能与其价值观、人生前景的预期、收入、失败的机会、工作与生活的平衡等其他因素相互关联。正因为影响风险感受的因素不同，人们对风险发生的可能性和影响程度的判断就不可能一致。人们通常对不确定性会做出主观判断，这又会使风险评估工作受到人们主观判断的影响。

在实际的全面风险管理工作中，对风险的可能性和影响的估计值通常利用来自过去的观察数据进行确定，它提供了一个比完全主观的估计值更加客观的依据。但由于过去观察数据资料不全或没有，这使得科学的风险评估的方法难以使用。另外，历史数据终归是过去的事实，在瞬息万变的信息时代，情况会随着时间的推移而发生变化。

1. 风险识别的内容　风险识别是发现、承认、描述和记录风险的过程。对一个风险，首先是发现，然后是认可、承认，最后是对其进行描述和记录。风险识别的输出应是记录和描述的组合，即组成风险库。

在前期确定的评估议题和风险因素的基础上进一步对可能的风险性质和影响进行识别，主要回答下列问题：①引发这些风险的因素包括哪些（识别风险源、可能导致不利事件发生的原因、致病或致灾因子、薄弱环节、管理问题等）；②风险可能导致怎样的后果（可能造成的突发公共卫生事件和次生、衍生灾害，以及影响的对象和可能的影响方式等）；③进行脆弱性识别。

2. 风险分析的内容　风险分析是对“已经识别的风险”进行“后果和发生可能性”的分析，所以应考虑导致风险的真正原因和风险源、风险后果及发生的可能性，还应考虑现有风险应对措施及其有效性，然后以风险发生可能性和后果严重性来确定风险等级。

（1）已有应对措施的分析。分析为控制或降低突发事件公共卫生风险已采取的预防或应对措施；然后，评估这些措施对降低风险发生的概率及后果严重程度的效果。

（2）发生可能性分析。根据识别的公共卫生风险，结合事件背景、各类监测信息、历史事件及其危害等，充分考虑并结合当地各种风险因素（如人口分布、地理环境、季节气候、卫生服务等）的实际情况，对风险发生的可能性进行分析，按照发生可能性的大小，可分为极低、低、中等、高、极高五个等级，并可根据需要进行赋值。

（3）影响程度分析。从风险影响的地理范围、波及人口数、所造成的经济损失、对人群健康影响的严重性、对重要基础设施或生态环境系统的破坏程度、对社会稳定和政府公信力以及对公众心理压力的影响等方面加以分析。大型活动还应考虑风险是否影响活动的顺利举办及对于国际声誉的不良影响等。按照其影响程度的大小，可分为极低、低、中等、高、极高五个等级，并可根据需要进行赋值。

（4）脆弱性分析。脆弱性是指一个群体、个人或组织暴露于或遭受灾害及其不利影响的可能性、易损性，以及对灾难的可承受性、适应性和可恢复性。对于突发公共卫生事件应对的脆弱性分析而言，主要是对风险承受能力和风险控制能力进行分析。其中，风险承受能力包括人群的风险承受能力（如易感性、心理承受力、公众公共卫生意识、自救互救能力等）及设施的风险承受能力（如公共卫生基础设施、生活饮用水类型、医疗机构收治能力等）；风险控制能力是指所有为避免或减少风险发生的可能性及潜在损失所采取的措施及手段（如诊断治疗手段、技术储备、预防性药物和疫苗、资源的可利用性、控制措施的效度等）。可以按照脆弱性大小将其分为极低、低、中等、高、极高五个等级，并可根据需要进行赋值。

3. 风险评价的内容　风险评价利用风险分析过程中所获得的对风险的认识，以便对未来的行动进行决策。道德、法律、资金以及包括风险偏好在内的其他因素也是制定决策的参考信息。

风险评价的主要内容就是进行风险评级。风险排序是基于风险等级，它提供了风险处理优先次序的初步筛选。这些优先次序需要在风险处理阶段得到确认或修改。应组织专家，根据风险分析的结果，参照风险评价标准，确定风险等级。

风险评价的结果为具有不同等级的风险列表。对于极易发生、潜在影响很大、脆弱性非常高的风险，划为极高水平风险；对于易发生、潜在影响大、脆弱性高的风险，划为高水平风险；对于不容易发生、潜在影响小、脆弱性低的风险，划为低水平风险；对于罕见、几乎无潜在影响和脆弱性的风险，划为极低水平的风险；居于高水平和低水平之间的其他风险可划为中等水平风险。

（五）常用的风险评估方法

风险评估通常采用定性分析、定量分析及定性与定量相结合的分析方法。风险评估中的定量程度受多重因素影响，如评估资料的可用性、评估时限要求、风险问题的复杂程度等。在突发事件公共卫生风险评估中，尤其是在事件发生初期掌握资料比较有限，对事件发生发展的规律尚无系统、全面的认识时，定性风险评估可能是唯一的选择。需要强调的是，一个设计良好的定性风险评估的结果，比用质量差的数据或错误的方法所进行的定量风险评估所得出的结果更加可靠。突发事件公共卫生风险评估应动态开展，即随着事件的发展和获得信息的变化而及时更新。风险评估的过程应有良好记录，同时应对风险评估结果和建议落实情况进行跟踪，并对风险评估工作开展评价，不断促进风险评估结果的利用和风险评估能力的提高。

1. 定性分析法

（1）检查表法：检查表是一种简单的风险识别技术，通过对危险源进行充分分析，将风险源分成若干个单元或者层次后列出一系列典型的需要考虑的危险因素，即危险、风险的清单，而这些清单通常是凭经验（根据以前风险评估的结果、规定或标准）进行编制的，风险或者评估控制效果，可作为其他风险评估技术的组成部分进行使用。检查表设计是否全面、是否包含了各方面因素，是检查表法结果是否准确的关键。

检查表法的优点：简单明了，非专业人士也可以使用；如果编制精良，可以将各种专业知识纳入便于使用的系统中；有助于确保常见问题不会被遗漏；评价结果之间易于比较。但是要注意风险因素是否全面会影响评价结果的准确性。若不全面，会造成结果偏倚，反而不易于结果比较。检查表法存在的问题：只可以进行定性分析；可能会限制风险识别过程中的想象力；鼓励“在方框内画钩”的习惯；往往基于已观察到的情况，不利于发现以往没有被察觉到的问题。

（2）头脑风暴法：又称畅谈法、集思法，其以风险评估的基本理论和常用步骤为基础，专家根据评估的内容及相关信息，通过集体思考与讨论，同时结合自身的知识和经验，畅所欲言地发表独立见解的一种创造性思考的方法。头脑风暴法可以与其他风险评估方法一起使用，也可以单独使用，以激发风险管理过程任何阶段的想象力，可以用作旨在发现问题的高层次讨论，也可以用作更细致的评审或是特殊问题的细节讨论。

头脑风暴法的优点：组织实施相对简单、快速易于展开；激发专家的想象力，有助于评估时发现新的风险和新的解决方案；主要的利益相关者可参与其中，进行更全面的沟通。头脑风暴法存在的问题：可能出现特殊小组状况，意见和结论也易受到少数“权威”专家的影响，导致某些重要的观点被遗漏；不能确保所有的参与者都具备与议题有关的知识和技术；头脑风暴法的整个过程和结果的全面性难以保证。

（3）专家会商法：是指通过专家集体讨论的形式进行评估。主要由参与会商的专家根据评估的内容及相关信息，结合自身的知识和经验进行充分讨论，提出风险评估的相关意见，会商组织者根据专家意见进行归纳整理，形成风险评估报告。专家会商法是日常风险评估的常用形式，也经常应用于专题风险评估。当风险评估内容还没有可依据的固定的评估工具或评估框架时，或受评估时间、评估证据等客观因素的限制，无法进行较为准确的定性、定量评价时，专家会商法往往是突发事件公共卫生风险评估的首选方法。

专家会商法的优点：组织实施相对简单、快速，不同专家可以充分交换意见，评估时考虑的内容可能更加全面。存在的问题：意见和结论容易受少数“权威”专家的影响，参与评估的专家不同，得出的结果也可能有所不同。

（4）德尔菲法（Delphi）：是按照确定的风险评估逻辑框架，使用统一调查问卷进行多轮次专家咨询，而专家组成员又以匿名的方式（函件）提交意见。经过反复征询和反馈，专家组成员的意见逐步趋于集中，最后获得具有很高准确率的风险分析的结果。在整个专家咨询的过程中，专家之间不得互相讨论，只能单独、匿名表达自己的观点，只得与调查人员沟通。

德尔菲法的优点：所有的专家意见都是匿名的，专家更能表达出那些不受欢迎的看法；参与评估的专家专业领域较为广泛，所受时空限制较小，结论较可靠；重视所有观点，避免了“权威”专家的产生。存在的问题：要求参与者有较强的书面表达能力；准备过程较复杂，评估周期较长；所需人力、物力较大。

2. 定量分析法

（1）贝叶斯分析：就是在信息不完全的情况下，对部分未知的状态用主观概率估计，然后用贝叶斯公式对发生概率进行修正，最后再利用期望值和修正概率得出最优结果。贝叶斯估计巧妙地将主观意见和调查结果结合起来，能科学地判断所获信息的价值，在具体应用中不断地使用和修正，估计结果的准确性也将逐渐提高。但用贝叶斯估计时，需要的数据多，分析计算比较复杂，特别在解决复杂问题时，这个矛盾就更为突出。此外，主观概率的引入，可能会影响结果的准确性。

贝叶斯分析的优点：仅需要有关先验的知识；推倒式证明易于理解；确应考虑贝叶斯规则；它提供了一种利用客观信念解决问题的机制。存在的问题：对于复杂系统，确定贝叶斯网中所有节点之间的相互作用是相当困难的；贝叶斯方法需要众多的条件概率知识，这通常需要专家判断提供。软件工具只能基于这些假定来提供答案。

（2）蒙特卡洛模拟（Monte Carlo）：也称随机模拟法，通过设定随机过程，反复生成时间序列，计算参数估计量和统计量，研究其分布特征。可以用来分析、评估风险发生的可能性、风险成因及风险造成的损失或带来的机会等变量在未来变化的概率分布。这种方法依赖于模型，模型的选择对计算结果的精度影响较大。即如果系统的可靠性过于复杂或难以预计，难以建立精确简单的数学模型，但是系统中每个单元的可靠性特征量是已知的，则可用蒙特卡洛模拟法近似计算出系统可靠性的预计值。模拟次数越多，其预计精度也不断增高，模拟一般均用计算机来完成。同时，由于需要反复生成时间序列，高速度和高容量的计算机是蒙特卡洛模拟法的前提条件。

蒙特卡洛模拟法的优点：该方法适用于任何类型分布的输入变量；模型便于开发和理解；敏感性分析可以用于识别较强或弱的影响；软件便于获取，成本较低。存在的问题：可执行的模拟次数决定了结果的准确性；依赖于能够代表参数不确定性的有效分布；大型负载的模型可能对建模者具有挑战性，很难使利益相关者参与到该过程中；由于抽样效率的限制，该方法对于组织最为关注的严重后果/低概率的风险事件预测效力不足。

3. 定量分析与定性分析相结合法

（1）事件树法：事件树分析（event tree analysis，ETA）起源于决策树分析（简称DTA），它是一种按事故发展的时序逻辑，由初始事件开始推论可能的后果，从而进行危险源辨识的方法。它以一初始事件为起点，按照事故的时序，分成阶段按步骤分析，遵循每一事件可能的后续事件只能是完全对立的两种状态（成功或失败，正常或故障，安全或危险等）之一的原则，逐步产生结果，直到达到系统故障或事故为止。所分析的情况用树枝状图表示，因此叫事件树。一起事故的发生，源于许多相继发生的原因事件。其中，一些事件的发生可能引起另一些事件的发生，也有可能是由另一些事件引发的。在事件发生时序上，存在着因果的逻辑关系。它既可以定性地了解整个事件的动态变化过程，又可以定量计算出各阶段的概率，最终了解事故发展过程中各种状态的发生概率。

事件树的优点：ETA 用简单图示方法给出初因事项之后的全部潜在情景；它能说明时机、依赖性以及在故障树模型中很烦琐的多米诺效应；它清晰地体现了事件的发展顺序，而使用故障树是不可能表现的。ETA 可以在事前预测不安全因素、可能产生的消极后果，事后分析事故原因。ETA 的分析资料既可作为直观的安全教育资料，也有助于推测类似事故的预防对策。存在的问题：为了将 ETA 作为综合评估的组成部分，一切潜在的初因事项都要进行识别。这可能需要使用其他分析方法，但是有可能错过一些重要的初因事项；事件树只分析了某个系统的成功及故障状况，很难将延迟成功或恢复事项纳入其中；然而，人们可能会忽视某些从属因素，如果不认真处理这些因素，就会导致风险评估过于乐观。

（2）故障树法：故障树分析（fault tree analysis，FTA）又称因果树分析，是一种对复杂系统进行可能性预测的方法。FTA 是一种图形演绎方法，其形象、直观，可以围绕某一失效状态层层追踪分析，了解故障事件的内在联系及单元故障与系统故障之间的逻辑联系；有利于弄清系统的故障模式，找出系统的薄弱环节，提高系统可靠性；易于采用计算机辅助建树；能够进行定性分析和定量计算。

故障树的优点：它在提供规范且系统的方法的同时具备了足够的灵活性，可对多种因素加以分析；通过“自上而下”的方法，关注与顶事件直接相关故障的影响；图形化表示有助于理解系统行为及所包含的因素；对故障树的逻辑分析和对分割集合的识别有利于识别高度复杂系统中的简单故障路径。存在的问题：如果基础事件的概率有较高的不确定性，计算出的顶事件概率不确定性也高；故障树是一个静态模型，时序上的相互关系不易处理；顶事件的所有重要途径是否都包括在内有时很难确定；对分析人员有较高的要求，须熟悉对象系统，且具有丰富的实践经验；故障树只能处理二进制状态；虽然定性故障树可以包括人为错误，但通常各种程度或性质的人为错误引起的故障无法包括在内。

（3）风险矩阵法：风险矩阵是把风险发生可能性的高低以及风险发生后对目标的影响程度作为两个维度绘制在同一个平面上，对风险发生的可能性和影响程度进行定性或定量的分析。风险分析方法不止一种，各种常规的决策分析方法都可以用作风险分析。然而，风险矩阵方法脱颖而出，成为公共风险分析领域运用最广泛最热门的工具，这一方面得益于其简单易用的优良特性，另一方面也因为它把握住了风险的风险概率与影响后果两个最核心的要素。该方法的主要思想为通过定性分析和定量分析综合考虑风险影响和风险概率两方面的因素，对风险因素对项目的影响进行评估的方法。

风险矩阵法的优点：比较便于使用，有多种变形应用，如定性的、半定量的、定量的应用；可以获得组织或系统的整体风险分布状况；迅速将风险划分为不同的重要性水平。存在的问题：必须设计出适合具体情况的矩阵，因此很难有一个适用于各种情况的通用矩阵；等级的定界不好掌握；主观色彩较强，不同的分级者差别较大；无法对风险进行总计；很难组合或比较不同类型后果的风险等级。

（4）决策树分析：即通过对已经发生的突发事件的属性及风险等级的分析，构建卫生应急风险决策树模型，并基于此模型，根据突发事件的属性对未来可能发生的风险事件进行风险评估。通常，我们根据风险评估的结果，将突发事件的公共卫生风险等级划分为高风险、中等风险和低风险三个等级。该方法有助于在不确定的情况下选择最佳的行动步骤，图形显示也有助于决策依据的快速沟通。在突发事件公共卫生风险评估过程中特别适用于风险分析、风险评价阶段。

决策树分析的优点：决策树分析将各种备选方案、可能出现的风险及各种风险损益值简明地绘制在一张图表上，使决策问题形象化；决策树的应用并不仅仅是决策分析的一种简明形象的方法，也易于处理较复杂的风险评估决策问题。存在的问题：大的决策可能较复杂，不便于理解和沟通；由于需要用树形图表示，风险评估的背景环境易被简化。

（5）快速风险评估方法：快速风险评估是在潜在公共卫生意义事件发生的早期阶段进行的评估。通常在某一事件被确认为需要关注的潜在公共卫生问题的24～48小时内对其进行快速风险评估。快速风险评估的结果将决定是否需要做出应对，应对的紧迫性和级别，关键控制措施的设计和选择，以及是否涉及其他部门和事件的进一步管理。在快速风险评估过程中所采用的核心思想是：风险=概率×影响，概率是指发生人群传播的可能性，影响是指疫病的严重程度。国际上比较常见的突发公共卫生事件快速风险评估方法为欧盟CDC和WHO快速风险评估方法。

二、医学救援中的信息沟通

（一）信息沟通的概念

医学救援中的信息沟通是指在突发事件状态下，参与应急救援的各部门间就医学救援相关信息进行交换和共享的过程。

（二）信息沟通的要素

每一种传播形态都有其特定的构成要素，医学救援中的信息沟通亦不例外。通常，信息沟通的要素可以分为基本要素和情景要素，前者包括信息沟通的主体、内容、渠道、对象和效果，后者则是指具体的危机情景。它们存在于组织与利益相关者的沟通过程之中，构成了复杂的应急沟通系统。

1. 基本要素　关于传播过程的基本要素，哈罗德 D.拉斯韦尔（Harold D.Lasswell）的5W 模式是运用最广的传播模式之一：谁（who）？说什么（say what）？通过什么渠道（in which channel）？对谁（whom）？取得什么效果（with what effect）。这一模式概括了所有传播形态的五个共同要素：传播者、讯息、媒体、接收者和效果。5W 模式囊括了传播过程的基本要素，对应着信息沟通的主体、信息、对象、渠道和效果，为医学救援中的信息沟通管理提供了参考框架：哪些卫生机构或部门、哪些人负责信息沟通更可信？卫生应急讯息内容与形式如何设计更易被沟通对象理解？在日益丰富的媒介生态系统中，选择哪些媒介组合更加有效？在危机情景中如何甄别核心利益相关者并进行针对性沟通？怎样提升应急沟通效果？

2. 情景要素　除了沟通主体的可信度、讯息的有效性、渠道的合适性和沟通对象的针对性会影响信息沟通效果外，情景，即信息沟通的具体环境也是重要的影响因素。

（1）宏观语境。社会整体信任状况、政府监管部门的形象和医疗卫生系统的专业权威性等构成了宏观社会语境。

（2）微观语境。微观语境主要是指危机情景，又可细分为危机客观情景和主观情景，前者是危机发生的诱因、客观上产生的影响和造成的损失等；后者则是利益相关者对危机的主观看法和感受，包括危机归因、责任归属判断等。这些因素相互交织，构成了信息沟通的情景，影响和制约着沟通效果。

（三）信息沟通的原则

1. 透明沟通　在全媒体环境下，每个组织的言行举止都处于公众的围观和凝视中，都生活在“透明玻璃屋”内。在此背景下，封杀媒体、封锁信息都是徒劳。因此，医学救援中的信息沟通主体需坚守公开透明原则，与媒体和公众进行透明沟通。

2. 真诚沟通　信息沟通的核心目标是消除分歧、达成共识、弥补裂痕、重建信任。因此，组织在信息沟通过程中需真实诚恳地与利益相关者沟通，不要对媒体和公众撒谎。一旦被发现撒谎，医疗卫生机构将陷入负面舆论旋涡，危机将由事实层面升级到价值信任层面。

3. 及时沟通　由于媒体日益发达，危机扩散速度越来越快。医疗部门在信息沟通管理中需要变“被动灭火”为“主动沟通”，在第一时间主动联系媒体，发布信息，这样才有可能在信息沟通中占据主动；反之则会导致小道消息滋生，医疗部门公信力丧失和危机进一步恶化。

4. 互动沟通　互动沟通不仅表现在形式上，而且体现在理念中：组织将公众视为对等的沟通主体，结合公众立场和利益诉求，与公众进行互动沟通与协商，求同存异，达成有限共识。在一些公共卫生危机中，卫生管理部门单方面站在自身立场的政策解读往往被公众视为自我辩护和推卸责任；医疗卫生专业机构从卫生专业主义视角的解释与说明往往收效甚微，这是因为他们未能将专业术语转化为公众可以理解的通俗话语。这些都是忽略公众立场和感受，未能与其进行互动沟通的结果。新媒体进一步唤醒了公众表达、参与和对话的需求，在危机状态下，这种需求更加强烈。这就要求卫生系统在信息沟通过程中强化互动观念，把握公众情绪和感受，选择互动性更强的新媒体，与公众开展平等的互动沟通和双向对话。

5. 人本沟通　信息沟通具有“人本性”特征，医疗部门在信息沟通中需坚持“以人为本”的原则，关注卷入危机中的民众和医护人员的身心健康，维护他们的尊严，尊重他们的情感，以同情心和同理心进行富有人情味儿的沟通。

（四）信息沟通的形式

医学救援中的信息沟通包括内部沟通和外部沟通两种形式，前者主要针对系统内部，主要形式有电视电话会议、群发电子邮件、手机短信通报、内部网站刊载、印发文件等，沟通的主要内容为基本事实、目前状况、组织态度、未来部署、内部纪律和联络方式等。外部沟通主要针对媒体和公众，主要形式有公告或声明、媒体采访和新闻发布会、张贴海报、散发传单或手册、面对面沟通等，沟通的主要内容包括发生了何事、发生原因、事件的最新进展、相关部门在第一时间的反应和动作、具体措施、伤亡情况及事件未来可能的发展等。

（五）信息沟通的渠道

无论内部沟通还是外部沟通，都需要一定的沟通渠道，有面对面的人际传播渠道，也有以媒体为中介的大众传播渠道。医学救援中的信息沟通主体需要根据危机形势，整合一切渠道，将信息及时、准确地传递给公众。常用的信息沟通渠道有以下几种：

1. 报纸　报纸最突出的特点是可以提供深入报道，读者面广，包括高端精英人士。报纸一般都有不同的版面，了解每个版面的主编是谁、由哪个专业口记者来跑、有何要求和出版时间是进行危机传播的先决条件。

2. 杂志　杂志周期比较长，危机传播管理又是与时间赛跑的艺术，在危机刚刚暴发时，杂志并不是最合适的信息发布渠道。不过，当危机基本得到遏制之后，信息沟通主体可以选择专业期刊进行危机信息发布和报道。

3. 广播　广播传播速度快、范围广，非常适合突发事件的应急传播。信息沟通主体需要了解电台的节目播出流程、节目类型，以确定在最合适的时段和节目形态里传播信息。

4. 电视　电视仍是目前最重要、最具影响力的媒体。作为视觉媒体，电视编辑和记者更喜欢用画面讲述的新闻故事。

5. 网络媒体　除了传统四大媒体外，网络新兴媒体已成为信息沟通的“第一战场”和“前沿阵地”。网络新兴媒体具备即时传播、移动传播、海量传播和互动传播的特点，既是各种公共卫生突发事件的发源地和中转站，也是各类记者寻找新闻线索和事实论据的地方。

总之，报纸和杂志以文字和图片为主要符号，可以进行详尽的深度报道，但时效性差些、发行范围受到限制；广播以声音为核心元素呈现信息，时效性强、覆盖范围广；电视将声音和图像有机结合、形象直观、冲击力强；互联网则整合了文字、图片、声音、图像等多种符号元素，可以随时随地、超越时空，进行“多媒体信息”的互动传播。医学救援的信息沟通主体应根据媒体特点，结合危机发展阶段和形势变化，选择合适的渠道进行沟通。

（六）信息沟通的策略

1. 事实导向策略　事实导向策略重在促进真相查证和利益互惠，又细分为告知、疏导和转换三个二级路径。

（1）告知策略。告知是指应急主体面向利益相关者发布危机信息的行为，是主体的“单方”话语在公共语境中进行传播并接受选择的过程。这一路径又分为告知真相、充分告知和适度承诺。真实是应急沟通的底线和生命，也是首选策略；在“全部告知”与“消极沉默”的两极中，选择大家最为关切的共同议题进行充分告知；承诺作为一种话语、姿态和行动而存在，对受害者而言，承诺意味着走出困境、获得补偿，意味着安全和护佑的希望。过度承诺可能会获得暂时的支持与喝彩，但却因为无法兑现而丧失公信力、恶化危机。

（2）疏导策略。如果说“告知”是应急主体主动、快速、充分地发布危机信息，解决信息覆盖面的问题，那么“疏导”则指向针对关键议题的多方对话：要甄别核心利益相关者，抓住主要矛盾，引导核心议题。

疏导策略包括议题管理、寻求第三方联盟和规避危机黑洞三个三级路径。

复杂、多变的公众舆论总是由若干特定的议题引发、影响和支配，议题管理成为引导、控制舆论的基本路径，包括议题的选择、议题意义的沟通共享和议题所涉价值的劝说，这是一个完整的“交流、沟通、劝说”过程。

“第三方”主要包括两类社会角色：一是危机涉及领域的权威人士，如专家学者、政府官员和行业协会负责人等，即“公共意见领袖”；二是危机公众中的意见领袖，即分散在不同的利益相关人群中，对群体其他成员的认知、态度和行为有重要影响的少数权威者。这些“第三方”因为没有利益关联的客观中立态度而备受信赖，有利于应急沟通效果的提升。

在应急沟通过程中，应急主体稍有不慎便可能落入“危机黑洞”——将时间、精力和资源投入到错误的人、话语和环节中去。这需要组织在平时遵循传播规律、引入专业人才、开展有效的应急沟通培训和模拟演练，这样才有可能避免应急沟通中的黑洞。

（3）转换策略。转换策略又可细分为三个路径：前后一致，转移视线，协同利益相关者。

“前后一致”本质上是一种信息转换，将负面信息转换为正面信息。组织认真回溯、深刻检讨危机发生之前的主张和承诺，并在应急沟通过程中予以重申和维护，实现沟通的正向效果。

“转移视线”本质上是一种议题转换，把公众关注的焦点转移到那些可以摆脱组织责任或者于组织有利的议题上去。班尼特认为，转移视线通常有两种做法：一是把组织描绘成不公正环境的牺牲品，以引起人们对替罪羊、真正责任者和其他问题根源的追问；二是“制造”新闻事件以引起公众对新问题的关注，从而转移他们对危机的注意力，放弃对事件无休止的纠缠。

“协同利益相关者”本质上是一种关系转换，将利益相关者从“旁观者”转化为“参与者”，从“对抗者”转换为“合作者”，使其与组织合力渡过危机。

2. 价值导向策略

价值导向策略旨在重建信任，包括顺应、引导和重建三个二级路径。

（1）顺应策略。顺应策略可细分为倾听、合作非对抗和关爱弱者三个三级路径。

1）倾听：是人类沟通中最基本的策略，更是应急沟通的首选策略之一。它不仅仅是于对话中了解事实、获取信息，而且营造了一个平等、尊重、互信的沟通环境，为理性对话、达成共识奠定了基础。

2）合作非对抗：是应急沟通管理的基本精神，这源于一种常识：危机始于对抗，止于合作；通常而言，合作成本低于对抗的代价。

3）关爱弱者：在应急沟通中，人是最重要的价值标尺。当事主体要通过充分对话，鼓励各种积极的力量，化解人们在物质、道德和精神上的焦虑，分享安宁、重树信心。

（2）引导策略。引导策略包括三个具体路径：树立大局观念、关注共同利益和引领公共精神。

1）树立大局观念：旨在通过内部沟通，把内部利益相关者凝聚到大局和整体利益上来，这是对外沟通的基础。

2）关注共同利益：是应急沟通的前提之一。发掘组织与利益相关者的共同价值和利益，实现协同应对危机，实现由“自救”走向“互救”，从“避害”和“散场”走向“趋利”与“重聚”。

3）引领公共精神：要求应急主体着眼公众利益，在应急沟通中将媒体引导到公共精神上，如切实关注医生的实际境遇、倡导医德建设、重构和谐医患关系等。这些不仅可以使组织化解危机，而且有助于从危机转向常态，重返公共空间。

（3）重建策略。重建是指在危机事件平息后修复形象、重建信任，包括三个三级路径：补偿与救赎、重构话语秩序和价值再造。

1）有形补偿：是指对利益相关者的生命、健康和财产损害进行物质和资金方面的赔偿，无形救赎是指对利益相关者进行精神抚慰。如地震中的幸存者、参与救援的解放军战士和医护人员，他们都需要进行恢复型沟通。

2）重构话语秩序：旨在恢复沟通秩序和环境，使组织回归常态、重返公共空间；可以通过媒体策划、事件公关、领导人形象塑造和社会责任履行等实现。

3）价值再造：危机在给组织带来损害的同时，也“教化”组织于生死两重天的境遇中，重新思考“我是谁”、“我为何存在”，即“再造”自身价值观。寻找于危机之下生发、闪现出来的“新价值”，并将其结晶于组织的价值体系，丰富组织文化和财富。

三、医学救援中的伦理考量

所谓伦理，是指一定社会的基本人际关系规范及其相应的道德原则。在我国，伦理主要是指“人伦之理”。在西方，“伦理”一词起源于希腊文，最初表示惯常的住所、共同居住地。后来，经过不断发展，演化出风俗、性格、德性等含义，汉语译作“伦理的”。“伦理”一词通常与“道德”一词通用，如“伦理关系”亦即“道德关系”。

所谓医学救援伦理，就是调节医学救援活动中各种利益关系的道德要求和道德准则。作为社会道德体系的重要组成部分，医学救援伦理的焦点在于调节医学救援活动中的利益关系。而且在一定意义上，医学救援伦理是否完善和健全也是衡量一个社会道德体系是否健全和完善的重要尺度和指标。由于医学救援行为主体的专业性和救援活动范围的宽泛性，医学救援伦理的内容也必然是丰富的、多样的和多维度的。它既包括一般意义上的任何救援活动都应遵循的道德要求和道德准则，也包括特殊的救援活动中的具体道德要求和道德准则；既涉及救援行为主体的道德权利和道德义务，也涉及救援行为客体的道德权利和义务——它本身便是一个相对完备的伦理体系。

（一）医学救援中应遵循的基本伦理原则

1. 尊重原则 尊重原则又称尊重自主原则，要求承认患者享有作为人的尊严和权利，对那些具有自主性的患者，凡是涉及其利益的医疗行动，都应事先获得患者的许可才能进行。尊重原则首先要求尊重患者的自主性，自主是尊重原则的核心概念和理论基础。

（1）尊重患者的自主性：自主是指治疗或研究应当尊重患者或受试者的人格和尊严，治疗方案和实验研究都应在患者或受试者知情并得到他们同意的基础上才能进行，而不能欺骗、强迫或利诱他们。尊重自主性的原则在医疗保健范畴内，进一步特定化的结果主要有知情同意、保密、尊重隐私等应用准则。

（2）尊重患者的尊严与人格：尊重原则要求医务人员尊重患者的人格和尊严。患者具有独立的不可侵犯的地位和身份，医生应该尊重其作为人的尊严，尊重其人格。现代意义的人格是指一个人的尊严、价值和道德品质的总和，是一个人在一定的社会中的地位和作用的统一，即一个人被社会所应该确立的自我。尊严是对个人或社会集团的社会价值和道德价值的认识和自我肯定，承认人的生命价值的存在是最基本的尊严。

患者享有人格权是尊重原则所以具有道德合理性并能够成立的前提和基础。患者的人格尊严理应受到尊重，具体表现在：①患者在接受诊疗的过程中享有尊严，其人格应受到尊重，不应因为患病而受到任何歧视。患者只是身体上有疾病的人，除了健康，他（她）与一般人没有任何差别，因而应享有一般人享有的一切权利，不能受到嘲讽、侮辱、谩骂。②患者的身体应该受到尊重。在诊疗的过程中，患者的身体尤其是生理缺陷不得作为笑料，更不能将这些信息予以传播。③患者的风俗习惯应该受到尊重。在诊疗过程中，要充分考虑少数民族、特殊族群患者的风俗习惯、禁忌。④患者不应受到怠慢。医生不能高高在上，对患者不屑一顾、爱理不理、敷衍了事。

2. 不伤害原则 医疗技术本身存在两重性。任何医疗措施都是患者的健康利益与医疗伤害相伴而来，因而要强调不伤害原则。

（1）医疗伤害：作为职业性伤害，医疗伤害是医学实践的伴生物，历来受到中外医家的高度关注。许多甚至绝大多数现代医学行为都对服务对象存在着不同程度的伤害，如手术的创伤、药物的毒副作用、辅助检查导致的痛苦与不适等，这样的伤害是不可避免的。伤害包括实际的伤害和伤害的风险。实际的伤害是指在治疗或研究中实际发生了的伤害；伤害的风险是指在治疗或研究时可能发生的伤害。如截肢后失去一条腿，这是实际的伤害，而截肢后可能发生血栓或感染，这是伤害的风险。

现实中的诊疗伤害现象有以下几类：①有意伤害与无意伤害。有意伤害是医方出于打击报复心理或极其不负责任，拒绝给患者以必要的临床诊治或急诊抢救，或者出于增加收入等狭隘目的，为患者滥施不必要的诊治手段等所直接造成的故意伤害。与此相反，不是医方出于故意而是实施正常诊治所带来的间接伤害则属于无意伤害。②可知伤害与意外伤害。可知伤害是医方可以预先知晓也应该知晓的对患者的伤害。与此相反，医方无法预先知晓的对患者的伤害是意外伤害（如麻醉意外）。③可控伤害与不可控伤害。可控伤害是医方经过努力应该可以降低其损伤程度，甚至可以杜绝的伤害。与此相反，超出控制能力的伤害则是不可控伤害。④责任伤害与非责任伤害。责任伤害是指医方有意伤害以及虽然无意但属可知、可控而未加认真预测与控制、任其出现的伤害。意外伤害、虽可知但不可控的伤害，则属于非责任伤害。

（2）不伤害的内涵与要求：临床诊治过程中不使患者受到不应有的伤害的伦理原则，是一系列具体原则中的底线原则。因此，不伤害患者是古老的传统行医规则，是医学人道观念的突出体现。

医疗伤害带有一定的必然性。不伤害原则的真正意义不在于消除任何医疗伤害，而在于强调培养为患者高度负责、保护患者健康和生命的医学伦理理念和作风，正确对待医疗伤害现象，在实践中努力使患者免受不应有的医疗伤害。不伤害原则不是绝对的，因为很多检查和治疗，即使符合适应证，也会给患者带来生理上或心理上的伤害。如肿瘤的化疗，虽能抑制肿瘤，但对造血和免疫系统会产生不良影响。

临床上的许多诊断治疗具有双重效应。双重效应是为了在有意获取某种必要的益处而无法避免一种间接的伤害时所做的伦理辩护。由这种伦理辩护引申出一个叫做“必要害”的概念。所谓“必要害”，是指为了达到某一有益的目标，而必须要承受某种伤害。这种伤害是为了达到那种有益的目标而不得不付出的一种代价，因此是一种“必要的伤害”，简称“必要害”。如手术的创伤、药物的副作用、辅助检查的不适等都属于“必要害”。如果一个行动的有害效应并不是直接的、有意的效应，而是间接的、不可避免的，而且有害效应远小于有益效应，那么这个行动的正当性可以得到辩护。

不伤害原则对医方的具体要求是：强化以患者为中心的动机和意识，坚决杜绝有意和责任伤害；恪尽职守，千方百计防范无意但却可知的伤害及意外伤害的出现，不给患者造成本可避免的身体上、精神上的伤害和经济上的损失；正确处理审慎与胆识的关系，经过风险/治疗、伤害/受益的比较评价，选择最佳诊治方案，并在实施中尽最大努力，把不可避免但可控伤害控制在最低限度之内。要求做到不滥施辅助检查，不滥用药物，不滥施手术。

3. 有利原则　伦理学原则不仅要求不伤害人，而且要求促进他们的健康和福利。

有利原则比不伤害原则更广泛，它要求所采取的行动能够预防伤害、消除伤害和确有助益。有利原则是把有利于患者健康放在第一位并切实为患者谋利益的伦理原则。有利，就是医务人员为患者做善事。有利原则的实质要求医务人员善待患者、善待生命、善待社会。

有利原则与不伤害原则有着密切关系。有利包含不伤害；不伤害是有利的起码要求和体现，是有利的一个方面。有利原则由两个层次构成，即低层次原则不伤害患者，高层次原则为患者谋利益。不伤害原则为有利原则规定一条底线、奠定一个基础，有利原则基于此设定了更为广泛而且具有进取性要求的伦理准则。

有利原则具体体现在：树立全面的利益观，真诚关心患者的以生命和健康为核心的客观利益和主观利益；提供最优化服务，努力使患者受益，即解除由疾病引起的疼痛和不幸，照料和治愈有病的人、照料那些不能治愈的人，避免早死、追求安详死亡，预防疾病和损伤、促进和维持健康；努力预防或减少难以避免的伤害；对利害得失全面权衡，选择受益最大、伤害最小的医学决策；坚持公益原则，将有利于患者同有利于社会健康公益有机统一起来。

4. 公正原则 公正的一般含义是公平正直，没有偏私。公正概念与“应得赏罚”有联系。公正有两个原则：“形式上的公正原则”和“实质上的公正原则”，这是两个相互区别又相互联系的层次。“形式上的公正原则”是指在有关方面，对同样的人给予相同的待遇，对不同的人给予不同的待遇。“实质上的公正原则”规定了一些有关的方面，然后根据这些方面来分配负担和收益。具体可以依据个人的需要、能力、职位高低、对社会的贡献、业已取得的成就等分配相应的负担和收益。

当代倡导的医学服务公正观，应该是形式公正与实质公正的有机统一。每个人因为对社会的最基本贡献完全相等—— 每个人一生下来都同样是缔结、创造社会的一个股东—— 而应该完全相等地享有基本权利（基本权利完全平等），所以在基本医疗保健需求上要求做到绝对公正，即应人人同样享有，在满足需要方面同等对待；每个人因为具体贡献的不平等而应该享有相应不平等的非基本权利，但比例应该完全相等（非基本权利比例平等），所以在特殊医疗保健需求上要求做到相对公正，即对有同样条件的患者给予同样满足。

医疗卫生资源是指满足人们健康需要的、现可用的人力、物力、财力的总和。其分配包括“宏观分配”和“微观分配”。“宏观分配”是各级立法和行政机构所进行的分配，解决的是确定卫生保健投入占国民总支出的合理比例，以及此项总投入在预防医学与临床医学、基础研究与应用研究、高新技术与适宜技术、基本医疗与特需医疗等各层次、各领域的合理分配比例的问题，目标是实现现有卫生资源的优化配置，以此充分保证人人享有基本医疗保健，并在此基础上满足人们多层次的医疗保健需求。“微观分配”是由医院和医生针对特定患者在临床诊治中进行的分配。在中国，目前主要是指住院床位、手术机会及贵重稀缺医疗资源的分配。临床上，公正原则针对微观医药卫生资源、分配，要求医方按“医学标准—社会价值标准—家庭角色标准—科研价值标准—余年寿命标准”综合权衡，在比较中进行优化筛选，以确定稀缺医药卫生资源优先享用者资格。其中，医学标准主要考虑患者病情需要及治疗价值；社会价值标准主要考虑患者既往和预期贡献；家庭角色标准主要考虑患者在家庭中的地位和作用；科研价值标准主要考虑该患者的诊治对医学发展的意义；余年寿命标准主要考虑患者治疗后生存的可能期限。在这些标准中，医学标准是必须优先保证的首要标准。

在医护实践中，医务人员以医学道德的四个原则规范自己的行为是很重要的。但是，有时几个原则之间也会发生冲突，如不伤害原则与公正原则、有利原则与尊重原则等，因此要具体情况具体对待，并要明确尊重原则和不伤害原则是底线，还应该有一些更加具体的应用准则用来指导医学伦理的实践。

（二）灾害医学救援中可能面对的伦理考量

灾害现场的特殊情况决定了医学救治活动必将面对一系列的伦理问题和矛盾。正确认识矛盾存在的客观事实，并有针对性地提出解决办法或尽量减少矛盾的发生，这是必须面临的重大课题。

1. 人人平等与优先救助的矛盾　当人们的生命受到威胁时，有要求得到治疗、获取继续生存的权利。尊重和实现这种权利，是尊重患者人格和生存权利的表现。常规的医疗救治伦理学要求，医务人员对患者应一视同仁，必须尽一切可能和努力，积极救治，保证患者权利的充分实现。然而，在灾害现场的医学救援中，检伤分类、紧急救治、快速分流是最基本的救援措施。伤病员分类指的是伤病员的伤情分类和救治的先后顺序的确定，因为在有大量伤病员的突发事件中，特殊的救援环境和救治条件，决定了在伤病员救治时必须遵循战伤救治规则，实施损伤控制性治疗。这是降低死亡率的一个关键，按照阶梯救治的原则，迅速准确分流伤病员，保证得到及时的后续治疗是基本要求。

检伤的目的主要是优先处理危及生命的或正在发展成危及生命的疾病或损伤，将那些有生命危险但迅速治疗还可抢救的伤病员区分出来，将那些如不及时处理会危及生命的伤病员鉴别出来立即进行现场紧急救治；并对伤病员进行分流和后送。按照国际通行惯例，灾害现场的伤病员分类只对那些经过处理才能存活的伤病员给予最优先的处理，而对不经过处理也可存活的伤病员和即使处理也要死亡的伤病员则不给予优先处理。这对提高灾害现场医学救治的效益是至关重要且卓有成效的，体现了科学务实的精神。但这一做法却难免与人人享有平等的医疗权利相矛盾。目前，普遍认识是：对大批伤员组织救护的原则，应该是在最适当的时间和地点对为数最多的伤员施行最好的救护。在那种混乱、惊恐、焦虑的氛围中，医护人员究竟如何做，才能既保证高效地抢救伤病员，又不被指责为“见死不救”而受良心的谴责，的确是一件两难的事情。在这种情况之下，要求医疗救援既要指挥得当，又要客观公正，切合实际就变得尤为重要。

2. 知情同意与紧急救治的矛盾　知情同意是患者权利的重要组成部分，它体现了对患者在治疗中自主权利的尊重。在临床上，医师做治疗决定时，应当耐心细致地说明所选择治疗方案的利弊及科学依据，使患者及其家庭在真正知情的基础上选择最佳治疗方案。灾害现场环境的特殊性，要求医务人员不仅要调整自己的心理状态，倾其所能全力抢救伤病人员，而且还要对平常的伦理观做出必要的调整。在紧急的医学救治中，甚至没有家属可以询问，时间紧迫，众多的伤病员等待及时的救治，不可能对重伤员普遍组织会诊，不可能进行全面的体格检查，在那种特殊的条件和环境之中，正确的选择只能是本着生命第一的信念，以简洁、高效、科学、严谨的态度去实施抢救工作，尽可能地多抢救生命，减少伤残。

3. 抢救生命与改善质量的矛盾　随着生物医学工程技术的发展而逐渐产生的生命质量观及价值论标志着人类生命观和医德观有了历史性的转变。从医学角度，生命的质量需要从体能和智能两方面来加以判断和评价。生命价值，主要是指生命的社会价值，即从人的社会学生命角度，判断某一个体生命对他人及社会的意义。生命个体必须是在社会生活中扮演一定角色、有意识并能为他人和社会做贡献，才是有价值的生命。判断人生命价值的大小要根据两个方面：一是生命本身的质量；二是该生命个体对他人及社会的意义。前者决定生命的生物学价值，后者决定生命的社会学价值。由此可见，生命质量是生命价值的基础。因此，在灾害现场的医疗救援中，首要任务是使伤病员脱离死亡的危险。

由于特殊的环境下医疗救护条件的限制及其他各种因素的制约，往往造成生命与其质量、价值之间的矛盾。在那种特殊的情况之下，医护人员的救治工作只能本着生命第一而展开，如截肢的问题就涉及抢救生命与改善质量的矛盾。至于患者的生命质量、生命价值问题则在其次或者没有时间考虑，否则就会有生命危险。

（三）正确处理灾害医学救援中可能面对的伦理问题

1. 坚持公益性和无偿救治的原则　公益性无偿救治原则几乎是当今世界的共同准则，它视灾害医学救治为社会公益活动，动员全社会共同参与，强调不得向被救治者索取报酬，并力求使受灾人员获得正当的权益。参与救援的医务人员要发扬无私奉献的精神，积极主动落实灾害救援的社会职责；医疗救灾机构应当在上级统一组织下，派出具有精湛技术的医务人员参与救援，并为之配备相应的药品器材和物资，确保救治活动有效展开。

2. 坚持争取健康效益最大化的原则　自然灾害的发生，往往使人民群众的生命财产受到巨大损害，灾后 72 小时是医疗救援的“黄金时间”。灾害医学救援就是和时间赛跑、与死神抗争，一切立足于快。一是采取陆路、水路、空投等方式，快速向灾情最严重、条件最艰苦、灾民最需要的地域投送医疗救治力量，尽最大努力抢救人民群众生命；二是利用野战方舱医院、野战医院、野战医疗所等条件，在灾区迅速组织医疗力量，发挥技术优势，全力组织伤员救治；三是采用飞机、火车等方式快速后送，将伤员转移到灾区以外的省市医院进行救治。紧紧围绕“抢救人民群众生命是首要任务”的总要求，切实提高整体救援成功率。

3. 坚持从灾区实际情况出发的原则　灾害等突发事件普遍具有突发性和破坏性，其发生的时间和空间难以预料，其破坏的程度也常常难以预料，不仅在较短时间内造成人民群众生命财产的巨大损失，而且迫使医疗救治工作有时需冒着次生灾害的危险，在困难大、时间紧的条件下展开。灾区的环境复杂多变，即使有备而来的医疗队伍也会遇到许多意想不到的情况，灾害作为强烈的外界刺激，也会给身临其境的救援人员身心以强烈的精神冲击。灾害医学救治具有急、难、险、重的突出特点，医务人员需要克服与战胜灾害造成的凶险环境，激发顽强的斗志和特别能忍耐的精神，发挥良好的应变能力和适应能力，创造性地开展工作。在开展救援活动的同时，要善于自我调节和自身防护，使之具有良好的自控能力、调适能力等意志品质。

4. 坚持社会公平和服从大局的原则　实施与完成灾害医学救治要求必须遵循公平与公正的原则。在组织指挥上，必须全面掌握灾区情况，合理分配医疗救援力量，努力克服灾情严重、救灾难度大、救援力量薄弱，以及灾害损失小、人员易到达、救援力量扎堆的局面；在救援设备、救灾物资的分配上，也要统筹考虑灾区情况，合理分配，防止发生不够用和严重浪费的情况。救治的效率和效益直接关系到灾区的安全与稳定，医务工作者在灾害医学救援中充当着国家医疗方针政策的体现者，救援中必须服从组织、统一指挥，切不可各自为战，自行其是，更不能争功诿过，表演作秀，否则将给救灾工作带来极大的混乱和严重损失。

5. 坚持医德尺度宽严相济的原则　任何医学行为都是在一定的经济和技术条件下进行的，医疗技术发展的状况，也决定着医德要求的性质和标准。在不同的经济和技术条件下，医德行为选择的自由度是不尽相同的，在遭受严重破坏的灾区实施救援，医务人员医德行为选择的自由度较之于通常临床实践而言就小得多，而且，在灾害医学紧急救治中，医德要求往往采取“命令”“指示”“纪律”等刚性的形式，这些就是所谓“严”，没有任何例外，没有讨论余地，必须坚决执行。不可能以平常的医疗标准去要求和衡量灾害医学救治中的医疗水准，在不具备客观条件和物质基础的情况下，与之相关的医德要求要实事求是地灵活掌握，务求实效。既要防范因规避责任而不作为，借口循守“规范”而消极应付，又要积极调动广大医务人员的积极性、创造性。

四、医学救援后重点人群的心理干预

经历灾难的不同年龄、不同类型和不同结局的群体，受到的伤害是有其特殊性的。一些人群更易受到灾难的影响，产生更多的问题，如儿童、老人和救灾人员等。因此，在灾难心理救援中，要将他们作为心理干预的重点予以关注。

（一）儿童

灾害等突发事件对儿童的影响是巨大的，因为儿童的心理更加脆弱。部分儿童的情绪反应不会持续很久，并随着灾后问题的解决而改变。但是，需要注意的是，儿童的创伤性反应有的立即可见，有些却是迟发的。由于儿童心理特点的差异，导致其对突发事件的反应与成人截然不同。

1. 身心反应

（1）一般性身心反应：如退化行为（吸吮拇指、尿床、黏人）；难以适应环境改变；抱怨、依赖及需求增加；恐惧；睡眠失调；缺乏情感的表达；悲伤或沮丧、哭泣；反常的安静或退缩；冷漠；头痛、胃痛或其他身体方面的疼痛或不适；攻击行为和破坏性行为；生气、易怒、敌意；注意力不集中，好动，学习困难、成绩下降；适应不良等。

上述现象如果持续时间不长、程度轻微，一般可视为灾难性刺激的正常反应。但是，当有以下情况时，应考虑为异常心理现象：①行为改变持续两周以上，影响正常生活和学习；②同时出现多种异常表现和症状，或在不同场合中反复出现；③有自我伤害行为的倾向等。

（2）不同年龄阶段的典型反应

1）学龄前（1～5 岁）：主要表现为吸手指头、尿床、害怕黑暗或动物，对大声或不寻常的声音、震动有惊吓反应，丧失已习得的语言与动作能力，常常黏住父母、退缩、害怕分开、畏惧夜晚，大小便失禁、便秘，说话困难及食欲减退或增加等。此年龄段儿童对他们以往环境安全的改变特别脆弱。

2）学龄儿童（5～10 岁）：主要表现为易怒、哭诉、黏人，在家或学校出现攻击行为，与弟弟妹妹竞争父母的关注，焦虑与害怕，担心灾难再度发生，畏惧夜晚、做噩梦、害怕黑暗，不想要的视觉影像与创伤记忆挥之不去，逃避上学、退缩，对原来喜欢的活动失去兴趣，失去学习兴趣或不能专心，沉默不语或特别难管。退化是此年龄段的典型反应。

3）青春期前（11～14 岁）：主要表现为睡眠失调、食欲缺乏，逆反或退缩，学校问题，如打架、不愿学习、寻求注意等行为。也有不明原因的疼痛、遗尿等生理问题。其中，此年龄阶段儿童在同伴活动的改变方面表现得比较明显。

4）青春期（14～18 岁）：主要表现为身心症状，如排泄问题、气喘、头痛、食欲与睡眠失调、月经失调与痛经，烦躁或活动减少，冷漠，与父母或亲人的相处方式改变，不负责或犯法的行为，注意力不集中，忧郁、退缩及悲观，为逃避灾难的痛苦而从事拟成人的行为。

2. 高危人群　在遭遇灾害的儿童中，不是所有的孩子都会有相同程度的创伤或反应，一些孩子比较容易在灾难中出现严重的创伤，即高危儿童。他们常因为强烈而持续性的症状，影响情绪、认知及人格的发展。根据流行病学的研究显示，存在以下情况就可认为是高危儿童：

（1）受灾难严重的影响。如自己或父母受伤害、亲人罹难、房屋倾倒等，其影响涉及整个家庭，家人之间产生循环影响。

（2）受灾难直接的影响。同样是亲人受伤或死亡，亲眼目睹的孩子更容易出现严重的影响和症状。有些孩子看到他人死伤的惨状也会造成很大的影响。

（3）与父母分离。父母及主要照顾者是孩子安全感的来源，失去他们的保护，在灾难时孩子的世界近于解体，将更难自混乱中恢复平衡。失去亲人的孩子比其他孩子要面临更大的压力。

（4）父母有严重的创伤症状。心态稳定的父母，可以给孩子足够的支持，若父母本身受严重创伤后症状影响，将无法协助孩子，并对孩子产生负面影响。

（5）灾后出现严重的家庭内冲突。灾难可使房屋受损、医院倒塌、通信中断、经济与交通崩溃等。对成人产生极大的压力，影响家庭的正常氛围，暴发严重的冲突。孩子可能因为大人不良互动与价值观的改变而受到伤害。

（6）原本就存在心理疾病。一个原本就有情绪障碍、个性缺陷或行为问题的孩子，在创伤后有可能使原来的问题变得更加严重。

（7）女性、残疾儿童。多数研究显示女孩更容易发生较严重的创伤后症状。残疾儿童因平时压力较大，有可能受到伤害较多，自我保护能力较弱，易受灾难的影响。

3. 心理救援

（1）儿童心理救援的目标：在面对重大灾害时，儿童往往更容易出现一系列身心问题，不仅表现在灾害发生时，也可影响到之后的很长一段时间，甚至对孩子以后各方面的发展都有重要影响。对儿童要进行积极的心理援助，改善他们的不良情绪，改变他们的错误认知与归因，帮助孩子学习应对困难的一般性方法，不仅可以解决现实问题，也能让孩子获得更好的发展。

（2）儿童心理援助的主要技术：一般救灾人员采用的基本技术主要有五方面。①倾听。耐心倾听儿童的哭诉，表示情感上的共鸣。②解释。告诉他们什么是正常的情绪反应，阻断其恶性循环。③学会放松。教之以放松法，以缓解焦虑和紧张情绪。④教之以积极的方式应对痛苦。如以写信的方式寄托对亲人的哀思，积极投身于自救和救人之中。⑤及时转诊。对出现严重应激反应者，应尽早请专业人员进行诊治。

专业人员采用的技术有：①支持技术。支持技术的应用旨在尽可能解除危机，可以应用暗示、保证、疏泄、环境改变、镇静药物等方法，使病人的情绪状态尽量恢复到危机以前。支持技术应该给予求助者以心理支持，而不是支持其认知错误。②沟通技术。在很多情况下，危机干预首先运用心理沟通技术。在建立良好关系的基础上，以接纳的态度，与儿童进行广泛的沟通。③干预技术。亦称解决问题的技术。是以求助者的认知为前提，围绕目标，使用不同的心理治疗方法，如短程动力学治疗、认知疗法、行为治疗、艺术疗法等。

（二）老年人

老年人是一个特殊人群，他们比其他年龄段的人更深沉、更睿智，也更多了几分沧桑。他们不像青少年那样会主动向外界表达自己的感受、想法，也不像中年人那样有能力和体力去参加灾后救援和重建工作。在被转移到安全地点并确定身体无碍后，他们往往容易被忽略，从而成为灾后心理恢复容易被忽视的群体。

1. 老年人的易受伤害性　没有人经历灾难而不受影响，老年人更是如此。他们在灾难中更容易体验强烈的情绪反应。虽然，在一些灾难中，他们表现得并不比年轻人脆弱，但总体上他们更容易受到伤害。灾难中老年人易受伤害与其躯体活动能力被削弱、感觉程度衰退、罹患慢性疾病、社会功能和经济条件受限等特点相关。

（1）慢性疾病：罹患多种慢性疾病的可能性随年龄而增加。灾难导致医疗资源受到毁损，老年慢性病患者无法得到及时有效治疗，易导致疾病恶化，功能进一步受损。

（2）老化过程中的变化：一方面，老化过程使老年人的味觉、触觉、视觉与听觉都会有一定程度的退化，这让他们对于紧急事件很难做出立即反应。另一方面，由于认知与行动上的迟缓，以及药物或意外造成的心理与身体行动能力受损，老年人对于灾后寻求协助的反应也会较为迟缓。

（3）多重丧失：在生活过程中，老年人多经历过丧失亲密关系、丧失独立性、丧失工作角色等。灾害所造成的丧失与生活中所经历的丧失复合交织，使老年人处于抑郁的危险中。灾难中的老年人更需要来自配偶和子女等家庭成员的支持，以减轻应激的影响。对于因灾丧偶丧子的老年人，丧亲及其继发性丧失会对老人造成破坏性极大的打击。

（4）经济脆弱：重大灾难会使很多老年人失去子女、房屋和灾前经济来源。老年人主要依靠非制度化的家庭养老。子女或孙子女等的经济支持是老年人重要经济来源。灾后由于子女遇难或遭受经济损失，老年人很难得到来自家庭的经济支持。再加上自身的收入来源也因灾切断，更容易陷入经济困境，只能单方面依赖政府救助。与年轻人群相比，遭受经济损失的老年人经济复原的进展更为缓慢，心理受损程度更大。

（5）易被忽略，缺少帮助资源：相对于其他年龄段的人群而言，老年人的情绪问题很容易被忽略，有部分原因是因为他们可能呈现的症状不完全相同。当家庭和社区面临较大的压力时，老年人的特定需求往往不会被优先考虑。由于这些特殊的心理特点，老年人无论是亲身经历灾难，还是通过媒体知道、了解灾难，都会对灾难有着特殊的心理反应，容易在灾后出现各种各样的心理问题。

2. 老年人灾后心理干预　灾害对老年人进行心理干预，主要是要鼓励老年人将不良身体反应、情绪状况描述出来，并给予适度关切和同情安慰。通过聆听、体会其受灾经历与感受，提供及时的精神支持，消解其紧张情绪，重建其安全感和控制感。

（1）自身层面：注意休息，灾难后应少安排事务，一次处理一件事情。

调整生活节奏，尽量恢复日常生活状态。规律运动，规律饮食（尤其是蔬菜、水果），规律作息，照顾好身体；加强必要和适当的体育锻炼，增强身体素质。

尽量避免、减少或调整压力源，少接触道听途说或刺激性强的信息。

做好灾害应急计划，准备好饮用水、食物、逃生路线等，多一点准备，多一份安心。

不要孤立自己，要多和朋友、亲戚、邻居、同事或救助人员保持联系，和他们谈谈感受。

降低紧张度，多和有耐性的亲友谈话，或找心理专业人员协助。

学习放松技巧，如听音乐、打坐、练瑜伽、练太极拳或与他人聊天。

自我安慰。面对无法挽回的事情，承认现实，宽慰自己，积极地摆脱心理困境。

了解灾后的心理反应。了解灾难给人带来的应激反应表现和灾难事件对自己的影响程度，可以帮助自己明白这些感受都是正常的。

积极参与重建家园的行动。

太紧张、担心或失眠时，可在医生建议下使用抗焦虑剂或助眠药，但这只是暂时性使用。

如果个人的焦虑、紧张、恐惧长期难以消除，要积极到专业机构寻求心理咨询或治疗。

（2）社会支持层面

1）增强家庭支持系统。要解决老年人的心理危机，特别需要强调增强其家庭支持系统。灾难过后，亲友的陪伴能给老年人的心理带来温暖，让老年人感觉到老有所养，能减轻他对未来生活压力的担忧。老伴在老年人的生活中占据着重要的地位。老伴之间的相互支持、鼓励、关心和爱护，有利于抚平心理创伤。

2）建构社区人际支持网络。个体的人际关系网络规模越大，异质性就越强，则给个体提供的社会支持也就越多。相应地，个体的满足感、归属感、自信心也就越强，由灾害带来的心理创伤也越容易恢复。其中，核心家庭成员的支持具有最重要的作用。此外，朋友和邻居占最有活力和最亲密网络成员的一半左右。朋友和邻居可以提供多类型、多层面的社会支持。这在灾后老年人心理危机干预中也具有重要作用。许多老人，特别是那些病危、残疾、高龄、失去自理能力的独居老人，非常渴望身边有人做伴，有人照料，有人安慰，有人送终。在这种情况下，社区及朋友邻里是一个比较好的选择。而且与社区保持接触，建构良好的人际关系，不仅可以丰富老年人的精神生活，也可以及时调整他们的行为，利于他们更好地适应环境，维护心理健康。

3）加强专业介入的支持。灾后心理危机干预必须加强专业介入。如果出现精神疾病，就必须有专业精神病医生的介入；如果是心理障碍，则主要由心理工作者解决；如果是某些较轻的应激反应或心理困扰，社会工作者的心理辅导就可以起到重要作用。同时，社会工作者还能够通过为老年人提供社会支持信息、加强他们与其他社会关系的联系而发挥作用。

4）志愿者的多层面介入。经验表明，在灾后心理危机干预中志愿者具有非常重要的作用。志愿者可以以非专业的方式从多个方面在救灾援助中起到重要作用。在灾后心理干预中，志愿者可以陪老年人参加一些老年活动中心举办的活动；跟老年人聊天，了解他们面对灾难时的感受和心情，协助他们表达自己的悲伤、恐惧和困惑。这样能帮助他们尽快克服内心的不适。

（3）政府层面：政府是灾后心理恢复的主导者。其主导作用主要表现在通过政府立法、设立组织机构、具体安排部署心理援助工作、筛选危机干预人员和资助相关研究等方面。

（三）灾害应对者

灾害应对者，主要是指灾后参加救援工作的所有人员，包括警察、政府工作人员、部队官兵、医务工作者、媒体人士、通信保障人员以及专业和非专业的志愿者队伍等。应该认识到，灾害应对者是正常人。在创伤的强烈刺激和艰难救援情景下，灾害应对者也会出现情绪低沉和心理紧张。如果灾害应对者的压力反应和哀伤状态持续太长时间，就需要有效的疏导和正确的处理。这样才会逐渐建立新的平衡，恢复正常状态。

1. 灾害应对者的压力源　在灾难救援过程中，灾害应对者有三种主要的压力源。

（1）灾难本身的压力源

1）个人的伤害：处于恶劣环境中，面临伤害或死亡威胁。

2）创伤性刺激：死亡与伤残的伤害，骇人与凄惨的场景。

3）救援失败：救援工作未达预期效果，失望或无价值感。

（2）职业方面的压力源

1）职业压力：包括任务要求、时间压力或工作负荷过度。

2）职业倦怠：情绪长时间混乱和攸关生死的决策所造成的生理或情绪衰竭。

3）工作环境恶劣：如工作风险、有限的人力资源、恶劣的天气等。

（3）组织方面的压力源

1）角色冲突：灾害应对者不能确定他们在灾难中所负的责任，彼此之间的角色模糊，当面对来自媒体或大众等其他人员要求时，会产生角色冲突。

2）连锁命令：多个救援机构都和危机事件有关系，难以确定谁该负责。

3）组织冲突：包括组织内或组织间的资源、责任或任务分配方面的冲突。

2. 灾害应对者的身心反应　灾害应对人员也是常人，在灾难或创伤性情境中，遇到严重或长时间的负性刺激和压力，也会出现各种心理反应。这也可能是面对不寻常或异常情境的正常反应，多数人会随着压力的解除和时过境迁恢复稳定。但是，有相当多的人会出现心理异常或心理障碍，还有的应对者存在着长期心理创伤的可能，如在完成援救任务后，出现对原单位工作的适应困难，或出现创伤后应激障碍等。灾害应对人员受到视觉上、听觉上、嗅觉上、触觉上的各种各样的刺激，加上体力上的劳累，有可能产生的反应如下：

（1）生理反应。体能下降，疲乏、肌肉酸痛、身体不适，晕眩、无法放松、震颤，食欲缺乏、恶心、呕吐、腹泻、肠胃不适，头痛、血压上升、呼吸困难，睡眠改变等。

（2）心理反应。从一般的正常反应到精神障碍不等。

1）认知方面，如头脑中反复重演事件的经过或有关情景，痛苦、不适，自责、内疚，罪恶感、羞耻感，记忆减退、理解困难、注意力不集中等。

2）情绪反应，如悲伤、难受、忧郁，惊吓、恐惧、胆小、紧张，烦躁、失眠、噩梦，焦虑、紧张、麻木等。

3）个性改变，如退缩、回避与他人接触，冷漠、易怒、敏感、孤僻、怀疑、失控，人际冲突等。

（3）创伤综合征，如急性应激障碍（ASD）、创伤后应激障碍（PTSD）、适应性障碍（AD）、恐惧症、抑郁症等。

3. 灾害应对者的压力应对

（1）集中处理情绪的压力应对技巧

第一，在救援工作期间和工作结束后，多与家人、同事和朋友沟通交流，争取他们的支持和信息交流，缓解压力，保证社会支持系统的畅通。同时，同他人分享救援工作经验，同时进行自我激励，这是处理情绪的重要途径。

第二，在救援之前，可以意念模拟和思考放松，培养积极的心态，来应对受灾人员的受伤或者损失、灾难性的现实刺激和任务失败带来的压力。在救援工作结束后，尽量与当地的其他救援人员或者同事共处，避免独处和过度地沉浸于当时的工作场景中。要学会转移对完成后的人、物、事件的注意力，将工作需求转移到新的救援场景中。

第三，学习简单的松弛—减压之道。例如，运动、静坐、写日记、聊天、冥想、按摩、肌肉放松、意向松弛、听音乐等方式，达到有效地放松心情，缓解压力的目的。

（2）集中解决困难的压力应对技巧：由于救援工作工作量大，重复性强，面临的天气、交通、现场和人员情况等都复杂多变，因此，虽然在适当的精神鼓励和物质支持下，灾害应对人员还是可能会面对大量的困难和危急情况。所以在工作安排和组织、资源的分配时，将大量的工作分成可完成的工作细件，做好详细规划，进行理性逻辑的思考。要注意控制工作的时间和强度，保证休息时间和卫生条件，一定要在灾害应对人员个体身心能承受的情况下进行工作的安排，并且在空余时间小休一下，放松心情，保持身体的健康。

（3）压力应对的认知和行为策略

1）理性分析：当灾害应对人员因为面临灾难现场的凄惨景象、受灾人员的巨大损失、残酷的救灾条件，特别是在救援工作中，面对天灾人祸和现实条件而未达到救援效果、完成救援任务时，容易产生无助、自责、悲伤感、自信心和安全感降低等负性情绪和想法。因此，理性分析这些观念，改变负性想法，调整负性情绪，都有助于压力的减轻和心理机制的恢复。

第一，当头脑中充满负面的想法时，可以尝试问自己："你肯定这些想法是真的吗？""你肯定这些情况会发生吗？""其他人真的这样想吗？""你忘记了事件也有好的一面吗？""这样想对事情有帮助吗？"通过不断地询问自己，澄清自己的不妥想法，重建正确、积极的观念。

第二，当面对压力处境时，尽量保持系统的行动，循序渐进，切忌心急，不断地告知自己"我已尽我所能了"。相信自己周围有很多人能帮助自己，越过这些思想陷阱，并重新整理自己的想法。

第三，学会理性地分析问题，加深对自己的认识，这样才知道如何做得更多和更好，要相信自己有能力控制局面，并非听天由命。

2）掌握压力遥控器。学会掌握压力调控器，也就是建立自我调控的机制，能随时根据情境和现实的要求调节压力和控制情绪。保持自信心和乐观的心态，并能够控制自己的愤怒情绪，多与同事、身边的人建立真诚的友谊，增强自我效能感，建立希望心态。

3）培养身心灵的全面健康。身心灵的健康是统一的。身，即健康生活方式，均衡饮食，适量运动。在救灾活动中，由于救灾物资缺乏、交通不便和救援条件艰苦等困难，灾害应对人员很难正常休息和饮食，一定要尽量保证身体健康、精力充沛，避免过度疲劳和身体安全。心，培养良好心理素质，避免自尊心过低和惯性的负面想法，培养良好积极的心态和乐观的性格。灵，涉及层面比心理更高，包括处世的价值观及对人生的看法，懂得面对救援工作中的成败。

（樊毫军　张　磊）

第四节　医学救援分级救治分析

分级救治就是在成批伤病员发生和救治环境不稳定时，将伤病员救治活动分工、分阶段、连续组织实施的一种组织形式与保障原则。灾害等突发事件所致伤病员的救治与日常医疗工作有很大区别，其特点是事件发生突然，伤病员批量发生，伤病种类和救治环境异常复杂。在这种情况下，势必会产生伤病救治需求与医疗供给之间的严重矛盾。时间就是生命，但是突发事件现场医疗资源严重匮乏，如何才能利用事发现场有限的医疗卫生资源救治尽可能多的伤病员，这成为灾害等突发事件医学救援过程中无法回避的现实问题。现代分级救治理念的提出，为灾害等突发事件过程中伤病救治需求与供给之间矛盾的解决提供了一条切实可行的路径。

一、分级救治的适用环境和条件

分级救治的组织形式不是在任何环境条件下都需要的，分级救治是在特殊环境条件下采取的组织形式和保障原则。在平时，伤病员大多是少量、独立、分散发生，大部分伤病员自动前往医疗机构就医，医疗救治机构所处的服务保障环境稳定，组织分工较细，设备齐全，伤病员可以在医疗机构内直接接受确定性的专科治疗。这种平时的就医保障方式是简单直接的保障方式，即便存在院前急救和院内治疗的区分，也不把它看作分级救治。只有在特殊环境条件下才需要对伤病员进行分级救治，这种环境条件就是“在成批伤病员发生和救治环境不稳定时”才适于采取分级救治的组织形式和保障原则。在灾害等突发事件过程中，存在着造成大规模人员伤亡的可能，此时的救治环境即是典型的“分级救治”环境。这种救治环境条件的特殊性在于：①大批伤病员突然、集中发生，伤病种类复杂，伤情不一，救治任务紧迫，不可能同时、就地接受救护和治疗。②救治现场环境复杂，救治场所不稳定。一方面，伤病员发生现场自然地理环境各有不同，气象、气候条件多变，地形特点、地貌特征复杂，均达不到完善救治的医学要求；另一方面，救治场所随时可能受到次生灾害的破坏，需要经常调整。③救治现场医疗卫生资源有限，医疗设施不完备，高水平的医疗救护人员和装备难以到达现场，现场医务人员携行的药品器材较少，许多检查、诊断措施难以实施。在这样的环境条件下，伤病员救治活动必须采取分级救治的组织形式和相应的保障措施。

二、分级救治的基本特征

根据灾害等突发事件中伤病员发生和保障环境的特点，以及伤病员救治的特殊要求，分级救治在伤病员救治的组织与保障工作中表现出以下特征：

（一）分级部署

在建立伤病员救治组织体系时，采取分阶段救治的组织形式，实行分级部署。首先部署一级急救组织机构，如现场或环境不稳定，伤员应尽快脱离现场，对伤员进行急救处理；尔后，送往后方或环境稳定的医院进行确定性的专科治疗。通常情况下，急救组织和专科治疗机构之间距离比较远，为保证大批伤病员在转移后送过程中的生命安全，必须在伤病员后送途中的适当位置，增加部署一级或者二级救治机构，对伤病员进行必要的紧急救治和早期治疗处理，然后送往后方专科治疗机构，完成伤病员确定性治疗，由此形成分级的组织形式。

（二）分工救治

在建立伤病员救治技术体系时，按照能级管理、逐级完善的原则，对各级救治机构进行不同能级的职能分工，现场救护组织主要采取急救措施，维持和延长伤病员生命，争取时间使伤病员尽快脱离环境不稳定的现场。伤病员转移后送途中的中间救治机构，主要开展紧急救治和早期治疗处置，开展抗感染及以清创和救命手术为主的治疗，其目的仍然是为确定性专科治疗争取时间和准备条件。最后，将伤病员转移后送到后方或者环境比较稳定、技术设备条件比较完善的医院进行确定性专科治疗。其基本特点在于救治技术的分阶段组织实施。

（三）连续继承

伤病员从灾害等突发事件现场到后方，从不稳定的环境到稳定的环境，从现场急救到早期治疗，再到专科治疗，是一个连续继承、无缝衔接的组织实施过程。前一级救治机构所进行的救治工作为下一级救治工作争取时间和打下基础，后一级救治机构的救治措施是前一级救治措施的继承和完善。伤病员的转移和后送是连接各级救治机构和救治措施的中间过程，其转移和后送过程必须在不间断的医疗监护和继承性救治措施的维护下进行。分级救治虽然由多个救治机构分工、分阶段完成，在时间和空间上将救治措施分步实施，但是，救治活动必须是不间断的连续继承的完整过程。

三、分级救治的关键与根本

（一）现场急救是关键

在灾害等突发事件的分级救治工作中，现场急救是整个救治工作的基础，是减少死亡、提高治愈率、提高整体救治质量的关键。据相关资料分析显示，急救工作的重点在于伤后30分钟以内的救治。只要在事发地现场对伤员实施及时有效的抢救，伤病员存活的比例就有可能大幅增加，由此可见，加强现场急救非常重要。各级医疗卫生机构应该把提高医务人员现场急救的水平和能力作为培训重点。

（二）确定性治疗是关键

在分级救治中，确定性治疗是彻底消除伤病员致伤病原因和并发症的治疗，是维护伤病员生命和恢复健康的根本性措施。在确定性治疗以前的各项救治措施，可以看作是为确定性治疗提供时机、打好基础，真正解决问题还在于彻底消除致伤病原因和并发症的确定性治疗，各级卫生人员必须将其作为伤病员救治的核心和重点来把握。在确定性治疗过程中，应当确立整体治疗和综合治疗的观念。把伤员看作在灾害等突发事件现场环境中遭受生理损伤和心理创伤的伤员，是一个处于高度疲劳与应激状态的伤员。伤员的整体状况和生理基础与平时大不相同，伤员反应能力弱，耐受力差，伤情变化快，应当随时把握伤员伤情的变化，从现场伤员的基本特征出发进行整体治疗与护理，应当与平时院内伤员的治疗及用药措施有所区别。对于事发现场严重受伤的伤病员，往往会出现多器官功能障碍、急性肾功能不全、消化道并发症及精神创伤等，治疗工作必须运用内科与外科、生理与心理、医疗与护理等综合措施，将局部处理与整体功能调整结合起来，把外科处理与内科治疗结合起来，把生理修复与心理康复结合起来，从整体出发，采取综合治疗、护理措施，才有可能使伤病员尽早康复。

四、分级救治的组织形式

灾害等突发事件的分级救治主要由一级救治（现场救治）、二级救治（前方医院）和三级救治（后方医院）组成，其任务和救治范围根据灾情严重程度和救援力量强弱不同而有所区别，但应具体满足三个基本条件：一是有既定目标，即达到批量伤员救治的高效化；二是有既定分工，即三级救治体系间既有相对明确的任务分工，又有紧密的有机协作；三是遵循既定秩序，即伤员按照从现场到后方的顺序或越级通过或留治，救治从急到缓、从简单到复杂，最终完成治疗。

（一）一级救治（现场救治）

一级救治主要由灾害等突发事件事发地域医疗机构和第一时间赶到事发现场的救援人员组成，可以根据情况由后方医疗机构派出人员加强指导。其主要任务是对伤病员进行紧急处置，为后续治疗争取时间、创造条件。此阶段医学救援工作的核心是“救命”而不是“治伤”，因此其主要工作是参与伤员搜救工作，并综合应用包扎、止血、固定、搬运、通气等相关技术，控制伤员伤情，稳定生命体征，为快速安全后送至二级救治机构或三级救治机构赢得时间。

（二）二级救治（前方医院）

二级救治主要由事发地域未毁损的医疗机构和（或）后方派出的医疗支援力量构成，其展开形式可以是后方支援的医疗队依托当地医疗机构展开，也可由若干支后方派出的医疗队整合而成。其主要任务是对一定区域内后送的批量伤员进行集中救治，并根据伤员流量确定留治范围和后送标准。但一般应满足除专科性很强的治疗以外的基本救治要求，总体技术水平、设备设施条件和物资保障标准均应达到二级甲等以上医院标准。具体而言，应在自救互救之后迅速展开收治大批伤病员的工作，同时建立检伤分类和留观后送中心，通过各种方式将伤病员有序后送至上级医院治疗，对伤员实施包括开颅减压、气管切开、开放性气胸缝合、胸腔闭式引流、腹部探查、手术止血、进一步抗休克、挤压伤筋膜切开、减压、清创、四肢骨折复位及抗感染等在内的紧急治疗，留院治疗包括传染病病人、轻伤员和暂时不宜转送的危重伤员。

（三）三级救治（后方医院）

三级救治即在后方医院进行的治疗，是指距离灾害等突发事件现场相对较远，设置在安全地带的地方和军队医院，承担事发现场医疗机构转送伤病员的确定性治疗，直至痊愈出院。其主要任务是收治需要进一步专科治疗和需要较长时间恢复以及进行康复治疗的伤病员。只要转运条件允许，其伤员既可以来自区域救治中心，也可以直接来自事发现场。其工作任务主要是开展难度较大、技术要求较高的专科治疗，完成伤病员的全部治疗康复工作。

五、分级救治体系的能力要求和配置原则

（一）现场救治力量

现场救治是分级救治体系的基础。由于其任务发生瞬时性和救治任务的临时性，不需要也不可能要求救援人员掌握精深的医学专业知识，一般基层卫生人员和经过基本救生训练的救援人员即可满足需要。基层卫生人员主要参与掩埋工作或受困伤病员的救治工作，包括为赢得救援时间而实施的早期生命支持（包扎、搬运、固定、止血、通气和基础生命支持），以及挖掘解困后的紧急伤情控制和生命体征维护等。发生重大伤亡的灾害现场，可以由上级或后方医疗机构指派经验丰富的专家指导救援。但由于救援的时效性较强，后方派出人员在事件发生后的较短时间内不太可能成为现场救援的主体。因此，现场救治力

量的配置关键在于平时对基层卫生人员的培训和全民的自救互救训练。

现场救治力量的配置，一是要在伤病员临时安置场所开设初级救治机构，负责待转运伤员的看护和临时处置；二是伴随伤员搜救进程，进行早期医疗介入活动；三是能够满足临时培训和指导救援人员科学施救的需要。

（二）前方医院

前方医院是分级救治体系的核心，关系到整个突发事件伤员救治的成败。前方医院可由若干个事发区域县级以上医疗机构或事发区域外医疗分队按一定结构和需求科学配置，但至少应具备三个方面的条件：一是具备开展主要伤情处置的技术条件，技术水平达到二级甲等以上医疗机构标准，以确保救治工作的有效开展；二是拥有相对充足的医务及保障人员，以确保批量伤病员的救治通过率；三是具备较为充分的物资保障和畅通高效的补给渠道，以满足持续性救治工作的需要。

前方医院的配置原则为应在伤员发生相对集中地域附近，伤员运送时间应控制在半小时以内。具体配置应考虑以下几个方面的因素：一是按伤员发生地域配置，应在一定区域具备尽可能宽的救治辐射半径，以提高救治效益。二是按伤员转运条件配置。若交通便利则救治辐射半径可适当扩大，否则应尽可能靠近伤员集中区域，急救后送时间应控制在2小时以内。三是根据伤员发生量配置。如某一地域伤员集中发生，则救治中心应尽可能接近，甚至增加配置密度。对于伤员发生集中而救治机构支撑条件较好者，前方医院可借助设施毁损较轻的医疗机构加强配置；若一定范围内没有医疗机构或医疗机构毁损严重，可由后方医疗机构派出若干专科医疗队，经有机整合形成救治技术全面、水平较高的临时区域性救治机构。

（三）后方医院

后方医院是伤员救治的最后环节。指定的灾区伤病员后方救治机构应当具备较高的医疗救治水平，因此在技术水平和条件上应达到三级医院标准，学科设置应相对完备，而且至少其所在地域（或城市）应能满足伤病员功能康复、假肢装配和心理康复等诸多方面的需要。后方医疗机构原则上是按照自然分布、原地展开伤病员救治工作。尽管不涉及重新配置，但动员什么范围、什么层级的医疗机构进入三级救援体系，应综合考虑伤病员转运的数量、距离和技术要求；同时从伤病员集中收治、便于管理的角度出发，可以在一定地域内调集医疗技术资源到指定医疗机构，以满足伤病员综合救治的需要。

六、分级救治体系的伤病员转运原则

构建分级救治体系的目的在于发挥各级救治机构的优势，高效有序地对大批量伤病员进行序贯处置，伤病员的后送转运即是体系运行的重要内容。救治现场向前方医院的后送是非选择性的，以安全、快速为目标；前方医院向后方救治机构的后送是选择性的，以减轻前线救治负荷、满足伤病员专科治疗和全面康复的需要。因此，从灾害等突发事件现场到前方医院的转运，可以采取一切能够实现的后送工具和方式，以安全、快速为根本。从前方医院向后方救治机构的转运，一是必须满足一定的转运条件，包括伤病员病情平稳，经过较为正规的专科或手术治疗，但需要较长时间住院康复；伤病情复杂，需要进一步的专科治疗或二期手术；需要进行功能康复、假肢装配或心理干预等。二是需要有合适的转运工具和途中看护条件，以确保转运途中的持续性治疗和紧急情况处置。三是要有前后方之间充分的信息沟通和协作，确保治疗措施的连续性。

七、分级救治体系的日常建设和训练

灾害等突发事件发生时救治体系有序运行的前提是平时开展持续性的能力建设和针对性训练。为建立真正有效运行的分级救治体系，平时建设中应当把握以下几个建设重点：

（一）加强现场救治力量建设

现场救治的主体是基层医疗卫生机构和现场一般救援人员，因此，应当面向全民开展灾害救治培训，提高灾害自救互救能力。通过广泛开展全民防灾抗灾知识普及教育，进行不同类型灾害的自救互救训练，达到人人会自救、相互能互救、单位能科学组织施救的目标。全民自救互救水平的提高有利于早期展开伤病员救治工作，而不必依赖后方救援力量的进入，对于减轻灾难伤亡至关重要。

（二）以前方医院配置为重点，健全灾害医学救援预案

要按照不同行政区域，针对不同类别、不同伤亡、不同环境的灾害情况，制订区域性灾害医学应急预案，明确前方医院配置方案和支援需求。一旦灾害发生，通过及时的灾害医学侦察，即可按照预案迅速展开分级救援力量，尤其是迅速进行前方医院的部署，以确保批量伤员的早期救治效果。需要强调的是，灾害医学侦察应当成为灾害救援队伍建设的重要内容加以关注。

（三）加强专业灾害医学救援队伍建设，提高灾害救援的有效性

缺乏组织和预案的无序支援，不仅救援效率低下，甚至可能成为灾区的负担。有效的灾害救援，有赖于建立若干支机动专业队伍。县级以上行政区划内，均应建立专业的医疗救援队，各医疗机构要将灾害医学救援训练纳入继续医学教育体系，针对不同类别、等级的灾害，建立相应的医疗救援训练模块，培养高素质的医学救援人才队伍。同时要加强平时灾害医学救援演练，将灾害医学救援的人员调配、装备使用和应急指挥机制等纳入演练内容，而且要在更大区域内进行联合训练和演练，不断提高灾害医学救援水平。

（四）建立全国性的伤病员转运体系和机制，发挥后方医疗机构作用

建立国家层面的批量灾害伤病员应急转运体系，规范转运预案的启动及指挥程序；卫生部门应明确分级救治网络的构成原则，制订伤病员跨省区转运的技术规范，包括运输工具选择、装备物资配备和陪护人员标准等；交通运输相关部门要制订伤病员转运保障预案，研制相应的专用转运工具，如卫生列车、救护直升机和大型伤员运输车等，并有相应的运输工具储备。

（樊毫军　张　磊）

第五章　灾害医学救援的系统流程

第一节　灾害医学救援工作模块分析

一、灾害医学救援模块建立的背景

（一）我国安全形势依然严峻

第一，重大自然灾害频发。我国是遭受自然灾害最严重的国家之一。我国有22个省会城市和2/3的百万以上人口的大城市位于地震高烈度区。全国有2/3的国土面积不同程度地受到洪水的威胁，特别是长江、黄河等七大江河中下游地区，洪涝灾害的威胁严重。平均每年有10次台风和热带风暴在我国沿海登陆，造成重大损失。崩塌、滑坡、泥石流等地质灾害，平均每年造成上千人的死亡和几十亿元的经济损失。第二，各种重大事故灾难时有发生。据统计，我国近10年来平均每年因各种事故造成的非正常人口死亡超过10万人，伤残者超过70多万人，直接经济损失惊人。第三，突发公共卫生事件形势严峻。据统计，全球新发的30余种传染病已有半数在我国发现，有些还造成了严重后果，对我国经济发展和国家形象带来了不利影响。食物中毒事件每年均超过200起，死亡200人以上；职业中毒事件呈现多发态势，职业病的发病和死亡者均呈现年轻化、工龄短的特点；口蹄疫、高致病性猪蓝耳病等一些动物疫情频繁发生。第四，影响社会稳定的因素依然存在。当前我国正处于经济和社会的转型期，社会结构面临剧烈变动，社会不稳定因素增加，社会安全领域面临的情况和问题日趋复杂，对人民生命财产安全构成了极大的隐患。暴力恐怖活动的威胁加剧，民族分裂势力、宗教极端势力与国际恐怖势力相互勾结，活动猖獗，骚乱、闹事、械斗、破坏交通运输等事件时有发生，对我国社会安全和稳定造成了极大的影响和破坏。

（二）国家应急救援体系的现状

救援管理体系方面，我国成立了以国务院为最高行政领导机构的应急救援管理体系。在国务院总理领导下，国务院常务会议和国家相关部门负责应急救援的管理工作。在国务院办公厅设国务院应急管理办公室，履行值守应急、信息汇总和综合协调职责。我国所有的省级、大部分的市级政府和县级政府，成立或明确了应急救援领导机构和应急救援办事机构。在救援法规方面，基本建立了以宪法为依据、以《中华人民共和国突发事件应对法》为核心、以相关单项法律法规为配套的应急法律体系；先后出台了包括国家突发事件总体应急预案、25件专项应急预案、80件部门预案和各省级总体应急预案在内的应急预案框架体系，基本覆盖了常见的各类突发事件。救援力量方面，目前基本形成了以军队、武警、公安为骨干和突击力量，以防汛抗旱、抗震救灾、森林消防、海上搜救、铁路事故灾难、矿山救护、核应急、医疗救护、动物疫情处置等专业队伍为基本力量，以企事业单位专兼职队伍、应急志愿者为辅助力量的应急队伍体系。加强了灾害预测预警系统的建设和信息发布效率，应急响应比较迅速，基本做到立即启动应急预案，快速实施应对措施。

（三）现有灾害医学救援存在的问题

第一，工作模式相对落后。我国现有的医学救援模式是“多应急处理、少应急管理”，一旦发生突发事件需要医学救援时，往往需要临时成立救援指挥机构，缺乏持续运行机制和常设机构，难以应对复杂的救援管理和指挥，职责不清、行动缓慢，并且各自为政、效率低下，仅急救医疗模式就有多种样式，且没有统一的标准和规范，管理运作的随机性大，效果难以控制，使得应急医学救援中存在救援力量不足与人满为患、物资保障不足与过度保障并存的问题。第二，应急医学救援监控预警体系和机制不健全。信息采集系统监测覆盖面狭窄、准确率较低，且缺乏动态性、灵活性和智能型的先进监测技术，信息渠道不畅通；信息分析评估系统、预警机制临时性强，缺乏动态全面的考察，缺乏风险理论、风险意识和风险评估的长期预警机制；信息发布不够及时，信息资源不能完全共享，有效性大打折扣，不能完全实现联勤联动，缺乏安全、有效的网络化预警信息传播渠道。第三，救援理念滞后。长期以来，在应急医学救援中还存在“重救轻防、重个体轻群体、重眼前轻可持续、重躯体轻心理”等问题，导致在医学救援的监控预警、组织管理、资源配置、控制评估上不完善。第四，现代医学由于分科日趋专业化，加上年轻医生增多，暴露出年轻医师知识面不宽、跨学科疾病诊治困难，尤其是对灾害造成或引发的少见疾患知识不足等情况；在各种灾害条件下的卫生救援技术、野战急救技术和自救互救技能、野外生存能力等方面也有不足；而且相当多的医院缺乏应急处置的必要设施，应急医学救援能力亟待提高。

二、灾害医学救援分析

（一）灾害医学救援的相关概念

灾害救援（disaster relief）：有减轻、救济的含义，如日本救援队就采用了这种名称，其原因可能是由于“relief ”有“减轻”和“救济”的含义，因此主要在执行国际援助任务时采用。

医学救援，是指运用现代医学手段使受困对象脱离灾难或危险，得到医学救护的活动。它是应急救援中不可缺少的一部分。医学救援是以“大救援”理念为指导，最大限度地发挥医学在救援行动中的作用。

应急医学救援，是指对突发事件引发的伤病员，按时效救治理论、原则，组织并实施医疗救治的活动。

（二）灾害医学救援的发展阶段

医学救援的发展经历了现场救护、分科救治、灾难医学、急诊医学、救援医学等一系列过程，也是从微观到宏观的过程，是急诊（救）医学发展的新阶段。其发展历程大致分为以下三个阶段。

第一阶段，20 世纪 70 年代以前。这一阶段属于现场救护和分科救治阶段，急救医疗工作尚不规范，通常是单个医生或者各个临床科室各自进行的，以后才有各专科急诊汇成一起。这一阶段后期急救医疗工作已经开始，各种急救技术有了较大发展，为急诊（救）医学的学科发展奠定了基础。这一阶段的标志是 CPR 三大基本技术的建立，即 1956 年 Zoll 应用胸外除颤获得成功，1958 年 Peter Safar 开始推广口对口人工呼吸，1960 年 William Kouwenhoven 应用胸外按压建立人工循环。

第二阶段，20 世纪 70 年代至 20 世纪末。这一阶段属于灾难医学和急诊医学发展和确立的阶段，急诊医学成为一个独立的学科，急救医疗服务体系逐步建立起来。我国 20 世纪 80 年代初，也逐步引进急诊医疗服务体系。这一阶段的标志是 1979 年急诊医学成为一门独立的专业，急救医疗服务体系逐步建立。

第三阶段，20 世纪末至今。20 世纪 80～90 年代，救援医学的创始人李宗浩教授明确地提出了救援医学理念，并相继出版和发表多部著作。这一阶段急诊（救）医学进入了救援医学的新阶段，由于出现了生物医学高科技的飞速发展和人类生存环境的持续恶化的矛盾局面，特别是“9·11”事件、非典疫情、禽流感和印尼海啸等突发事件的发生，更催生了应急医学救援理念的发展。这一阶段的标志是 20 世纪末急诊（救）医学进入以应对突发事件为主要目的的应急医学救援阶段。

三、模块化研究

（一）模块

在 20 世纪初期的建筑行业中，将建筑按照功能分成可以自由组合的建筑单元的概念就已经存在。之后，模块被引入机械制造业，人们进一步将模块与物理产品的功能联系到了一起，模块具有了明确的功能定义特征、几何连接接口，以及功能输入、输出接口特征。随着计算机软件技术的发展，模块的概念又被用到了非物理产品领域。例如，在软件行业，模块的概念被广泛运用。尽管不同国别的研究者对“模块”的叫法不一，但通过模块可以将复杂系统简单化已经成为产业界、学术界的共识。在许多具有复杂系统的领域中，模块化都被证明是一个有用的概念。日本学者青木昌彦在追溯模块的原始概念时，发现对于模块有如下解释：①家具或建筑物的单位，被共同采用的标准单位系列里的某个单位；②通常指标准化电子组件的功能集合体，可以与其他同样的集合体一起用。他认为模块本身就是一个系统，“模块是指半自律的子系统，通过和他同样的子系统按照一定的规则相互联系而构成更加复杂的系统或过程”。我国学者陈文亮认为：模块是具有一定功能与结构和标准化特征的独立实体。包括三个基本内涵：其一，模块是一个实体，是一个相对独立的实体；其二，这个相对独立的实体具有一定的功能与结构，它的内部包含一定的组成，有特定的结构方式，它具有一定的独立功能，可以与外部发生作用，可以进行单独的运作；其三，模块内部规格统一，并具有与外部相连接的标准界面或接口，同类模块可以互换，可以与同样界面和接口的其他模块进行组合与衔接。

事实上，模块就是具有相对独立功能的通用（或标准）单元，通过和其他相同的子系统按照一定的规则相互联系而构成更加复杂的系统。具有三个基本属性：①可重用性：模块是具有标准接口或连接要素的标准单元或通用单元，可多次、重复使用。②可重构性：

是指模块具有良好的连接接口，有很强的组合能力，可以与其他组成部分进行有机组合，构成产品，也易从产品中拆卸和更换。③可扩充性：是指模块的可升级性、可收缩性和可扩展性。模块具有独立的、不受干扰的特定功能，可以进行单独的运转或测试、制造、储备。

（二）模块化

模块化在动态上表现为一种过程。西蒙把模块化理解为一种在演化环境中促使复杂系统均衡动态演进的特别结构。Baldwin 和 Clark 认为模块化的核心是从相对小的、可以独立进行功能设计的系统组建成一个复杂产品或流程。模块化是一种有效组织复杂产品和过程的战略。是一种基于某个产品生产体系的流程再造。在青木昌彦看来，模块化是把一个复杂的系统或过程根据联系规则分解为能够独立设计的半自律性子系统的过程，即模块的分解，或者是按照某种联系规则将可进行独立设计的子系统（模块）统一起来，构成更加复杂的系统或过程（即模块的集中）或模块的整合。通过模块化，一个复杂的系统就能分解为一系列相对独立的具有特定功能价值的模块（子系统）。因此，一个系统是否可以模块化取决于系统的可分解性，系统的可分解性意味着该系统既能被分解成若干部件又可以进行重新组合，并且在这一过程中不会失去原有的功能。孙晓峰认为模块化就是在劳动分工和知识分工的基础上，通过模块分解和模块集中的过程，把复杂系统分解为相互独立的组成部分，再通过即插即用的接口把各独立的部分联结为一个完整的系统。

（三）组织模块化

组织的模块化源于产品的模块化设计，生产的模块化导致组织的模块化已经成为学术界的共识。如果产品功能的模块化程度较高，产品的设计以及制造技术导致的组织模块化程度也较高。以柔性资源整合为基础的产品设计需要组织的柔性设计，以应对市场的不确定性。

组织模块化不同于产品模块化：一是产品的技术系统的接口、界面和联系规则可以完全人为设定，而组织不可以；二是组织由具备独立理性的人组成，具备一定的群体理性，即使已经设定了组织以及组织之间的接口、界面和联系规则，依旧无法保证组织模块像技术模块那样精确稳定地运行。

组织模块化表现为两种形式，在内部表现为围绕产品或功能的模块化来进行部门或分公司的模块化；在外部，组织所进行的外包、代工、战略联盟、虚拟企业等形式是外部的“组织模块化”过程。

（四）模块化组织

随着产品设计和生产的模块化，组织也出现了模块化倾向，产生了模块化组织。模块化组织是实现模块化产品生产过程的松散耦合的组织形式。一旦组织模块化后，原来的科层组织就很可能被松散耦合的组织角色取代，经过对组织各种要素柔性的重整，这种松散耦合的组织形态就成为一种新变种，即模块化组织。模块化组织是“通过内部相互联系的协调和自组织的过程，以达到组织柔性和学习曲线效应的一种新型的组织范式”。模块化组织具有三种特性。

模块化组织是具有动态协同演化特征的复杂系统。模块化组织由不同的子模块构成，每一个子模块均是一个活性结点，活性结点具有自主决策权，对于流经结点的任何信息都具有加工处理能力。子模块是系统中具有某种智能的组成部分。作为动词理解的组织，本身就具有事物朝向空间、时间或功能上有序结构的演化过程。作为复杂系统的模块化组织，因其复杂性随着组成要素可能发生变化，所以系统的边界也要发生变化。因此，模块化组织可以看作一个动态演化系统，它的有序性是动态的。但这种演化不是盲目的，有一定的路径选择，是一种协同演化的过程。

模块化组织是一个复杂的自适应系统，它无需外界特定指令而能自行组织、自行创生、自行演化，能够自主地从无序走向有序，形成有结构的系统，适应快速变化的外部环境。①对环境的自适应能力：模块化组织通过不断地自组织，涌现出新的实体或稳定的组织行为模式，产生新的关联和特征，适应不断变化的、高度不确定的、无序的外界环境；②具有开放性：模块化组织不断地与外界环境进行物质、能量、信息、知识、经验交换，向更加适应环境的方向有序地演进；③具有合作性：模块化组织成员之间的相互作用具有非线性，处于不断的变化之中。这种非线性的相互作用，使系统向平衡、有序的状态发展。

模块化组织的运行以任务为导向。只要外部有新的需求，模块化组织就会针对这一新的需求，组织最有效率的模块进行合作，高效配置资源，实现对需求的满足。模块化组织使组织由“金字塔形”向扁平化转变，管理层次也随之减少，消除了效率低下的问题。随着组织内外部环境、任务的发展变化，组织可随时进行模块组合的进一步调整和变化，使之成为有机的多适应性系统。

（五）模块化生产方式的优点

模块化符合现代企业的特点，具有许多优点。首先，使得交货期大幅缩短。模块化的生产方式，可以大幅缩短交货时间，提高企业的竞争力。进行模块化分配，就是把产品材料分解，使得大部分物料分散存在不同的供应商生产流程中或者供应商仓库中。虽然这部分物料产品可能不会进入市场，但企业在设计要求的基础上，完成产品的组装和调试，那么模块的分布可以立即组装成一个完整的产品并上市销售。在该生产模式下，产品制造商不需要对产品生产领域中的每一个备件都进行专注生产，也不需要花费自己的宝贵精力在自己不熟悉的领域，只要做好全面的控制即可。其次，能够满足客户多样化需求。模块化生产，可以使用模块的方式，保证产品的外观多样化，功能丰富化，而且可以定制产品，采用多种模块组合形式灵活地满足客户的需求，以满足市场的多变性。再次，显著的成本降低。产品的模块化生产把产品生产过程的很多项目交给了供应商完成，产品制造商更多的是进行产品装配。这些供应商所供应的模块，其成本通常低于其他企业，它具有较大的生产规模，降低了产品供应的成本。同时由于制造的专业化，产品的风险大大降低，减少了产品质量不稳定，带来一系列返工、产品售后、维修等方面的成本。最后，优化传统的柔性生产方式。在模块化生产模式下，许多设计按照模块来进行，把产品进行分离、替代、增加、返回等，这些设计不会影响产品生产的成本。客户的需求提前到产品生产过程的源头，这就要把客户需求传递到产品设计部门，设计部门根据客户的需求来定制产品，然后进行产品分解，交给不同的模块供应商完成零部件生产，客户可以参与产品制造的各个阶段，满足客户的需求能够第一时间被厂家获取，并增加客户的参与感。

四、军队卫勤模块化分析

20 世纪 80 年代以来，卫勤力量模块化已成为世界各国军队研究的焦点。新世纪新阶段，随着我国军事战略方针的调整，军队卫勤不仅要承担应急作战的卫勤保障任务，而且还要担负应付各种环境条件下非战争军事行动的卫勤保障任务，以一种体系应对多种任务，所以对于卫勤保障的灵活性、环境适应能力要求更加迫切，而卫勤模块化建设将更加适应未来信息化战争和非战争军事行动卫勤保障要求，模块化保障研究已成为目前国内外卫勤领域研究的热点问题。

（一）美国军队卫勤力量模块化研究的现状

美国陆军师和师以下部队的卫勤组织配置分成 6 个模块：①战地卫生员模块：由 1 名战地卫生员（专业军士）与配备的制式卫生补给品和卫生装备组成。②救护车班模块：由 4 名卫生专业军士和 2 辆救护车组成，负责全师的伤病员后送和途中治疗。③治疗班模块：由 1 名初级军医、1 名医助和 6 名专业军士组成。其技术水平和装备可为战场伤员提供创伤的高级处置，即在军医或医助的指导下对伤员进行复苏治疗和稳定伤员生命体征的治疗，为其后送做准备，或治愈后归队，治疗班也是卫生连的基本模块。④地区支援班模块：由 1 名受过创伤高级处置课程训练的牙医、1 名牙科专业军士、1 名 X 线专业军士和 1 名化验专业军士组成。这种班的编制在位于旅支援区和师支援区内的卫生连。⑤伤病员收容班模块：由 2 名护士和 2 名卫生专业军士组成。如上述 3 ~ 5 个模块配置在一起时，即可组成一个地区支援分排，为一个责任区域内的所有部队提供卫勤保障，通常活动在旅支援区和师支援区内。地区支援班和伤病员收容班不能独立工作。⑥外科分遣队（外科班）模块：由 2 名外科医生、2 名麻醉护士、2 名手术室卫生专业军士、1 名内科或外科护士和 2 名经验护士组成。目的是给重伤员提供早期复苏手术，挽救生命和保护身体功能。如伤员因推迟后送而威胁其生命或康复质量时，就应实施早期手术。术后伤员由伤病员收容班收容。伤病员收容班与外科班配置在一起。外科班的编制在空降师和空中突击师的卫生营。

到 2000 年美国陆军的军和军以上卫生部队在指挥和控制、医院系统、预防医学、战斗应激控制、医疗化验勤务、兽医勤务、牙科勤务、地区卫勤保障、后勤保障和血液勤务、伤病员后送和医疗调度等 10 个功能性领域中基本实现模块化。例如，战斗支援医院、野战医院和综合医院都是使用 4 个模块：医院基础单元、医院外科单元、医院内科单元和医院收容单元。这 3 种医院都使用可部署的医疗系统的标准装备的方舱，都是按照伤病员治疗的功能模块进行组合。其组织形式也都是按照每种医院的组织需求和任务需要进行模块化配置。

（二）德国军队卫勤力量模块化研究的现状

德国军队根据局部地区作战需要，尤其是危机反应和境外维和行动时的卫勤保障要求，提出了不同于国内卫勤保障的三级模块化保障模式。该模式是将整个卫勤保障工作划分为3个保障工作能级，分别以字母 A、B、C 标识。A 级是临床前医疗阶段，B 级是临床紧急医疗阶段，C 级是确定性临床医疗及康复阶段。

A 级急救工作由连抢救组实施，连卫生模块至少配备 2 名急救卫生员，主要任务是抗休克；初步医疗救护工作由急救模块实施，重点是维持生命重要功能。急救模块的编制将根据不同情况，配备 1 或 2 名具备急救医学专科知识的军医，1 名急救助理医师，视情况加强 1 名麻醉医师，此外每个急救模块均配属 3 名急救助理军士及装备 2 个车载集装箱医疗单元。

B 级配置急救野战医院模块，工作重点是在执勤区内实施临床紧急医疗救护，完成维持生命及器官的普外科手术，维持伤病员后送指征及后送伤员。配备足够的护理力量、内科疾病住院诊疗力量，以及口腔外科力量。医院人力配备应包括 1 个分类组、1 个门诊组、4 个手术组、1 个内科组、3 个护理组、1 个加强医疗组，必要时增加 1 个隔离护理组、1 个牙医组及 1 个卫材组。

C 级的任务是完成确定性治疗及康复，由德国本土的军队医院及地方医院执行。从 B 级至 C 级的后送工作由隶属于空军的远程运输模块负责。

此外，自 20 世纪 70 年代起，德国军队已把现代信息技术应用到卫勤管理的各个领域，德国军队卫生部门就根据战时救护阶梯、战场情况、战役性质和后送工具等因素，研制了大型战区信息管理系统，用计算机系统管理调度伤员后送、快速分类、运送和急救伤员及医学资源配置等。

（三）我国军队卫勤模块化研究

20 世纪 80 年代以来，卫勤保障模块化的思想已受到卫勤指挥人员和专业人员的重视，我国军队卫勤领导和专家就卫勤力量模块化的问题进行了研究和探索。借鉴模块化组合原理，开展对卫勤力量从品量、要素到组合系列化的研究。通过系统分解、规范模块、模块组合和模块运用等一系列措施和方法来改造和重建卫勤保障力量。在战时或应急情况下，能根据突发条件、作战任务、规模、性质等的不同需要，进行抽调、组合，对部队实施快速、有效的保障。

1. 卫勤组织模块化　以卫勤救治机构功能为准划分模块，实施卫勤组织模块化，应不改变现有的救治机构编制，通过卫勤合理部署，增强灵活性，提高救治功能。可将卫勤组织体系划分成如下若干模块：组织指挥模块、收容分类模块、救治模块、护理模块、手术模块（专科、普通）、后送模块、医技保障模块、后勤保障模块、特殊伤救治模块等。平时根据各模块功能进行专业化训练和技术储备，战时实施卫勤保障时，根据预定的任务和救治范围，加上相应的卫生装备模块，用若干组织模块，组成相应医疗单元、救护所或各类救治机构，形成具有一定救治功能的保障实体。卫勤组织模块化的基本目的是通过模块化的编组与构建，提高医疗系统的适应能力、缓冲能力和再造能力，实现医疗组织灵活机动、广泛适应的基本要求。

2. 卫生装备模块化　卫生装备是构成卫勤保障能力的重要因素。我国军队卫生装备可分为基本装备（包括急救装备、诊疗装备、通用手术装备）、辅助装备（检验装备、放射装备）、专用装备、接口装备（方舱、水电、排污）等模块，卫生装备模块与卫勤组织模块互相匹配、同步，以使每个组织模块能够执行其预定功能。以我国军队机动卫生装备方面为例，经历了 20 世纪 70 年代初形成功能独立的携行机动装备，20 世纪 80 年代研制出卫生技术车辆系列机动装备，20 世纪 90 年代中期以后的机动卫生装备模式为结构（单元—模块—系统）与功能（医疗—保障—环境）的对应。“九五”期间，我国军队某野战机动医疗系统的研究运用了模块化原理和技术，使我国军队机动卫生装备整体保障水平上了一个新台阶。海军医学研究所研制的模块化医疗方舱也取得了成功。我国军队卫生装备重点发展了火线救护装备系统、后送监护装备系统、早期治疗及保障装备系统、战救信息装备系统、技术支持系统、野战机动医疗系统、野战医疗箱组系统、单兵战位卫生装备系统和野战外科手术系统 9 个系统。已经形成以车、舱、箱、囊为主体的，能满足不同层次需要的模块化机动野战卫生装备体系，实现了由零星装备向系列化、通用化和组合化装备转变；由一般携行装备向大型自行装备转变；由简单的固定、后送器材，向使用多种高新技术和材料的集成化、智能化装备转变；由自成一体向与军事装备和其他后勤装备协调发展转变。初步解决了我国军队卫生装备“前缺后笨，后送不畅”的“瓶颈”问题，使紧急救治能力、立体后送能力、快速机动能力、卫勤指挥作业能力、综合生存能力明显提高。

3. 伤员救治模块化　伤病员救治是整个卫勤保障的主要内容。根据减员的构成与区分，可将伤员救治模块划分成常规武器伤模块和特殊武器伤模块。因为不同武器损伤所需要的卫勤组织模块和卫生装备模块及药材是不同的。为此，在划分模块时应掌握两个原则：一是突出救治任务特点，将战伤发生概率大、发生比例高，对药材需求比较一致的伤类尽量分在同组，但不能过多应用，因为模块太多势必给各模块之间装配比例的确定和供应量的计算带来困难。二是伤情、伤类构成比，同组中的伤类、伤情发生的构成比在不同的战伤中比较稳定，这种划分比较符合实际，比较客观。实施伤员救治模块化保障，可根据保障对象的战伤发生规律，确定所需携带的救治模块组装比例及携行数量。

4. 卫勤信息模块化　卫勤信息是卫生勤务的基本要素，卫勤管理信息内容十分庞杂，分类方法也很多。就医疗分队伤病员救治工作信息而言，它包括分类、救治、后送、医疗保障和卫勤指挥等信息。伤病员救治工作与伤病员的信息有着密切的关系，救治工作信息不仅贯穿救治工作的始终，还将医护人员、伤病员和药材保障工作联系起来，其科学的管理和使用有助于提高伤病员救治质量和卫勤保障的整体效能。因此，卫勤信息的及时采集、处理、传输、利用水平的高低反映了卫勤领导者和医疗分队管理信息综合素质高低。

五、灾害医学救援模块化建设原则

（一）以任务为牵引，筹划设计编组模块的建构体系

筹划设计编组模块体系和种类，必须牢牢把握“应急救援需要什么就编什么”的指导思想和原则，使之真正与“任务类型”相匹配，同“组合需求”相对接。未来灾害医学救援的任务大致可划分“自然灾害医学救援”“事故灾难医学救援”“社会安全医学救援”“突发公共卫生事件医学救援”和“军事突发事件医学救援”等类型的任务。完成这些任务，需要由具备相应救援功能的医疗组织组合成相应的力量体系来支撑。灾害医学救援建设应

集中围绕上述任务所需要的模块体系统，统筹设计好各种编组模块单元。平时要对各个力量体系如何组织进行构建，对每个力量体系需要哪些种类模块单元进行组合，预先做到心中有数，并切实体现到实际工作中去，逐步形成多类体系框架结构、多元化模块单元合成的应急医学救援编组格局。

（二）围绕精确保障，区分定位编组模块的功能要素

“精确化”抽组，其目的是以最小的抽组范围达成最大的救援效果。因此，在进行“模块化”编组过程中，必须对编组模块所具备的功能和要素作出精确定位，详细区分哪些是通用模块，哪些是专业模块，哪些是支援模块，哪些是独立遂行任务模块。改变传统的“粗放型”观念，以重精度、重效能的“集约型”抽组理念指导“模块化”编组，按照编组模块的功能要求，采取灵活的编组、抽组方式，打破不同部门之间的界限，确保编组模块基本要素齐全；对医务人员质量情况进行深入细致调查、核对和登记，实施“模块化”储备，逐步建立规模和类别清晰、要素信息准确的模块数据库，为实施“精确化”抽组提供依据。

（三）突出机动快捷，合理设定编组模块的单元结构

救援重心的定位、集中力量的方式、救治力量投送的手段都与平时医疗服务不同，要求编成灵活多变。因此，在实行“模块化”编组过程中，应着眼模块抽组和系统组合的“快捷化”，力求编组模块单元结构“轻型化”。以形成应急行动能力为基本标准，以提高应急快速反应速度为目标，以轻便灵活、善于机动为原则，合理确定各编组模块单元的编制结构，宜大则大、宜小则小。特别是对专业保障模块单元，只要专业要素齐全即可，不必一味追求人员数量多少。

（四）着眼聚合能力，规范明确编组模块的组合层级

能否形成“聚合能力”，是衡量“模块化”编组成效的主要标志。救援行动中既有国家、军队的联合统一行动，也有地区、单位针对某种情况的具体行动，不同层级力量编成对编组模块提出了不同的要求。从战略层面考虑，目前医学救援的重点应是专业技术分队，原则是“救命第一”，因此，在建设标准上必须高于其他组织，切实按照“定任务、定单位、定人员、定装备器材、定机动车辆、定保障措施”的要求抓好平时建设，确保一声令下，随时能够拉得出，并与相关力量迅速组合，一体化联合遂行任务。只有做到模块层级清晰，遇有紧急情况时才能保证各个模块有序链接和功能聚合。

六、灾害医学救援模块化流程设计

（一）确定模块化对象

模块化的目的是以尽可能少的模块，组合成尽可能多的系统，以满足应急医学救援任务的多样化需要。医学救援的主要任务是挽救患者的生命，主要功能是医疗救护，因而基本医疗模块就成为主体模块。根据这个主体模块，配备一些辅助模块，如辅助医疗模块、

防疫防护模块、通信指挥模块和适应模块等，从而构成了以上述5个模块为基础的基本组织模块，亦即一级组织模块。主体模块配以辅助模块，就构成了模块化组织系统。

（二）构建基本模块库

构建基本模块库即对系统功能进行分析和分解，形成基本功能模块的活动。根据模块的应用范围，模块可区分为通用模块和专用模块，多系统经常应用的模块可以把它列为通用模块；属于特殊条件下应用，或者具有特殊功能的模块列为专用模块。专用模块是通用模块的补充，两类模块构成模块库，为不同条件下的模块组合应用提供基础。

按照应急医学救援功能要素为核心对5个基本组织模块进行细分。其中，基本医疗模块包括紧急救治模块、分类后送模块、重伤救治模块、收容处置模块和基本手术模块；辅助医疗模块包括医疗保障模块和生活保障模块；防疫模块包括三防救护模块和卫生防疫模块；组织指挥模块包括指挥单元、通信单元和警卫单元；适应模块包括专科手术模块和一些特殊需求模块。这些构成了二级功能模块。继续细分每个二级功能模块就得到了功能更加明确，既不依附于其他功能，又不受其他功能干扰的基本单元模块，也就是三级模块。

（三）模块标准化设计

在功能分解的基础上，对基本功能模块进行标准化设计，不同类型的模块应当进行不同内容的标准化设计。基本的设计内容包括：模块组件的构成，各组件的功能和资源配置，各组件之间的相互关系，模块与其他功能模块之间的衔接关系等。在组织模块中，其组件（同于编组）是由人员组成的，每一个人员有其职责范围和任务要求，各编组之间，组织模块与其他组织模块之间的相互关系，主要反映在工作关系和信息交互关系上。

（四）任务模块的构建

模块的组合设计，是在系统目标的指引下，在需求分析的基础上，在已有模块库里选取适宜的模块进行组合搭配，建立起新的适应性系统的活动。模块的组合设计主要包括以下内容：①需求分析，分析在新的环境、任务或保障需求下，新系统应当具备哪些基本功能；②在已有的模块库里选择适宜新系统目标和基本功能要求的模块，必要时进行局部的微调和增加补丁；③将模块组合起来进行磨合与测试，评价新系统的功能和系统与环境、任务、新要求的适应程度。在模块的组合设计时，必须考虑到组合成的新系统在功能上的整体性。在功能上，既不欠缺，又不冗余；在连接上，既可刚性连接，又可柔性连接；在布局上，既可串联，又可并联。特别是需要客观评估模块在整个系统中的作用，以及新系统的整体效能，不断修改和完善新系统。

建立任务模块库的目的是在未来发生突发事件或灾情的时候，根据其性质或种类直接调用成型的模块数据，以达到迅速出动的目的。这就必须根据各种不同的典型灾情和任务设计各种模块组成结构，建立四级模块数据库。它是在基本医疗模块结构的基础上，根据灾情或任务进行设计。一级模块库由灾情或任务组成；二级模块库由基本医疗模块组成；三级模块库由功能模块组成；四级模块库由单元模块组成。通过专家咨询的方式确定了反恐维稳医疗保障模块、抢险救灾医学救援模块、突发公共卫生事件医学处置模块等一级模块；二级模块主要包括基本医疗模块、辅助医疗模块、适应模块、组织指挥模块、防疫防护模块等；根据任务不同确定相应的三级模块和四级模块。

七、灾害医学救援模块的运用

各基本医疗模块和任务模块应当根据应急医学救援任务特点和实际情况进行组织模块的灵活组配。灾害医学救援任务是多样的，包括突发公共卫生事件的预防控制、自然灾害的医学救援、事故灾难应急救援和反恐维稳医疗保障。因此，应当根据不同的任务选取不同的组织模块，建立适应不同任务特点的医疗分队。

（一）按需选取功能模块

在组织模块运用时，应当有针对性地选用模块，进行重新组合。例如，在执行抗洪抢险医疗保障任务时，应当选用常见病和传染病组织模块；在执行扑灭山林大火医疗保障任务时，应当选用烧伤专科及普通内科组织模块。同时应当注意到，在一些应急医学救援任务中，要求医务人员应当是一专多能的，要求每一名军医和卫生士官必须具备指导指战员自救互救、门诊与巡诊、现场急救和紧急救治的能力。因此，在不同的任务阶段和不同条件下，仍然需要采取整、分、合的组织手段，进行灵活编组，以适应不同任务的需要。

（二）制定相关规章制度

在模块组合过程中，应当结合实际情况建立相关制度。需要建立的规章制度有两个方面，即内部管理制度和与外部联系协同制度。内部管理制度包括：明确组织领导关系，建立请示报告制度、党支部（小组）工作制度；明确各编组之间的业务工作关系，建立值班制度、检伤分类制度、手术制度、会诊制度、伤病员收容制度等。与外部联系协同制度包括：协同会议制度、伤病员前接后送工作制度、统计报告制度、通信联络制度及联合防卫制度等。通过组织与工作制度的建立，使重新组合以后的组织模块结合成一个有机整体，达到关系顺畅、运行平稳的程度。

（三）开展模块组合训练

新组建的模块化组织系统，在有条件的情况下，应当进行新建组织系统的磨合训练。医疗模块的战备训练包括组织模块训练和模块组合训练。单一模块训练的重点是技术训练和人员、装备、环境的适应性训练，按照现场抢救单元、检伤分类单元、伤病员后送单元、抗休克单元、紧急手术单元等进行分组训练；模块组合训练的重点是组织协同和业务协作，包括两个或多个模块之间的系统组合训练、不同环境条件下医疗救治的组合训练、特种武器损伤伤员救治组合训练和伤病员陆空与海陆后送协同训练等。训练工作以锻炼技术、熟悉环境、加强协作、提高效率为目的，按照先单一模块训练、后组合训练，先简单、后复杂的原则进行。

（四）进行模块的再设计

一个新的模块化组织系统的高效运行，需要不断磨合与不断完善的过程，组织模块化组合设计的过程，也是设计–运行–反馈–评价–再设计的不断完善的动态过程。其重点是在新系统运行过程中，对新系统进行综合评价，找出问题，及时调整，使新系统逐步完善。一般情况下，可以通过模块组合训练，或者在实际组合初期进行磨合运行，发现问题，及时总结经验和教训，补充、调整和完善模块组合方案，也就是进行模块组合的再设计，直至达到比较满意的程度。

（侯世科　张永忠）

第二节　医学救援处置机制分析

一、突发事件应急医疗救援概念

医学应急救援不同于院前急救、院内急诊和 ICU。影响巨灾型突发事件的医学应急救援系统及各系统之间的关系仍不清楚，系统分析巨灾型突发事件影响因素的构成要素及其关系对探讨其应急救援风险分析及机制极其重要。在纵向上，它包括巨灾现场大规模伤员的搜索、营救、检伤分类、紧急救治、危重伤员运输后送、移动医院建立和运作、恢复重建灾区医院、灾区卫生防疫、心理干预等。在横向上，包括医学应急救援组织机构、医药卫生资源配置系统、医疗救助系统、紧急医学救援队伍系统、后勤卫生装备保障系统、法律支持系统和医学信息搜集和服务系统等构成要素。在应急处置流程机制上，它涵盖医学救援先期处置机制、医学救援快速评估机制、医学救援决策指挥机制、医学救援协调联动机制和医学救援信息发布机制。

二、医学救援先期处置

（一）医学救援先期处置的定义

医学救援先期处置是指在突发事件即将发生或刚刚发生后初期，各级卫生行政部门对事件性质、规模等只能做出初步判断或还不能做出准确判断的情况下，对事件进行的早期应急控制或处置，并随时报告事态进展情况，最大限度地避免和控制事件恶化与升级的一系列决策与执行行动。先期处置的主要任务包括启动现场处置预案、成立现场处置指挥机构、封闭现场、疏导交通、疏散群众、救治伤员、排除险情、控制事态发展、上报信息等。

（二）医学救援先期处置的目标与原则

医学救援先期处置机制的目标，是在突发事件发生的第一时间开展预先处置工作，按照边处置、边报告的原则，及时有效地控制事态、防止事态的升级和扩大，并将了解的情况和所采取的措施立即反馈给有关部门和地区。

医学救援先期处置机制应当遵循以下工作原则：

（1）统一现场指挥。必须建立医学救援处置现场指挥员制度，确定越级指挥、先期处置的原则和权限，落实并完善应急管理行政领导负责制和责任追究。

（2）根据事态性质决定处置方式。先隔离事态，后控制处置，对各类性质比较确定的突发事件以控制与限制为主，对各种原因不明的突发事件要一边隔离事态和控制处置，一边及时判明事件性质和发展趋势。

（3）边处置、边报告。必须坚持边处置、边报告的原则，对没有明确规定、把握不准的问题，应当及时请示；情况紧急来不及请示时，应当边处置、边报告或边报告、边处置。

（三）突发事件应急医学救援体系

各级卫生行政部门在同级人民政府或突发事件应急指挥机构的统一领导与有关部门密切配合、协调一致，共同应对突发公共事件，做好应急医学救援工作。

发生突发事件时，通常由军队卫生部门和地方卫生部门组成卫生保障组，作为应急指挥部下属的一个重要的专业指挥机构，负责组织实施医学救援、卫生防疫、心理救援，并与其他专业指挥部门协调。具体的应急医学救援组织机构包括：医疗急救中心（站）、综合医院、专科医院、化学中毒和核辐射事故应急医疗救治专业机构、疾病预防控制机构和卫生监督机构、现场医学救援指挥部等。

目前我国应急救援体系主要依靠各级急救中心（站）、医院（包括企业、军队医院）开展，形成了院前急救、医院急诊科、重症病房的基本救援模式和在城市应急联动中心（city emergency response center，CERC）平台下的统一接警、统一指挥、统一调度、统一救护、统一管理的“五统一”救护体系。以城市的某一行政区（如街道办事处）划组织应急救援组织。一般为两级医疗救护体系：一级医疗应急救援组织以二级及二级以上医院为核心，负责事发地区伤病员的诊治及事后医疗机构的恢复重建；二级医疗应急救援组织由区划单元内的一级医院、社区卫生服务中心、急救站等组成，负责单元内现场急救和轻伤病员的现场救治、分类和转送。

（四）医学救援先期处置的工作内容

1. 应急救援医疗队的先期处置　应急救援医疗队在接到救援指令后应做好应急响应行动准备。一是输送前准备：包括明确输送方式、到达时限、输送路线，开展卫生宣传教育，做好物资准备，与卫生行政部门、交通部门等有关单位沟通协调；二是组织输送：按照输送的基本要求，建立组织，明确行进序列，了解路线和装卸点，做好途中的保障措施；三是现场展开：选择具有一定展开面积、充足的水源、便利的交通等条件的场地，参照展开布局的基本要求，根据救援任务展开医疗工作。

2. 基地医疗机构的先期处置　基地医疗机构的主要任务是接受现场转运来的大批量伤病员。先期处置工作包括：调整组织，调配人员，增设外科床位，调整补充外科医护人员，麻醉科、手术室、输血科等做好扩大工作量的准备；妥善处置现有伤病员，腾空床位，动员治愈或基本治愈的病员出院，必要时组织转院；请领分发药材物资，重点加强伤员前接组和检伤分类组工作；时间允许可以开展针对性应急训练。

（五）医学救援先期处置的流程

（1）通过现场直接观察、访问等方法，核实和搜集情报信息并随时报告。

（2）对事件概况（详细地点、规模、事因、类型、特点等）及发展趋势做出初步判断。

（3）与已到达现场的协同单位取得联系，互通情报。

（4）实地勘察现场环境状况，对后续处置力量（该起事件的负责人和相关单位）进入路线、控制范围等工作提出初步设想。

（5）在可能的情况下，抢占有利空间，为指挥部的建立和后续处置力量的展开创造有利条件。

三、医学救援快速评估机制

（一）应急医学救援快速评估的定义

应急医学救援快速评估的概念由“快速”和“评估”两部分组成。“快速”主要包含两个方面的意思，一是时间上的快，在突发事件发生后，应急医学救援未开展或开展初期；二是工作进行上的快，只初步、有重点地实施评估。“评估”在新华字典中是评价和估量的意思，而这里的评估是指通过掌握一定的信息，对与应急医学救援相关各种情况进行的分析，评估现有状况以做出准确的判断和决策。

应急医学救援快速评估是指在突发事件发生后，应急响应的初期，为了准确判断与医学救援相关的各种情况，合理配置医疗资源，实施准确、科学、有效的救援决策，而对少数的关键信息所进行的初始的收集、分析判断的过程，其目标是最大限度地减少应急医学救援过程中失误的可能性，达到理想的救援效果。

（二）应急医学救援快速评估的原则

1. 时效性 快速评估主要是为应急指挥决策服务。因此必须在突发事件发生后的第一时间进行，并在应急指挥决策前反馈评估结果。如果快速评估不能为应急指挥决策提供及时有效的信息支持，快速评估将失去意义。

2. 宏观性与指导性 快速评估不是对突发事件的精细调查，而是追求在实践粗略分析基础上对宏观性质和方向的准确把握。相应的，快速评估虽然是为应急决策提供信息支持，但主要追求具有高度指导性的定性判断和结论，而非精确的定量结果。

3. 交互性 快速评估虽然是为应急医学救援指挥决策服务，但并非只有快速评估完成后，才开始进行应急医学救援决策。实际上应急医学救援指挥决策将依据突发事件发展和应急处置及救援的开展而不断进行。因此，快速评估不应等待全部工作完成后再递交出完整的快速评估报告，而应在快速评估过程中，与应急医学救援决策者保持及时的沟通和交流，随时了解决策者的需求动态并汇报快速评估进展。

（三）应急医学救援快速评估的内容

大量伤病员需要急救、复苏、紧急手术、转送等，按常规医疗办法无法完成任务。

不仅要求医护人员训练有素、有精湛的医疗技术、懂得突发事件应急医学救援知识，还要对伤病员进行快速评估、实施分类分级救治、实施快速医疗后送、紧急疏散现场的危重伤病员。

突发事件可能出现大批伤病员，要及时迅速地对大量伤病员进行妥善救治，必须合理开展分级救治。分级救治是救援机构分阶段、分层次救治伤病员的组织形式和工作制度。救治上实行分级分工，前后继承，保持连续性；技术上由低级到高级，互相衔接逐步完善。突发医学救援通常按照三级救治组织实施。

时效救治是按照战（创）伤救治的时效规律，在最佳救治时机采取最适宜的救治措施，以达到最佳救治效果的工作方式。在突发事件医学救援中必须突出救援的时效性。

（四）应急医学救援快速评估的流程

突发事件发生后，事发地政府和单位第一时间内上报相关情况，并按照事件的类别和级别，根据相关应急预案，启动应急响应并成立应急指挥机构，开展先期处置工作等。此时，如有必要，相关政府和部门可以在还未接到上级指示之前就开展快速评估工作。

应急指挥机构根据应急处置和救援中的决策信息需要，组织有关部门、单位和人员开展快速评估工作。

有关部门、单位和人员选择适当的方法，开展快速评估工作。

有关部门、单位和人员随时向应急指挥机构反馈快速评估的结果，并在规定时间内向应急指挥机构递交快速评估报告。

应急指挥机构在综合研判各方面快速评估报告后进行指挥决策。

应急指挥机构可根据突发事件的事态发展适时开展多次（并行）快速评估互动，直至突发事件结束。

四、医学救援决策指挥机制

（一）基本概念与职能

突发事件医学救援应急指挥（health emergency command）是卫生行政领导及其指挥机关在突发事件中，组织运用卫生力量实施医学救援（保障）的组织领导活动，目的是为救援工作顺利开展提供条件，维护公共安全和生命健康。

各级卫生行政部门负责辖区突发事件卫生应急管理工作，内设的工作部门（如应急办公室）承担突发事件医学救援应急指挥的日常管理和组织协调工作：一是根据突发事件性质、规模，明确医学救援任务，启动相关预案；二是贯彻落实同级人民政府、突发事件救援指挥部等上级的有关决定和指示；三是及时了解掌握突发事件进展、伤病发生及先期处置情况，分析判断，果断决策，制订救援方案；四是统一组织、协调、控制和实施医学救援行动，协调各种卫生资源，并进行指导监督和评估；五是担负应急值班和汇总报告工作，及时做好上情下达；六是根据任务需要建立专家组，并组织开展工作，提供专业咨询和辅助决策，必要时参加现场指导。

（二）基本原则

突发事件发生后，进展过程是千变万化的，卫生应急管理者既需要根据突发事件发展变化调整处置措施，发挥创造力和能动性，也要遵循一定的处置原则。

1. 以人为本　绝大多数突发事件都有人员伤亡，医学救援是应急救援工作中不可或缺而且是十分重要的部分。必须“以人为本”，坚持“先救人，后救物”的原则，把挽救生命和保障人们的基本生存条件放在首要位置；同时必须高度关注救援人员的人身安全，有效保护救援人员，避免次生、衍生灾害的发生。

2. 统一指挥　突发事件发生后，各级、各部门领导纷纷赶赴事发现场，靠前指挥，往往会导致现场秩序混乱、令出多门，令现场指挥人员无所适从，给应急处置带来诸多不便和麻烦。应急医学救援处置事关重大，涉及民众生命安全和健康维护，需要从全局高度统筹决策、统一指挥。围绕快速抢救生命、维护健康、稳定事态来筹划、组织和控制，在突发事件应急指挥部和现场指挥部的统一领导下实施。

3. 灵敏高效　实施灵敏高效的医学救援应急指挥是由突发事件的急迫性和时效性所决定的。要快速准确分析判断情况，制订救援方案；快速启动应急机制和预案，快速抽组救援力量；快速投送救援力量，快速部署展开。实施灵敏高效指挥，基础在平时，关键在预防准备。《全国卫生部门卫生应急管理工作规范》明确要求加强应急指挥决策平台的建设与管理，为实施灵敏高效的卫生应急处置提供基础条件。省级、地（市）级卫生行政部门卫生应急平台要与电子政务系统相结合，在电子政务中心信息平台的支持下，建立监测、早期预警与高效处置一体化的卫生应急决策指挥平台，实现疾病预防控制、医疗救治、卫生监督信息系统的集成。各级卫生行政部门领导也要加强平时针对性训练，提高监测预警、预判能力，经常分析有关情况，不断提高应急决策水平。

4. 协调有序　突发事件，特别是重大地震灾难发生时需要集中各方力量，组成高效率的临时机构，在最短的时间内展开工作。全国各地将派出各种类型救援队开赴灾区，救灾单位多。指挥与保障关系复杂，制约因素多，需要协调的单位和事项繁杂，而决策时限有限，因此卫生部门要努力主动作为，做好医疗与防疫、排险与消防、交通与通信及军队救援机构等部门的沟通，确保协调一致，形成有机整体。

（三）应急医学救援力量的调集与使用

1. 主要类型　各级卫生行政部门按照“统一组织、平急结合、因地制宜、分类管理、分级负责、协调运转”的原则组建卫生应急队伍，根据需要，可以按照重大灾害、传染病、中毒和核辐射等不同类别医疗卫生救援，分别组建应急队伍，以有效应对辖区内的突发事件。一是国务院和中央军委制定的国家级医学救援队，主要担负国际、国内重特大突发事件的应急医学救援任务；二是由各省、自治区、直辖市政府与各军区（军兵种）、武警总队联合制定的省级专业救援队，主要担负省、自治区、直辖市范围内重特大突发事件的应急医学救援任务；三是伴随国家、军队制定的，参加抗洪抢险、抗震救灾、海外应急搜救任务等专项行动的医疗保障分队，以及包括传染病、食物中毒、群体性不明原因疾病、核事故和突发放射事件、职业中毒和化学污染中毒应急卫生救治队伍。

突发事件应急医学救援必须依靠发挥现有医疗机构在应急救援中的作用，同时也不能忽视志愿者应急救援力量。

2. 调集使用时机和方式 各级卫生行政部门根据突发事件现场医疗救治需求，按照预案的要求，制订医学救援方案，统一指挥调用医疗资源，迅速开展医学救援工作。应根据任务需求和条件灵活使用，既可以整建制使用，也可以模块化组合，随机编成使用，但一般情况下同一隶属单位的救援力量不宜拆散使用。在力量使用对象上，应就近使用、靠前使用、综合使用，同时明确具体任务、有关的协同事宜、指挥与保障关系等。

五、医学救援协调联动机制

（一）医学救援协调联动的定义

协调联动是政府应对突发事件最常用的手段，即针对不同部门之间相互配合、互通有无、信息分享、功能互补、资源整合、共同行动，形成应对的合力，从而化解突发事件带来的危害。协调联动机制就是指“在危机管理过程中有效地组织政府内部各部门之间，政府与社会组织之间的沟通与互补，通过良好的沟通与有效的信息交流，整合资源，共同行动，协调处理危机的规律性运作模式”。协调联动机制最主要的作用在于，使得每一个参与者在朝着共同目标努力的过程中可以审视自己和合作者的行动，并且通过知会参与者其在组织中的状态、发出警报等方式来激发参与者的自主行动。总之，协调联动就是一种以齐心协力、互助合作的方式而形成的多部门和多主体参与的应急管理模式，终结了传统意义上某一政府单位为单一应急管理主体的思维，也影响到传统意义上不同行政区域的应急管理权力，同时也塑造了政府与企业、非政府组织甚至公民之间的合作伙伴关系。

（二）协调联动的目标与原则

协调联动建设的目标，是做好纵向和横向的协调配合，推进不同区域、不同部门甚至国家之间在应急管理实践工作中的合作和交流，切实形成条块结合、上下联动的组织体系和跨地区、跨部门的协调合作框架，提高合成应急和协调应急能力。协调联动应当遵循“党委领导、政府负责、军地协调、社会参与”的工作原则。一是建立应急救援联动机制，充分整合各种应急资源，综合协调、分工协作，实现预案联动、信息联动、队伍联动、物资联动。切实提高应对突发事件的能力。二是政府负责、社会参与。积极发挥政府的组织领导作用、专门部门的技术指导作用和人民群众的主体力量作用，形成上下联动的工作机制。三是军地联动、有序协调。通过军地应急联席会议、军地灾情信息共享、军地联合指挥、军地联合应急值守、军地灾害联合会商、军地联合行动、军地综合保障、军地应急演练等各方面的制度和配套措施，逐步提高部队与地方政府之间在应对突发事件方面的联合指挥、科学行动、快速反应、兵力投送、专业保障等各种非战争军事行动能力建设。

（三）医学救援协调联动机制的特征

1. 医学救援协调联动机制的系统化特征 危机诱因多元、种类繁多，这需要相应的协调联动机制。医学救援协调联动机制是多种手段综合的有机系统，它通过对现有机制的规范和协调，整合医学救援各机制的力量而提高医学救援的绩效。在危机管理中，单凭一种协调手段难以达到医学救援协调联动机制建立的目的，必须整合各种手段，使之相互协调、相互配合、相互补充，以完成协调联动的目的。因此，医学救援的协调联动机制是一个系统化的有机体。

2. 医学救援协调联动机制的全面化特征　首先，医学救援协调联动机制是一个全过程的协调体系，在每一个具体的阶段建立相应的规范和手段，准确地预警危机态势，将危机事态控制在某一个特定的阶段，避免进一步恶化。其次，不仅要在医学救援生命周期的各阶段建立协调联动的规范和手段，而且更重要的是如何实现各机制之间的有效运行。医学救援协调联动机制的建立即在宏观层面为医学救援提供制度、组织、资源、技术上的全面保证；又在微观层面上实现了危机管理各机制间的协调运作。医学救援协调联动机制是一个全过程、整体化的有机体系。

3. 医学救援协调联动机制的协同化特征　医学救援协调联动机制的建立涉及广泛的组织和人员，医学救援中协同一致的运作尤为重要。医学救援协调联动机制的目的就是要求政府在危机事件发生后，实现与相关职能部门、非政府组织、企业、公众和媒体等的协同治理，明晰上述各利益相关者的责任，优化整合各种社会资源，发挥协同效应，最大可能地减少危机损失。

六、医学救援信息发布机制

（一）医学救援信息发布的定义与内容

信息发布是指履行统一领导职责或组织处置突发事件的政府以及有关部门按照有关规定向社会统一、准确、及时发布有关突发事件事态发展和应急处置工作信息的行为或过程。具体而言：第一，信息发布的主体是县级以上人民政府。《中华人民共和国突发事件应对法》规定国务院和县级以上地方各级人民政府是突发事件应对工作的行政领导机关，也是有关突发事件事态发展和应急处置工作信息发布的主体。第二，信息发布的对象包括公众、相关机构人员、有关国家和国际组织。第三，信息发布的内容包括：有关人民政府及其部门做出的应对突发事件的决定、命令；反映突发事件信息的渠道；有关的突发事件预测信息和分析评估结果；可能受到突发事件危害的警告；避免、减轻危害的常识、建议和劝告及电话咨询等。

（二）医学救援信息发布内容应坚持的原则

1. 基于信息本身的原则　基于信息本身的原则，笔者认为，主要包括信息的质和量两个方面，即如何从质量和数量状况来考察政府应急信息内容的情况。

（1）基于信息质的层面：从信息的质的角度来看，是指发布的应急信息的品质状况与程度。具体来说，在重大突发事件发生后，政府发布应急信息，不仅要求应具有真实性，而且还应具有权威性。

第一，真实性原则：真实性是信息的根本所在，不真实的信息不可能具有说服力。现代信息技术和通信技术的快速发展与应用，使得信息的传播速度也越来越快，范围越来越广。在重大突发事件发生后，公众需要政府告知准确的信息来确认自己的真实处境，不能对事件真相遮遮掩掩。否则，只会加大公众对重大突发事件的猜疑和恐慌，招来公众的误会和反感，使得政府在突发事件应对中失去最广大的群众基础，加剧事件的处理难度。基于此，政府在发布应急信息内容时，必须本着实事求是的态度，坚持真实准确的原则，如实地发布信息，这样可以减少谣言的产生，有效防止不实信息的蔓延。原国务院副总理吴仪说过，在处理突发事件时，一定要及时发布准确信息，事件信息越真实准确，社会公众的反应就越小。例如，2009 年发生的成都市“6·5”公交车燃烧事件，事件发生后，成都市政府在 3 天内举行了 5 场新闻发布会，真实地公布了事件最新进展和救助伤员等情况，对于公众关注事故原因等问题，也认真调查核实，给予准确的回答，正是由于成都市政府坚持了发布应急信息的真实性原则，从而牢牢地掌握了舆论引导主动权，使事件得到了妥善处理。

第二，权威性原则：政府发布权威信息是制止各种谣言、消除各种疑虑、保障公众知情权最为行之有效的方法。重大突发事件发生后，各种小道消息、流言不胫而走，特别是在互联网飞速发展的今天，网民的评论、留言和跟帖，更是形成强大的舆论场。公众置身于如此海量的信息环境中，往往很难辨别信息的真伪，这必然会导致其安全感缺乏，判断力下降，进而引起社会秩序的混乱。由于政府承担着社会管理的责任，不仅拥有快速、高效的信息采集渠道和方式，而且能召集各个领域的专家学者对突发事件进行深入分析研究，因此政府能为公众提供最为权威的信息，从源头上有效遏制无权威的信息肆虐，能迅速消除各种不安因素，保障公民应有的知情权，同时有利于号召公众团结一致，共同应对危机。

（2）基于信息量的层面：从信息量的方面来看，需要政府从信息发布内容的广度出发，发布的应急信息内容应包含重大突发事件的方方面面，以充分满足公众的知情权。但同时，政府也应该把握好“度”，否则将会出现“过犹不及”的情况，引发公众恐慌，影响重大突发事件的处理进程。也就是说，政府应急信息发布应坚持全面性原则和适量原则的统一。

第一，全面性原则：全面性原则要求政府尽可能将完整的关于重大突发事件的信息加以发布，公之于众。从应急信息传播规律来看，应急信息发布的内容越简单、模糊，公众对信息的诉求就越多，信息传播速度越快，范围也就越广；反之，应急信息发布的内容越完整透明，受众需求程度就越低，媒体对其关注度也会逐渐降低。所以，政府应该将重大突发事件的发生发展情况、公众应该知晓的注意事项等具体信息通过媒体全面地展现给公众，尽量使政府的应急信息发布工作公开透明，赢得媒体和公众的理解与支持，这也体现了政府的担当和作为。

第二，适量原则：就是指政府在发布应急信息时注意把握好“量”的要求。美国著名哲学家格莱斯指出，数量准则是言语交际需要遵守的第一个准则，也就是根据需要信息的多少来决定提供多少，不提供比需要的信息更多的信息。因此，在重大突发事件中，政府发布应急信息内容要对公众的信息需求进行预估，根据公众的需要数量进行发布。重大突发事件经常持续时间较长，因而，为保证达到信息发布的效果，要采取动态连续方式实时地提供事件信息内容，保持其连续性，增强公众的信心。

2. 基于信息表达形式的原则 这里的信息表达形式是指政府在发布应急信息时应采取何种态度，使用何种语气等。重大突发事件发生后，人们往往遭受着身体和心理的双重创伤，这时政府在发布应急信息内容时要充分考虑到公众的信息接受能力，坚持人道主义精神，坚持人文关怀原则安抚公众，同时政府还应"广开言路"，集合专家、学者、媒体等多方面力量，保证信息发布内容更容易被公众接受。

第一，人文关怀原则：通常情况下，重大突发事件发生时，都伴随着严重的人身和财产安全损失。如汶川大地震造成69 227人死亡，直接经济损失达8452亿元人民币。灾难面前，政府应该尊重人权，本着人文关怀的原则，在发布应急信息内容时尽量使用公众易于理解和接受的言辞和语句，避免使用官话和套话敷衍公众，顾及公众，特别是受害者和家属的感受及情绪，对公众的生命健康给予充分的尊重和关怀，鼓励公众勇敢而理性地面对困难。只有做到人性化关怀才可能安抚人们受伤的情绪，进而共同努力应对困难和危机。同时，政府在坚持人文关怀原则时也要注意适度，那种煽动公众情绪的语言和文字，不仅不能正确引导公众，很可能给社会安定带来不利影响。

第二，开放性原则：要求政府在发布应急信息内容时不要"闭目塞听"，而是要以开放的姿态，寻求第三方的支持，如精英专家、网络意见领袖或媒体等。他们经常为社会大众提供信息，在信息传播中起着重要的中介或过滤作用，由于他们往往都是某个领域的精英分子，专业素养较高，因而能够保证其传递的信息真实可靠，其观点更容易获得公众的信任。所以，政府应该坚持开放性原则，认真地倾听第三方的声音，加强与第三方沟通和交流，从而防止谣言、骚乱的产生，树立政府应急信息的权威性。例如，2010年青海玉树地震发生后，青海省民政厅、青海省政府和玉树藏族自治州政府等政府部门及时和各大媒体进行积极、充分的合作，用开放的姿态，与广播电视、报纸、网络等新闻媒体进行信息沟通，受到了国内外媒体的广泛好评，树立了政府的良好形象。

（侯世科　张永忠）

第三节　应急救援体系构建

一、应急救援体系概述

突发事件应急救援体系，是政府和社会应对各类突发事件的总体安排与部署。其主要内容，就是针对可能发生的对公众生命财产安全、环境安全以及社会和谐与稳定构成破坏性影响的各类突发事件，在采取科学合理的应急救援整个过程中，所需要的相关应急救援法制、体制和机制建设。具体内容主要包括：应急救援法律体系建设，应急救援组织体系建设，应急救援队伍体系建设，应急救援物资保障体系建设和应急救援通信平台建设等诸方面。突发事件应急救援体系建设的主要目的，在于满足突发性公共事件的应急救援需求，最大限度地保障公众的生命、财产、环境安全和社会和谐与稳定。

二、应急救援体系组成

1. 应急救援法律体系　应急救援法律体系应当包括法律、行政法规及部门规章、地方性法规及规章等。应急救援法律体系的主要功能，是指导和规范各行为主体在突发事件应急救援工作中的行为。建立和完善我国突发事件应急救援法律体系，不仅体现了“以人为本”作为科学发展观的核心思想，也有利于实现我国应急救援工作的规范化、法制化和科学化，使应急救援工作有法可依，更有利于从立法上确立应急救援工作的重要性，确保公众生命财产安全与社会和谐稳定。

2. 应急救援指挥系统　应急救援指挥系统是各级应急救援的最高决策者，负责应急救援的统一指挥，对各子系统下达命令，提出要求。应急救援指挥系统是整个应急救援系统的核心，负责统筹安排应急救援行动，协调应急救援组织与机构间的行动和关系。应急救援指挥系统自上而下应包括国家应急救援指挥中心、区域性应急救援指挥中心、地方应急救援指挥中心和专业性应急救援指挥中心等。

3. 应急救援信息平台中心　应急救援信息平台是突发事件应急救援信息高效展开的基础手段和重要保障。应急救援信息平台主要利用现代计算机技术、网络技术和卫星通信技术为突发事件应急救援提供一切必需的信息，实现信息共享。

4. 应急救援队伍体系　应急救援队伍体系是整个应急救援体系的处置实施系统，主要负责“应急救援指挥系统”下达指令的具体实施，完成各种应急救援任务。应急救援队伍体系中主要包括综合型应急救援队伍、专业型应急救援队伍、专家队伍、医疗救护队伍和志愿者队伍等。

5. 应急救援物资体系　应急救援物资体系是保障应急救援物资储备、调配等过程正常运行的系统，是突发事件应急救援体系的重要物质保障系统，关系到应急救援工作能否顺利展开的重要因素之一。

6. 应急救援支持系统　应急救援支持系统（或称应急救援技术支持系统）主要由科技研发平台与科研人员、教育培训机构与组织等组成。技术支撑系统既可以作为整个应急救援体系的子系统，也可以作为应急救援指挥体系中的“孙系统”存在。其主要功能是为应急救援提供技术支持、专业性技术人员教育、培训等服务。

7. 应急救援运行机制　应急救援运行机制规定了应急救援体系之中各个组成部分的工作方式，反映了构成机体的结构和相互关系，是突发事件应急救援的各种制度及其运行规范的总称。

突发事件应急救援是一项全社会性工作。由于应急救援过程任务繁重，涉及范围大，往往要求应急救援的参与者来自不同行业、不同领域、不同地区甚至不同人群。如果没有执行应急救援行动全过程的科学运行程序，应急救援行动过程就很难取得预期效果。因此，为了提高社会各方面应急救援能力，就必须确立一种“工作方式”，来保障所有应急救援参与者的工作在统一领导下有序进行（图 5-1）。

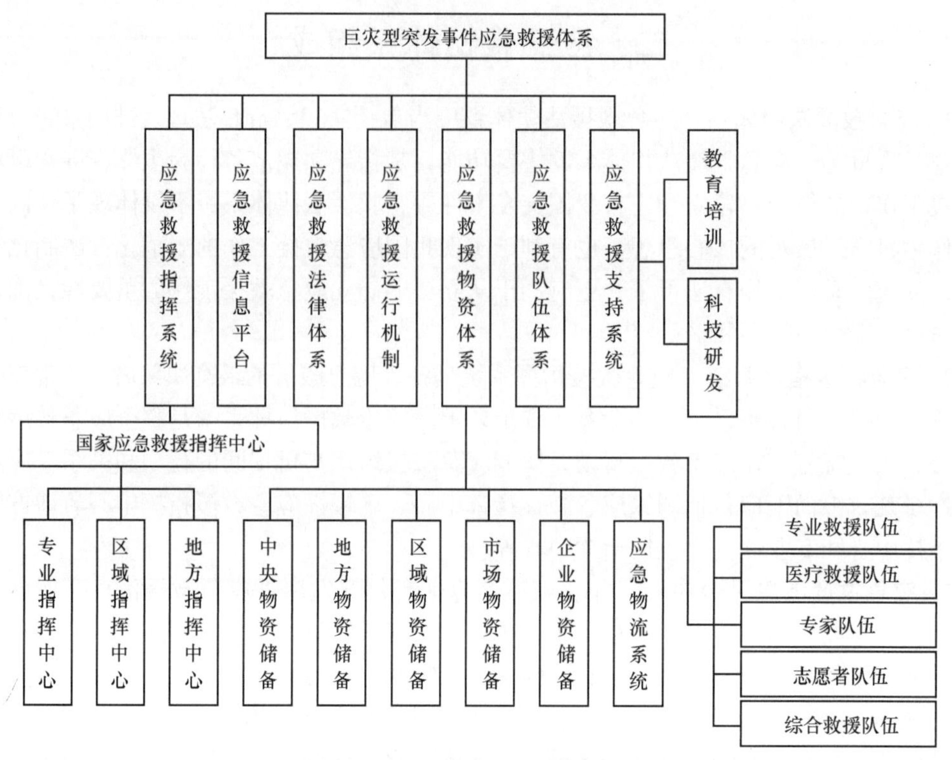

图 5-1　应急救援指挥体系组成

三、应急救援体系构建

（一）应急救援法律体系

应急救援法律体系包括法律、行政法规及部门规章、地方性法规和规章等。例如，《中华人民共和国突发事件应对法》是指导应急救援工作的基础法律。该法第 4 章第 48 条规定："突发事件发生后，履行统一领导职责或者组织处置突发事件的人民政府应当针对其性质、特点和危害程度，立即组织有关部门，调动应急救援队伍和社会力量，依照本章的规定和有关法律、法规、规章的规定采取应急处置措施。"应急救援行政法规应由国务院根据宪法和法律，按照相关规定制定，领导和组织应急救援各项工作。应急救援部门规章应由国家综合性应急救援机构和部门、各专业应急救援工作管理部门根据有关法律和行政法规，在各自权限范围内制定有关应急救援工作管理的规范性文件，其内容应是对应急救援具体工作的进一步细化，并说明详细的实施办法。

应急救援地方性法规应由地方立法机关制定，并在该地方具有法律效力的规范性文件。应急救援地方性法规制定的目的，主要是执行国家有关应急救援的法律、法规等。应急救援地方规章是指省级人民政府以及省级人民政府所在地的市、经济特区所在地的市和国务院批准的市人民政府，根据法律、行政法规和本省级地方性法规所制定的管理应急救援工作的规章。地方规章主要规定本地区关于应急救援措施的详细实施办法与程序。

中央政府和各级地方政府应依据法律，确定突发事件应急救援的参与对象、范围、任务、职责；界定各种应急救援机构与队伍的关系、参与模式、责权范围和隶属关系；明确各级机构和各类人员的相关职责，提供应急救援物资保障等。只有如此，才能拥有规范突发事件应急救援全过程的法律体系保障。因此，建立和完善突发事件应急救援法律法规体系，保障我国应急救援工作有法可依、有章可循，不仅能够提高我国的应急救援工作水平，而且最根本的一点，就是能够达到保障应急救援绩效、保护人民生命财产安全的最终目的。所以，按照合法性、合理性、有效性原则，建立我国突发事件应急救援法律体系，是目前应急救援工作的迫切需要。

（二）应急救援指挥机构建设

应急救援涉及全社会各个领域，是各级政府应尽的职责，需要各方联合行动，各级政府应组建由相关部门联合构成的应急救援委员会，并设立委员会常设机构（应急救援联动指挥中心），负责指挥、协调辖区应急救援联动系统的运行，保证及时、高效、科学的应急救援。

我国政府应建立包括中央、省、市三级应急救援指挥体系。通过建立国家层面的应急救援指挥中心，负责全国范围内的突发事件应急救援的统一领导与指挥工作；通过建立省、市两级应急救援协调指挥机构，明确不同层级指挥权责和层级之间联动协调，统一接受最高层级的应急救援指挥中心管理，实现资源共享、互联互通、统一管理、指挥集中、反应快速的社会应急救援联动（图 5-2）。

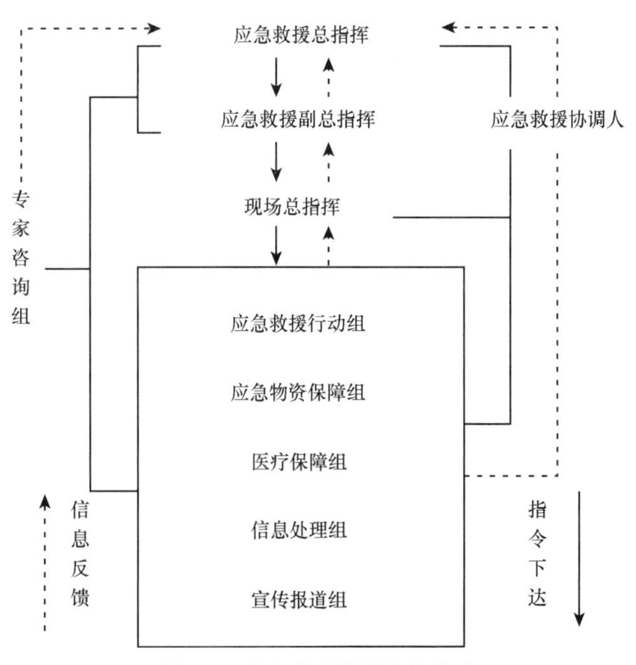

图 5-2 应急救援指挥机构构成

在我国，常设性应急救援指挥机构可以分为三个层级，即中央级、省（直辖市）级和地（市）级，如图 5-2 所示。目前，我国国家层面的应急管理机构是国务院安全生产委员会及其组成机构国家安全生产应急救援指挥中心。国家安全生产应急救援指挥中心于 2006

年成立，由综合部、指挥协调部、信息管理部、技术装备部、资产财务部和矿山救援指挥中心等部门组成，并各自设置相应处室负责具体工作。从其设置上看，国家安全生产应急救援指挥中心的职责主要涉及安全生产事故方面，虽然我国的国务院安全生产委员会成员单位也包括了国家安全生产监督管理总局、财政部、民政部、环境保护部、交通运输部、国家铁路局、工业和信息化部、中国气象局和中国人民武装警察部队等 36 个单位，但国家安全生产应急救援指挥中心在具体实施应急救援管理中仍然不能涵盖突发事件应急救援整个范畴，无法满足现实情况的需要。所以，有必要对我国现有的国务院安全委员会及其国家安全生产应急救援指挥中心进行功能整合。首先，可以将民政部救灾司、国家抗旱防汛总指挥部、公安部消防局和中国地震局等的行政职能进行整合，同国家安全生产应急救援指挥中心重组建立国家突发事件应急救援指挥中心，作为统一领导、指挥和协调全国范围内的突发事件应急救援的总指挥部，统一管理自然灾害、事故灾难、公共卫生事件和社会安全事件等在内的应急救援工作。国家突发事件应急救援指挥中心必须拥有相当数量与水平的技术装备、专家队伍、应急救援力量和应急救援物资储备。其职责应包括实施对全国范围内的应急救援和救助的统一领导、指挥与协调，还应进行应急救援的相关研究、培训、国际交流与合作等。

我国现行政治体制和政府部门构成，更便于实行应急救援工作的垂直统一管理。因此，与中央级应急救援指挥机构相对应，建立省级应急救援指挥机构，一方面同国家应急救援指挥中心联络，同时主要负责领导、指挥、协调该省范围内的突发事件应急救援工作，不仅是对国际经验的吸收，更是符合我国政治体制和现实需求的，因此，建立实体性的、独立的综合性省级突发性公共安全应急救援指挥机构，对于我国突发事件应急救援具有重要的现实意义。那么，与上文国家突发事件应急救援指挥中心相对应，省级应急救援指挥中心的建立，也必须在进行部门功能整合的基础上进行。可以通过将省民政厅救灾机构、公安厅消防部门、省地震救援部门及其他职能相关部门的行政职能整合，建立省级突发事件应急救援指挥中心，负责统一领导、指挥和协调所辖地区的突发事件的应急救援工作。该中心必须拥有专业的应急救援设施、专家成员、应急救援队伍和应急救援物资，能够独立完成一定规模的突发事件的应急救援领导、指挥、协调和具体工作。

地（市）级可以对应设置突发事件应急救援指挥办公室，负责所辖区域内一定规模的应急救援工作；同时主要负责与省级、中央级应急救援指挥中心的沟通与联络。地（市）级应急救援指挥办公室可以通过与企业、事业单位及社会团体等相结合，建立专业性应急救援队伍；利用地区或外部科技资源，建立远程网络专家咨询库；配备一定数量与水平的应急救援设备与装置。地（市）级应急救援指挥机构，是整个应急救援指挥体系中的重要部分，在联系地方与省级、中央级应急救援指挥机构的工作中具有重要的作用。

中央、省级和地（市）三级应急救援指挥机构，共同构建了突发事件应急救援指挥系统，如图 5-3 所示。在该系统中，各级机构负有自身的职责和功能，既能够独立行使法律制度赋予它的各项职能，也将与其他不同层级的指挥机构、指挥系统相互协调。一般情况下，国家突发事件应急救援指挥系统及其指挥中心具有指挥、协调全国范围内应急救援机构、资源及行动的权力，同时在适当的时候为省、地应急救援指挥机构及其指挥中心提供支援。省级和地（市）级应急救援指挥机构受某些条件的限制，在特殊情形下，此二者职

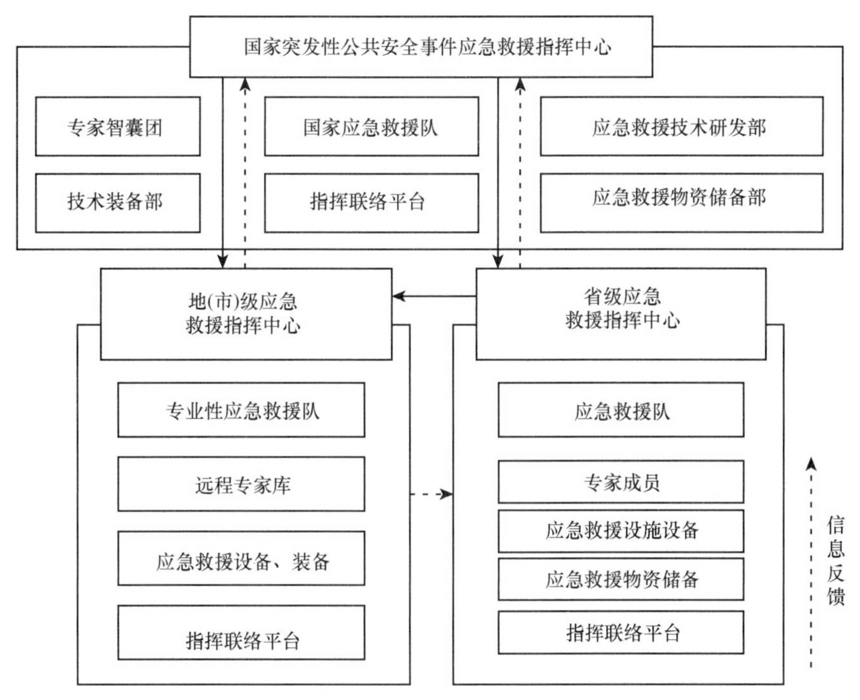

图 5-3　应急救援指挥系统

能的发挥会受到一定程度的约束，但二者也将得到上一级指挥机构的管理与支持。多数情况下，中央、省级和地（市）级应急救援指挥机构往往协同合作，实施各项突发事件的应急救援工作，如图 5-4 所示。

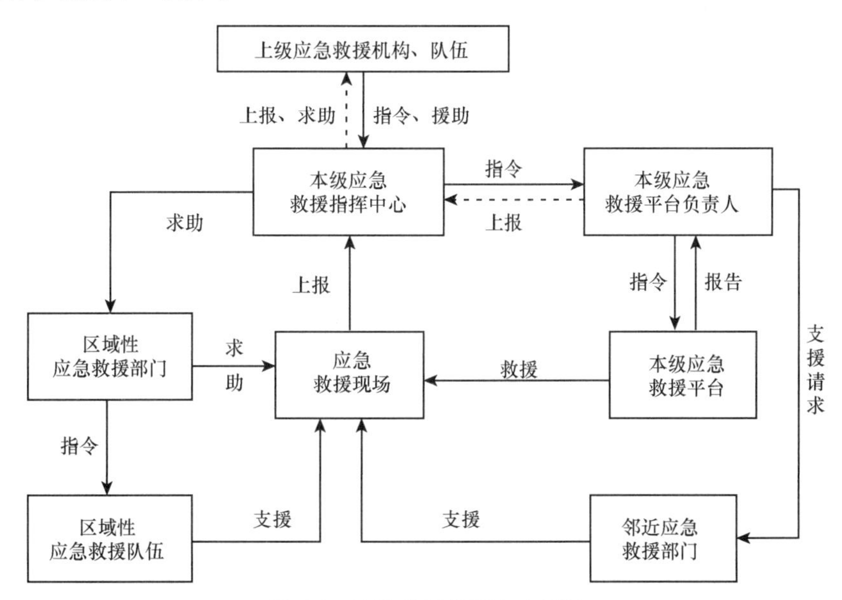

图 5-4　应急救援指挥中心运行

（三）应急救援信息平台建设

应急救援信息平台是突发事件的应急救援工作顺利、高效展开的基础手段和重要保障。

虽然我国在地震、安全生产等领域已经或开始建立相应的应急救援通信系统，但其不足仍然十分明显。如平台建设孤立、分散，系统功能不完善，信息传输手段单一，信息共享能力低下，统一的通信指挥平台缺乏等。这使得现有应急救援信息系统难以适应我国突发事件应急救援对于通信的需求。针对这种现状，必须建设统一的应急救援信息系统并完善其功能，构建全国、区域和部门之间应急救援信息联动平台，形成指挥统一、协调共享、功能整合及运行畅通的应急救援信息系统。

突发事件应急救援过程中，无论是政府、公众，还是应急救援指挥管理部门、应急救援具体实施操作队伍，都必须掌握突发事件应急救援的全部相关信息。那么，信息的获取、分析、传送、交换、接收、反馈等各个环节，都显得非常重要。因此，在利用媒体、互联网络、人群等渠道或途径进行信息交换的同时，更应该利用现代无线与网络技术，建立统一的突发事件应急救援集成信息平台。

突发事件应急救援信息平台，可以在大中城市，结合现有的公安、消防等部门的信息平台，利用现代网络技术，基于遥感信息系统、地理信息系统和全球定位系统的“3S”技术，建立信息搜集、输入、预处理、分析、处理、存储、更新与传输系统，为各级各类应急救援指挥机构、应急救援队伍和其他需要此类信息的社会团体与公众提供实时更新的信息，为应急救援全过程提供有力支撑。要利用现有通信资源，着重加强现场应急救援通信保障能力建设，完善各级应急救援指挥调度中心之间的通信网络。一方面，通过保障公共通信在突发事件应急救援过程的优先连接、互联互通等，实现应急救援通信在“战时”的优先权；另一方面，利用有线、卫星和车载移动等通信设备与手段，加强现场应急救援通信平台建设。

建设应急救援信息平台，可以采取的具体途径主要如下：

1. 整合现有信息平台资源　当前，我国电子政务系统网络比较健全。应急救援信息平台建设，可以通过整合的方式，以电子政务系统网络为依托，将不同领域所开发使用的与应急救援相关的业务系统进行整合，实现应急救援信息平台的信息共享、互联互通。这样一方面能有效节约资源，另一方面也能达到应急救援协同应对的目的。

2. 应急救援信息平台建设要标准化　应急救援信息平台标准化建设，包括制定、完善应急救援信息相关技术标准和规范信息交换业务流程。信息平台网络的高效运行必须拥有统一的技术标准与业务规范，其包括术语、标识、数据、流程等。总体上，应急救援信息平台标准化不强调硬件设施的一致，而注重在应急救援信息业务流程中的统一规范。要规范网络共享、数据接入等的建设，统一使用国家发布的相关权威信息、数据，保证实现应急救援信息平台体系的互联互通。

3. 强化技术支撑在应急救援信息平台中的作用　信息平台建设既要重视内容，更要强化技术运用。要通过加强数据库应用系统建设，完善信息平台的实际功能。加强信息源建设，保证信息源的实时性、全面性和精确性；建立应急救援信息更新机制，实现信息的适时更新和动态维护。

4. 提高通信手段的现代化水平　应急救援通信系统建设，必须实现全国性、区域性应急救援指挥中心与应急救援现场之间迅捷、准确的通信联系。包括声讯、视频等数据信息的传递，一方面利于指挥中心向现场发出指令，另一方面保障现场及时向指挥中心反馈信息。这就要求各类应急救援机构、队伍配备适用的卫星通信、集群通信等无线通信设备，实现信息畅达。所以，要充分利用现代化通信手段，加强各类应急救援通信网络建设，提高应急救援队伍通信装备水平，为应急救援通信提高技术保障。

5. 加强公用通信“战时”保障能力建设　突发事件应急救援过程中，公用通信将承担更大的通信负担。为了实现公用通信系统中应急救援通信畅通，必须确立应急救援通信优先权。因此，必须加强公用通信“战时”保障能力建设，要在各级、各类应急救援指挥机构及参与机构之间建立稳定、安全的公用通信网络，完善公用通信系统在突发事件应急救援过程中的控制优先、接通优先和相互连通等功能。

应急救援信息系统建设，是提高应急救援指挥中心功能必要的科技手段。必须通过系统整合，运用现代科技与设备，集成卫星通信、网络技术、无线传输、手机以及固定电话、移动指挥平台、车载指挥平台、公用通信等各种通信方式，按照统一的技术标准与业务流程，保证应急救援通信系统内部互联互通，为应急救援提供通信支撑。

（四）应急救援队伍体系建设

我国应急救援队伍体系建设的总体思路，就是加强综合性应急救援队伍和专业性应急救援队伍建设相结合，在强化专业性队伍应急救援能力的同时，使应急救援队伍建设向综合性方向发展；完善区域、行业、企业应急救援队伍建设的同时，做好区域、行业、企业应急救援队伍之间的协作；继续加强应急救援专家和志愿者队伍建设，构建政企合作、区域合作、政府与民众合作的全社会共同参与的应急救援队伍体系。

1. 应急救援队伍的建设原则

（1）综合应急救援的原则。突发事件应急救援的复杂性，要求在建立应急救援队伍时，一方面要考虑队伍的专业应急救援技能，另一方面要考虑队伍的“一专多能”。因此，要实现部门专业性应急救援队伍“一队多能”，推进专业应急救援队伍与兼职应急救援队伍有机结合，建设综合性应急救援队伍。

（2）分工协作的原则。应急救援过程的复杂性，要求掌握不同应急救援专业技能的队伍充分发挥自身的行业优势、专业优势，更要求不同队伍之间要分工协作、协调应对。因此，在应急救援队伍建设中，一方面必须明确不同队伍的责任与义务，另一方面也要确立队伍之间良好的、有机的协调关系。

（3）军民结合的原则。军队、警察等是应急救援的主要力量，在我国突发事件应急救援中发挥了巨大的作用。公众是应急救援工作的最直接受益者和参与者，也是应急救援过程中最广大的力量。充分利用“公众”这支最广大的社会应急救援力量，是保障应急救援取得充分成效的重要因素。

（4）社会共同参与的原则。国内外应急救援实践经验表明：突发事件应急救援工作不仅是政府的责任，也是全社会成员的职责；社会共同参与度越高，应急救援工作所取得的成效就越大。因此，必须扩大应急救援的社会参与度，一方面通过政府对企业（特别是国有大中型企业）的资金补偿、政策支持等措施，扶植企业内部加强企业应急救援队伍建设；另一方面通过扩大资金来源渠道等措施，大力提倡、鼓励以社会志愿者为主体的应急救援志愿者队伍建设。

2. 应急救援队伍的组成　从种类上讲，我国应急救援队伍主要包括军队、武警、公安应急救援队伍，专业应急救援队伍，综合应急救援队伍及志愿者应急救援队伍。

军队、武警和公安等应急救援队伍是当前我国突发事件应急救援工作的主体力量。其建设与运行资金主要来源于国家财政，装备较为先进，管理较为完善，人力资源比较充分，后勤供给相对充足。为了强化其主体力量的作用，应该克服其存在的职能单一的弊端，加强"一队多能"建设，提高其各种突发事件应急救援的综合能力。

专业应急救援队伍主要存在于工矿等领域的国有大中型企业，是由政府资助、企业主导建设的应急救援队伍，如矿山应急救援队伍、电力应急救援队伍、海上应急救援队伍等。专业应急救援队伍一方面担负所属企业的应急救援工作，另一方面也承担着社会应急救援工作。加强专业应急救援队伍建设，必须进行应急救援队伍基地建设和能力建设。这要求政府加大对该类应急救援队伍的建设资金投入、设备投入和技术支持。

综合应急救援队伍往往由地方政府、企业、社会团体等通过一定的协约方式共同资助组建。该种队伍组成成分比较复杂，与军队、武警、公安应急救援队伍和专业应急救援队伍等相比，其管理、运行效率相对较低。综合应急救援队伍建设，可以探索按照市场化模式运行，一方面通过契约方式吸纳来自企业、地方政府等的资金；另一方面可以实行应急救援有偿服务，以维持队伍建设。

志愿者应急救援队伍是其他几种应急救援队伍必要的补充。在我国，一些非政府组织拥有庞大的志愿者队伍，成为了突发事件应急救援中重要的有生力量。我国志愿者应急救援队伍在组织、管理、维持等方面存在着诸多问题，还有待进一步加强和规范。如在大力发展志愿者应急救援队伍过程中，要形成科学的志愿者动员机制、招募机制和激励机制等，用制度规范志愿者队伍的建设和发展。

从构成成分上，应急救援队伍构成如图 5-5。

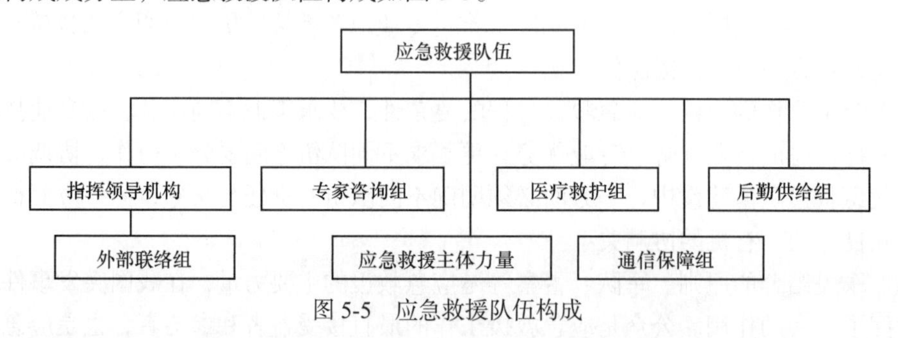

图 5-5　应急救援队伍构成

（五）应急救援物资体系

应急救援物资体系是保障应急救援物资储备、调配、运输、使用、补给、维护等过程正常运行的系统。其组成部分主要包括指挥机构、物流系统、信息平台、储备库建设等几个方面，如图 5-6 所示。

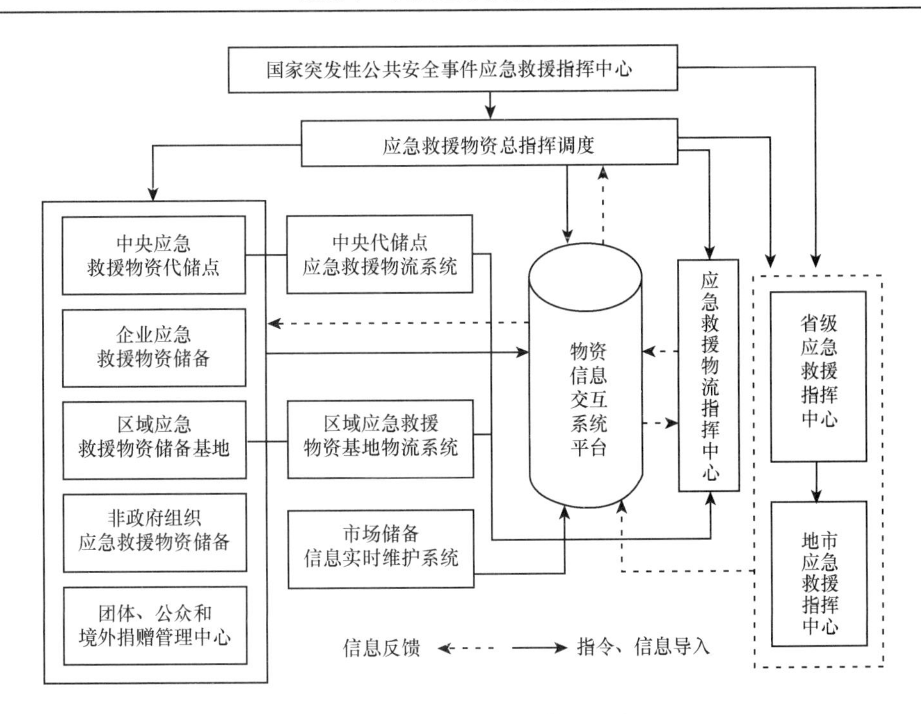

图 5-6　应急救援物资体系组成

（六）应急救援机制建设

建设巨灾型突发事件应急救援机制，首先必须确立系统的整体构成功能，继而在此基础上，确立各子系统的工作方式和相互之间的关系。各个子系统的构成及其功能，前文中已有论述。其次，就是各个子系统之间相互关系和工作方式的确立，这是应急救援机制的核心所在。

（1）统一指挥、综合协调、分级负责、属地为主、部门联动的工作机制。该机制中，国家突发事件应急救援指挥中心应该作为最高领导指挥机构，直接领导与指挥省市级应急救援指挥机构，以及使用前者所拥有的各种应急救援资源，如物资、设备、队伍等，并综合协调地方应急救援资源的使用。按照“属地为主”的方针，省市二级应急救援指挥机构负责领导指挥地方应急救援资源，并同时向国家突发事件应急救援指挥中心实时上报相关信息，如巨灾型突发事件的发生区域、规模、影响程度与范围、应急救援支援与协调请求等。

（2）信息发布与共享机制。巨灾型突发事件应急救援过程中，信息的作用不容忽视。向社会提供和公开及时、准确的公共信息，不仅是政府和有关部门的社会责任，更关系到整个应急救援工作的顺利开展。

1）权威信息的发布。

2）构建多层次的信息发布平台。

3）建立政府与媒体的合作机制。

4）信息公开保障机制。

5）信息资源共享机制。

（3）建立应急救援奖惩机制。应急救援奖惩机制的建立，实现奖惩分明、赏罚、有理是保障应急救援行动顺利、高效开展的前提。

1）法律问责机制。

2）应急救援奖励机制。

3）合作区域的领导责任追究制。

（4）建立应急救援资金的多元投入机制和社会投入补偿机制。巨灾型突发事件应急救援需要大量的物资资源的投入和使用。强化公共财政投入主体地位的同时，必须通过吸纳社会投入，整合社会资金力量，实现物尽其用。

（5）应急救援区域合作机制。区域合作机制就是在巨灾型突发事件应急救援过程中，区域应急救援资源（包括政府主体、区域性应急救援队伍、物资储备基地等）之间的有效沟通与互补，实现资源的有效整合，形成应急救援合力，达到高效救援目的的运作系统。

1）统一指挥、协调行动机制。

2）区域信息共享机制。

3）物资资源区域共享机制。

4）应急救援队伍区域互助机制。

5）区域性应急救援队伍市场化运行模式。

（6）应急救援的参与主体多元化机制。巨灾型突发事件涉及面广，受众为广大公众。公众既是事件的遭遇者，同时也在应急救援的最前沿。在开放的社会，应急救援活动没有社会力量的参与是不能达到最终目标的。社会力量参与到应急救援全过程之中，一方面能缓解巨灾型突发事件在公众中产生的破坏性影响；另一方面也可以降低政府应急救援成本，提高政府的应急救援能力。

（7）应急救援市场化运行机制。市场化，指的是用市场作为解决问题的一种基础手段的状态，其意味着政府对经济行为的放松。就是利用价格机能达到供需平衡的一种状态就叫市场化。在市场化运行机制中，交易主体以非强制性约束（强制性约束：来自主体以外组织或个人的、主体必须执行的命令），以自身衡量利弊的结果进行自主交易。市场化是以市场方式解决交易产品的供需问题，而市场在一定条件下是解决供需问题最有效的途径。市场化使供需双方按照自身的要求在运作中找到结合点，实现目的。因此，它是以市场需求为导向，实现资源充分合理配置，是保障资源利用效率最大化的运行机制。

（樊毫军　张永忠）

第六章 灾害医学救援的系统工程方法

第一节 概 述

突发事件具有事发突然、时间紧迫性、后果严重性，且人们的处置经验和理性有限，因而有必要建立决策支持系统来辅助管理者及时做出正确的决策。由于自然环境数据具有数据来源不同、数据类型不同、数据量大、数据随着时间变化等特点，传统的数据分析与决策系统在信息采集的完备性、信息处理的有效性和信息分发的及时性等诸多方面面临新的挑战。

决策是人们在为实现某一目的而制定策略或办法时存在的一种社会现象，任何行动都是相关决策的一种结果。随着信息技术的发展，决策支持系统也应运而生。决策支持系统（decision support system，DSS）的概念产生于20世纪70年代初，由美国Michael S. Scott Morton在《管理决策系统》一文中首次提出，20世纪80年代中期引入中国。这个时期最突出的成果是决策支持系统。决策支持系统是一个计算机技术的解决方案，用来支持复杂的决策制定和问题解决。30多年来，DSS已在理论研究、系统开发和实际应用诸多方面取得了令人瞩目的进步，并呈现出积极而又多元化的发展趋势。

一、决策支持系统

（一）决策支持系统的定义

众多学者从不同的角度对决策支持系统进行了定义。为深入理解决策支持系统，本书列出部分经典定义，以供参考。

Little（1970）定义：管理决策系统是一个基于模型的过程的集合，用于帮助管理者在其决策过程中进行数据处理和判断。该定义的前提是基于计算机系统，能够为用户提供服务，且提高用户求解问题的能力。

Moore（1980）提出：DSS是一个可扩展的系统，具有支持特定的数据分析和决策建模能力，定向于未来规则，可无规划地不定期使用。其强调的是DSS动态和学习的能力。

同年，Bonczek和Whiston提出了DSS是由三个部分组成的计算机系统：语言系统（language system，LS）提供用户与DSS通信；知识系统（knowledge system，KS）储存系统中的知识；问题处理系统（problem process system，PPS）对问题进行描述，提出问题的方法，得出问题的解答。这一定义从系统构成上描述了DSS的概念。

Gorry和ScottMorton（1989）从用户角度定义了DSS：决策支持系统结合个人的智能资源和计算机的能力来提高决策的质量。它们包含一个基于计算机的支持系统，为管理决策制定者处理半结构化的问题。

Turban等根据上述定义进行总结，认为DSS应当是一个交互式的、灵活的、适应性强的基于计算机的信息系统，能够为解决非结构化管理问题提供支持，以改善决策的质量。

DSS使用数据，提供容易使用的用户界面，并可以体现决策者的意图。

虽然决策支持系统的定义并未达到广泛的认同，但绝大部分的DSS定义都陈述一些共同的主题。

1. 问题结构化的程度　如果决策的目标简单、可选行动方案少、界定并且明确决策带来的影响，则此类决策为高度结构化决策；反之，为高度非结构化的决策。自动化技术只能对高度结构化决策进行有效模拟（如基于计算的科技决策），而对于半结构化和非结构化决策，只能依靠DSS辅助人类决策（如灾害救援管理决策）。

2. 决策结果　决策结果也称决策达到其目标的程度。DSS必须考虑支持决策目标的实现过程中所扮演的角色，一般认为是辅助决策。

3. 控制管理　决策是一种活动，从多个备选方案中选择一个最佳方案，最终选择的控制取决于决策者。为了达到目标，DSS必须对选择过程提供支持。

（二）决策支持系统的产生与发展

1. 决策支持系统的发展　决策支持自古有之。如古时的谋士就是专门的出谋划策之人，现代的智囊也起到决策支持的作用，军队的参谋人员为首长制订计划、提出建议等都是决策支持。但在高度信息化的今天，靠人本身已经无法处理大量的数据，他们需要新的工具和技术。

一方面，管理信息系统的发展，使计算机的应用由数值计算领域拓宽到数据处理（非数值计算）领域，使计算机走向社会和家庭。另一方面，运筹学和系统工程与计算机技术结合后，形成了模型辅助决策系统。当20世纪70年代把管理信息系统和模型辅助决策系统结合起来，使得数值计算和数据处理融为一体，大大提高了辅助决策的能力。决策支持系统的发展阶段大体上分为以下六个阶段：

（1）20世纪70年代初期，决策支持系统开始起步，只是一种面向数据的信息处理系统，其标志是把交互技术应用于管理任务，以便借助于计算机作出复杂的决策。

（2）20世纪70年代中期及后期，模型逐渐进入决策支持系统，数据与模型相结合，这是决策支持系统区别于其他信息系统的一个主要标志。此阶段，决策支持系统的发展强调的是“支持”而不是“决策过程”。

（3）20世纪70年代末到20世纪80年代中期，决策支持系统开始普遍流行，这一阶段的决策支持系统一般由数据库、模型库及管理系统组成，计算机硬件与软件形成有机的整体。但是，这一阶段的决策支持系统模型化能力较弱，人机接口友好性不高，对环境的变化适应能力较差，决策支持系统与其他信息系统不兼容，甚至决策支持系统之间彼此也不兼容，所有原始数据都要人工输入，数据更新困难。

（4）20世纪80年代中期到20世纪90年代初期，决策支持系统的发展以人工智能学科的渗入为主要特征，强调不但要对结果的决策支持，而且要对决策全过程进行支持，注重系统所具有的智能性、创造性和适应性。如20世纪80年代末、90年代初，决策支持系统与专家系统结合起来，形成了智能决策支持系统——专家系统，它是定性分析辅助决策，它与以定量分析辅助决策的决策支持系统结合，进一步提高了辅助决策能力。智能决策支持系统是决策支持系统发展的一个新阶段。

（5）20 世纪 90 年代初到 20 世纪 90 年代末，决策支持系统中强调网络技术、新一代数据库技术（面向对象数据库、对象关系数据库、多维数据库和数据仓库等）、多媒体技术、仿真（包括分布式交互仿真）技术和虚拟现实（virtual reality）技术等的应用。这一阶段，决策支持系统也普遍采用了多媒体技术、面向对象技术等新技术，从主要支持个人决策的系统发展到支持群体决策活动的系统和能够提供具有灵活支持能力的新体系，形成了众多的重要前沿问题，如智能决策支持系统（IDSS）、分布式决策支持系统（DDSS）、群体决策支持系统（GDSS）、决策支持中心（DSC）、自适应决策支持系统（adaptive decision support system，ADSS）等。

（6）20 世纪 90 年代末到现在，决策支持系统更加向分布式智能和综合集成方向发展，强调各种技术的综合运用，强调决策支持系统与人的有机结合，重视计算机与人的知识的相互融合及有效管理，并且关注“软信息”（文化、社会、道德、审美等）等决策中的非理性因素对决策过程和结果的影响。

2. 决策支持系统的研究现状

（1）国外的决策支持系统研究现状：国外在 20 世纪 60 年代中期以前，各大公司才开始尝试开发管理信息系统等大型的信息系统。管理信息系统为管理人员提供结构化的周期报表，其数据来源于前台账目和事务系统。接着出现了一种新的信息系统：面向模型的决策支持系统或者管理决策系统。

1980 年，Sprague 提出了决策支持系统三部件结构，即对话部件、数据部件[数据库（DB）和数据库管理系统（DBMS）]、模型部件（模型库（MB）和模型库管理系统（MBMS）)，该结构明确了决策支持系统的组成，也间接地反映了决策支持系统的关键技术，即模型库管理、部件接口和系统的综合集成，为决策支持系统的发展起到了很大的推动作用。

1981 年，Bonczak 等提出了决策支持系统三系统结构，即语言系统（LS）、问题处理系统（PPS）和知识系统（KS）。该结构在“问题处理系统”和“知识系统”上具有特色，但与人工智能和专家系统（ES）容易混淆。

1981 年，首届决策支持系统国际会议在亚特兰大召开，有近 300 个用户和系统开发者参加，以后几乎每年都举行一次决策支持系统国际研讨会，讨论决策支持系统的功能、结构、应用和发展。经过国内外专家学者的不断探索和研究，对决策支持系统的研制和应用迅速发展起来，目前已成为系统工程、管理科学及计算机应用等领域中的重要研究课题。

1987 年，Gray 提出一种思想，就是设计一种语言，运行中不需要借助中间件自行建立模型，使用自然语言描述决策问题，而且模型与数据分离，以期决策支持系统在实践中得到更广泛的应用。

20 世纪 80 年代后期，人工神经元网络及机器学习等技术的研究与应用为知识的学习与获取开辟了新的途径。专家系统与 DSS 相结合，充分利用专家系统定性分析与 DSS 定量分析的优点，形成了智能决策支持系统（ODSS），提高了 DSS 支持非结构化决策问题的能力。

1990 年以前，决策支持系统的建立大多是以模型为中心的，也就是模型驱动的决策支持系统，1990 年以后，Billlnmon 和 Ralph Kimbal 积极推崇使用关系数据库技术建立决策支持系统，也就是建立数据驱动的决策支持系统。

1992 年，一些供应商开始推荐使用面向对象的技术建造可重用的决策支持部件。

1994 年，DBMS 厂商认识到决策支持是与联机事务处理（OLTP）不同的东西，开始把联机分析处理（OLAP）功能集成到数据库中。

1995 年，数据仓库和 World Wide Web 开始影响决策支持技术的发展，基于 Web 的 DSS 变得切实可行。

1998 年以后，出现了商业智能（business intelligence，BI）的概念，其起源可以追溯到早期的零售业务分析软件。BI 包括了一组概念和方法，通过使用基于事实的支持系统提高商业决策制定的效果。BI 的概念有时和报表查询工具、经理信息系统等混合使用，它也是数据驱动的决策支持系统。

30 多年来，各种以决策支持系统为“标签”的实际系统以及一些成功案例的介绍相继出现在有关刊物和报告中，决策支持系统的开发应用正在向成熟的道路上迈进。然而正像所有处在发展中的科学和研究方向一样，决策支持系统离真正成熟尚有很长的距离，还有一系列的理论和实际问题需要进一步研究和解决。

（2）国内的决策支持系统研究现状：我国决策支持系统的研究始于 20 世纪 80 年代中期。决策支持系统应用最广泛的领域是区域发展规划。大连理工大学、山西省自动化所和国际应用系统分析研究所（IIASA）合作完成了山西省整体发展规划决策支持系统。这是一个大型的决策支持系统，也是在我国起步较早、影响较大的一个系统。之后，大连理工大学、国防科技大学等单位开发多个区域发展规划的决策支持系统。目前我国在 DSS 领域的研究已有不少成果，但总体上发展较缓慢，在应用上与期望有较大的差距，这主要反映在软件制作周期长、生产效率低、质量难以保证、开发与应用联系不紧密等方面。

1987 年，陈文伟教授等开始了模型操纵语言的研制，支持模型管理与运行控制，并于 1989 年研制完成了“决策支持系统开发工具 GFKD-DSS”，主要包括：DSS 核心语言、模型库管理语言、接口语言、工具操作语言。而用 GFKD-DSS 工具和 PROLOG 产生器 P3 开发的“松毛虫智能预测系统”，则是我国林业领域最早的智能决策支持系统之一。

1992 年，陈庆华教授等完成了运筹学软件包的研制，并获得国家科技进步奖。

1995 年，姚庭宝教授和邓苏教授等完成了“系统工程作战模拟模型库与应用系统”的研制，提高了模型的应用支撑能力。

天津大学信息与控制研究所创办的《决策与决策支持系统》是中国社会经济系统分析研究会决策支持系统专业委员会会刊，是中国软科学研究会学术性会刊，介绍国内外科学决策与决策支持系统的理论、方法与应用，信息系统与信息技术及其在管理中的应用等，对我国决策支持系统的发展起到了很大的推动作用。

1996 年，以中国科学院计算技术研究所史忠植研究员为首的课题组研制和完成了“智能决策系统开发平台 IDSDP”。该系统是一个基于多主体的开放系统，每个主体具有自治能力和协同工作方式，系统的可扩展性、可伸缩性好。将数据库、模型库、知识库、范例库等集成于一体，支持定性与定量分析相结合的科学决策。该系统在符号计算和神经计算研究成果的基础上，提供多种分析、预测、决策方法，将多种智能技术融合一体，智能化程度高并提供自然语言、图形、远程访问等人机界面，具有友好的人机交互环境，实现人机共存的决策模式。

随着决策支持系统技术的不断发展，决策支持系统已引起了系统工程、管理科学、决策科学、信息科学等领域学者及有关决策部门的高度重视，并得到了迅速的传播与发展。特别是由于计算机科学、网络技术、人工智能技术、多媒体技术、数据库技术等的迅速发展，对决策支持系统的研究和广泛应用起到了巨大的推动作用，并取得了许多研究成果。

（三）决策支持系统的特征

1. 决策支持系统的功能　DSS 的功能由系统结构所决定，不同结构的系统，功能不尽相同，DSS 的根本目的是支持帮助决策者做好某一类工作，整理并及时提供本系统与本决策问题有关的各种数据。但总体上，DSS 的功能可归纳为：

（1）尽可能收集、储存并及时提供系统之外的与本决策问题有关的各种数据，如灾害现场发生情况、受伤人群、参加救援等人员情况、需要的医疗装备新动态等。

（2）及时收集提供有关各项决策活动执行情况的反馈信息，包括系统内与系统外的有关数据。例如，预案计划执行完成情况、现场救援情况、各种人员病情反应等。

（3）能够用一定的方式储存所研究的决策问题的各种模型。例如，常用的数据统计模型、运筹学模型、人员调度模型。

（4）数据、模型及方法的管理都应该很容易地改变或增加。例如，数据模式的改变、模型的连接或修改、各种方法的修改等，都可以由用户方便地修改或变更。

（5）用户能够灵活地运用模型与方法对数据进行加工、分析和预测，以便得到所需要的综合的预测、预警信息。

（6）提供良好的数据传输功能，保证及时收集所需信息，并把使用者所需要的结果提供给相关人员。

（7）提供方便的人机对话接口或图形输出功能，不仅可以随机查询所需要的数据，而且能够回答“如果……则……”之类的问题。

（8）具有较快的速度与短的反应时间。虽然 DSS 不像过程控制那样严格要求，但是如果太慢或者响应时间太长，将严重影响使用者应用 DSS 的情绪。

总之，DSS 的中心问题是为决策者提供服务，决策的需要决定了系统应该具有的功能。DSS 的设计应以实现和满足这些功能为目标。

2. 决策支持系统的特征　决策支持系统是在管理科学、计算机科学和数学的基础上发展起来的，决策支持系统其主要特征如下：

（1）DSS 帮助管理人员完成半结构化的决策问题，而电子数据处理（electronic data processing，EDP）和管理信息系统（management information system，MIS）是做不到这一点的。

（2）DSS 是辅助和支持管理人员，而不是代替他们进行判断。因此，计算机既不应该试图提供解决问题的“答案”，也不应该像 MIS 那样给决策者强加一套预先规定的使用顺序。

（3）DSS 是通过它的人机交互对话接口为决策者提供辅助功能的。让决策者在依据自己的实际经验和洞察力的基础上，主动利用各种支持功能，在人机交互过程中反复地学习和探索，最后根据自己的“管理判断”选取一个合适的决策方案。

（4）DSS 的根本目标是帮助人们的决策过程，改进决策效果，因而它不会也不可能取代以提高管理效率为目标的 EDP 和 MIS。

（5）DSS 能在整个决策过程中，根据用户的需要在不同阶段提供不同形式的帮助，而不像 MIS、EDP 等应用系统那样，只能在某一阶段的某一项工作中，按固定的算法给出一个孤立的数据作为结果。

（6）DSS 要求提供的数据范围扩大了。MIS、EDP 等主要处理的是内部的数据，反映的是当前情况的信息，而 DSS 除需要提供系统的内部数据外，还需要提供大量的历史和外部的数据。

（7）DSS 对于提供的信息，在数量和精度方面要求比较低。MIS 要求精度较高，因为 MIS 涉及的是有关内部情况的信息。而 DSS 主要为了支持人们决策，由于决策方案优劣的区分不是在于小数点以后多少位的具体数值，而是总的倾向或趋势。

（8）在 DSS 中，模型的重要性程度大大提高了。在 MIS 中只是用模型，并不涉及模型本身的变化。而在 DSS 中，它不是简单地使用模型，而是帮助人们构造模型、检验模型、修改模型和发展模型，并能够提供很强的分析功能。此外，DSS 能够把模型或分析技术的应用与传统的数据存取和检索功能结合起来。

（四）决策支持系统与相关技术的关系

1. 决策支持系统与管理信息系统　对于 DSS 与 MIS 的关系问题，自 DSS 出现，就引起了许多人的争论。在信息界存在着两大学派之争，一种是以 Alter 和 Keen 为代表的内涵的观点；另一种是以 Robert 为代表的理论的观点。现在分别简要介绍。

（1）内涵的观点

首先，EDP 应用于机构的下层管理，主要用于：

1）进行高效率的各种业务处理。

2）按事先安排好的顺序进行分析计算。

3）主要用于业务文件处理。

4）打印各种工作报告及有关表格。

其次，MIS 用于机构的中级管理层。在 EDP 基础上，注重信息系统的整体功能特征及各方面的协调一致性。主要用于：

1）将 EDP 集成，协调分成若干子系统。

2）从全局角度进行日常的信息处理。

3）追求的目标是提高工作效率。

再次，DSS 用于机构的更高一级的管理层，其特征如下：

1）焦点是决策，目标是帮助高层管理人员决策。

2）强调灵活性、适应性和快速响应。

3）用户启动和控制。

4）支持高层决策人的决策风格和方法。

显然，这种内涵的观点是片面的。因为决策不仅是高层管理者的事，也是整个机构中所有层次管理者所必须面临的问题。另外，决策往往需要跨层次，和同一层次不同的决策人之间互相协调通信才能进行，而所有这些都表明 DSS 不仅高层管理者需要，其他层次的管理者也同样需要。

（2）理论的观点：Robert 用一个三角形作为表示 MIS 等与 DSS 关系的广泛含义的形象模型。它已成为观察一个信息系统维数的经典方法。其中，垂直维表示管理层次；水平维表示业务机构的主要功能范畴；事务处理部分为整个系统的基础。

结构化报告系统包括机构的管理和控制所需要的报告，以及满足外部对信息的需求。办公自动化（OA）和文字处理（WP）技术的发展大大推动和支持了信息系统的发展。

由此可见，DSS 并不纯粹是 EDP 和 MIS 的演化，而且也不会取代它们。DSS 组成了一类新的信息系统，它依赖业务处理系统，并与整个信息系统的其他部分相互作用，用以支持组织机构中各级管理人员和其他工作人员的决策活动。

此外，还可以将 DSS 与 MIS 的内在联系归纳为以下四个方面：

MIS 能够收集、存储系统运行及决策所需要的信息，是 DSS 存在维持其正常工作的基础，而 DSS 能使 MIS 管理和存储的信息真正发挥作用。

1）MIS 负责决策执行后反馈信息的收集工作，可以支持 DSS 进行后果检验和评价。

2）DSS 的工作可以对 MIS 工作进行检查与审计，有助于 MIS 功能的改进和增强。

3）DSS 经过反复使用，所解决的半结构化问题往往会逐步转向结构化问题，从而并入 MIS 的工作范围。

（3）DSS 与 MIS 的区别

1）MIS 完成的是系统的某个例行的信息处理，追求的目标是高效率、低成本，是设法把事情办得快一些；而 DSS 考虑的是系统的某类决策活动所需的信息，其追求的目标是有效性，即想办法把事情办得更好一些，提高决策的效果。

2）MIS 的设计思想是实现一个相对稳定协调的工作系统，按结构化系统设计方法进行设计，强调系统的客观性，努力使系统设计符合系统的现状；而 DSS 设计思想是努力实现一个具有巨大发展活力的、适应性强的开发系统，其设计方法则强调充分发挥人的经验、判断力、创造力，强调其未来的发展，努力使决策更加正确。

3）在系统运行方面，MIS 中人工干预尽可能少，而 DSS 则以人机对话方式为系统的主要工作方式。

4）MIS 的设计方法是以数据驱动的，而 DSS 的设计方法是模型驱动的。另外，DSS 还强调用户参加系统开发的重要性。

5）MIS 趋向于信息的集中管理，而 DSS 趋向于信息的分散使用。

（4）MIS 的分析着重体现系统全局的、总体的信息需求，而 DSS 的分析着重体现决策者个人的信息需要。

总之，DSS 与 MIS 的主要区别是设计思想和工作对象的差别，它们体现了人们对信息处理工作逐步深入的认识过程，是人们逐步深入和逐步积累知识过程中的不同阶段，作为人类认识世界的工具，它们是不能相互代替的，各有各的地位和作用。

2. 决策支持系统与数据仓库

（1）新型的决策支持技术——数据仓库和联机分析处理（OLAP）：数据仓库和 OLAP 是 20 世纪 90 年代初提出的概念，到 20 世纪 90 年代中期已经形成潮流。在美国，数据仓库已经成为仅次于因特网之后的又一技术热点。数据仓库是市场激烈竞争的产物，它的目标是达到有效的决策支持。

数据仓库将大量用于事物处理的传统数据库数据进行清理、抽取和转换，并按决策主题的需要进行重新组织。数据仓库的逻辑结构可分为近期基本数据层、历史数据层和综合数据层（其中综合数据是为决策服务的）。数据仓库的物理结构一般采用星型结构的关系数据库。星型结构由事实表和维表组成，多个维表之间形成多维数据结构。星型结构的数据体现了空间的多维立方体。这种高度集中的数据为各种不同决策需求提供了有用的分析基础。

随着数据仓库的发展，OLAP 也得到了迅猛发展。数据仓库侧重于存储和管理面向决策主体的数据；而 OLAP 则侧重于数据仓库中的数据分析，并将其转换成辅助决策信息。OLAP 的一个重要特点是多维数据分析，这与数据仓库的多维数据组织正好形成相互结合、相互补充的关系。OLAP 技术中比较典型的应用是对多维数据的切片和切块、钻取、旋转等，它便于使用者从不同角度提取有关数据。OLAP 技术还能够利用分析过程对数据进行深入分析和加工。例如，关键指标数据常常用代数方程进行处理，更复杂的分析则需要建立模型进行计算。

以数据仓库和 OLAP 相结合建立的辅助决策系统是决策支持系统的新形式。业务对象（Business Object，BO）推出的智能决策支持系统工具 BO4.0 是以 OLAP 技术为主体的、集查询和报表为一体的决策支持系统开发工具。该工具的一个重要特点是提出了“语义层”和“语义动态对象”的概念。语义层是将数据库中的列（字段）按决策主题重组为面向用户的对象，对象可以是数据库中的表、列、连接（多字段组合）以及对多字段进行运算的表达式。语义动态对象是对已经定义的语义层对象进行任意组合后生成决策需要的新表，并将表中的数据以可视化的方式在屏幕上显示或以报表的形式打印出来。

OLAP 技术是对由语义动态对象建立的、以动态微立方结构形式存储的表进行向下钻取、向上钻取、跨越钻取、切片和切块等操作。BO4.0 的网络版用户能够在网上通过浏览器查看或下载 BO 报表。

（2）综合决策支持系统：以模型库为主体的决策支持系统已经发展了 10 年，它对计算机的辅助决策起了很大的推动作用。数据仓库和 OLAP 新技术为决策支持系统开辟了新途径。数据仓库与 OLAP 都是数据驱动的。这些新的技术和传统的模型库对决策的支持是两种不同的形式，它们可以相互补充。在 OLAP 中加入模型库，将会极大地提高 OLAP 的分析能力。

20 世纪 90 年代中期，从人工智能、机器学习中发展起来的数据开采，是从数据库、数据仓库中挖掘有用的知识，其知识的形式有产生式规则、决策树、数据集、公式等。对知识的推理即形成智能模型，它是以定性分析方式辅助决策的。

数据开采的方法和技术包括决策树方法、神经网络方法、覆盖正例排斥反例方法、粗集方法、概念树方法、遗传算法、公式发现、统计分析方法、模糊论方法、可视化技术。把数据库、OLAP、数据开采、模型库结合起来形成综合决策支持系统，是更高级形式的决策支持系统。其中，数据仓库能够实现对决策主题数据的存储和综合，OLAP 实现多维数据分析，数据开采用以挖掘数据库和数据仓库中的知识，模型库实现多个广义模型的组合辅助决策，专家系统利用知识推理进行定性分析。它们集成的综合决策支持系统，将相互补充、相互依赖，发挥各自的辅助决策优势，实现更有效的辅助决策。由于这种形式的决策支持系统包含了众多的关键技术，研制过程中要克服很多困难，这也是今后努力的方向。

（3）基于数据仓库的决策支持系统：传统的决策支持系统主要是以模型库系统为主体，通过定量分析进行辅助决策。其模型库中的模型已经由数学模型扩大到数据处理模型、图形模型等多种形式，可以概括为广义模型。决策支持系统的本质是将多个广义模型有机结合起来，对数据库中的数据进行处理而形成决策问题大模型。决策支持系统的辅助决策能力从运筹学、管理科学的单模型辅助决策发展到多模型辅助决策，使辅助决策能力上了一个新台阶。

数据仓库是一种管理技术，它将分布在企业网络中不同站点的商业数据集成到一起，为决策者提供各种类型的、有效的数据分析，起到决策支持系统的作用。数据仓库为决策支持系统开辟了一种新途径。随着数据库的广泛应用，基于数据仓库的决策支持系统应运而生。数据仓库的使用分为三大类：提高数据分析的速度和灵活性；为访问和综合大量数据提供集成基础；促进或再创造过程。利用数据仓库建立的应用系统，为领导者的决策支持起了明显的作用，这种应用系统是一种新形式的决策支持系统。

3. 决策与应急决策支持　决策从 20 世纪 40 年代开始已独立为一门学科，以统计学为基础，从 70 年代开始，出现了若干计算机辅助决策支持系统。

应急决策支持是在应急管理过程中需要进行的决策，具体是指当突发事件发生时，应急管理人员采用科学理论、方法和手段，结合预期的目标，制订若干可供选择的应对方案，确定评价准则，从待选方案中选择最为满意的方案加以实施，并不断跟踪和监督方案的实施情况，及时纠正决策过程中的失误，直至突发事件得到解决或有效控制等一系列的决策活动。

应急决策支持是决策规划的动态过程。应急决策支持通常是在应急预案的基础上，根据应急目标和态势动态地制订应急处置方案。

应急决策支持问题的特殊性表现为以下几点：

（1）应急决策支持的对象一般都比较复杂，事件的影响范围及危害程度较大。

（2）应急决策支持是需要由多个部门、单位或个体参与的组织、决策、协调的过程，往往需要综合多个专家的判断及经验才能做出最后的决定。

（3）应急决策支持面对的是不确定的动态环境（包括突发事件发生、发展、演变的不确定性，应急处置措施实施效果的不确定性，应急处置措施在时间、资源消耗上的不确定性等）。因此，应急决策支持过程是根据应急态势发展进行多阶段、不确定性决策的动态过程。

（4）应急决策支持受到各种条件的约束，时间、资源、环境、成本、信息等都是影响决策的重要因素，决策者必须在有限的条件下寻求满意的解决方案。

（5）决策者的心理一般都会承受比较大的压力，可能会造成仓促决策的情形。压力一般来源于事件的影响以及处理不当有可能会造成更加严重的影响（更多人员伤亡、财产损失或名誉损失等）。

目前，已经有许多应急决策支持方法。常用的决策方法可分为定性决策和定量决策两大类。前者主要有管理人员决策法、专家会议法、头脑风暴法等；定量决策技术则包括一系列决策模型的运用，常用模型有规划、重置问题模型、等待线问题模型、马尔代夫过程、存量控制、网络分析、博弈问题模型等。应急决策支持中常采用的决策方法主要有不确定性因素、多目标决策、空间决策等。

突发事件及其处置中存在大量的不确定性因素。时间的不确定性主要有两种不同的表现形式，即模糊性和随机性。模糊决策和贝叶斯决策分别是处理这两类不确定问题的常用方法。

另外，决策方案的选择是个多目标决策问题，层次问题、层次分析可有效解决该问题。

应急救援管理涉及大量的空间信息，空间决策能力对应急救援管理的有效性起至关重要的作用。空间决策支持是空间分析的各种手段对空间数据进行处理变换，提取隐含于空间数据中的某些事实与关系，并以图形和文字的形式直接地加以表达，为各种实际应用提供科学、合理的决策支持。

二、指挥执行系统

指挥系统最早运用于军事行动中,"兵贵神速"历来是军事指挥家遵循的一条基本原则。为了适应现代化作战快速反应的要求，军事指挥系统的自动化程度也越来越高。高科技的飞速发展，也给指挥系统自动化创造了丰富的物质基础。随着社会的进步，人们的工作、生活节奏日益加快，活动的范围越来越大，社会的信息量急剧增加，人民群众对政府在应对突发性灾难事件的能力方面也有了更进一步的要求，救灾行动的效率和结果将直接关系到党和政府的形象。为了适应社会的变化，人们将更多地依赖于自动化系统来控制、调节工作和生活。因此，指挥系统这一军事概念越来越多地被应用于民用系统中，如消防、公安、防汛、卫生、防疫、核应急、民政救灾、电力、交通、民航等。

自从有了人类社会，有了组织开始，人们就一直在追求如何完成任务，使劳动更有效率和效果，其实这就是在追求执行力。"执行"问题源自于对战略的审视。Raman 等将战略与实际结果之间的差距称为"缺失的一环"，并将其命名为"执行"。Larry Bossidy 和 Rameharan 在其书中同样采用了这一表述，将"执行"定义为目标与结果之间"缺失的一环"，并给出了一个注释，说明这一说法来源于达尔文的生物进化论，执行就是把战略转化为行动计划，并对结果进行衡量。因此，从战略这个角度出发，执行被理解为从战略到结果的环节。突发事件本身具有突发性、不确定性、紧迫性及社会危害性等特征。在突发事件发生时决策者必须在相当有限的时间里做出重要决策和反应，由于突发危机事件发生的时间、规模、形态、影响度往往难以预料，依靠预先制定的规则进行重复性的、例行性的程序化决策不能适应突发事件应对的需要，单凭个人智慧是难以胜任这种复杂决策的，通常是由一群人组成一个指挥群体共同制定决策和组织实施，即群体决策。群体决策在有限的时间内通过各种方法和技术，特别是决策支持工具收集危机信息，依据有关知识、经验、偏好对危机事件进行分析、判断，然后制订应急方案、实施方案，避免危机扩散和减少危机损失。而一旦形成了决策、制订了具体计划之后，达成目标的具体行动就是指挥执行，而确保执行完成的能力和手段则构成了执行力。突发事件应急指挥体系是各级各类指挥机构的有机整体，它是为达成救援目的，将所有参与力量有机结合起来，形成一个指挥群体，统一意志、统一行动、统一指挥，实施联合行动。处置突发事件中的指挥具有时效性强、决策政治性强、指挥协同复杂、指挥质量要求高等特点，因此对整个执行过程也提出了更高的要求，是否能将决策执行到位，与个人、领导、群体的执行力密切相关，其中抓好队伍建设是提高执行力的根本，沟通是有效执行不可或缺的要素，领导要以身作则、带头执行，制度是有效执行最有效的保障，只有群策群力、集思广益，才可以在执行中分清战略决策的条条框框，实现应急救援目标。

三、协同动态博弈

2009 年 4 月，甲型 H1N1 流感在墨西哥暴发。短短 3 个月内，新型流感传遍五大洲。引起世界卫生组织的高度重视，并向全球发出了最高级别的预警。为防范甲型流感对我国政治经济和社会的影响，卫生部迅速成立了由 38 个部门参与的应对甲型 H1N1 流感联防联控工作机制，紧急启动甲型 H1N1 流感联防联控应急科研项目。通过病例研究、疫苗产能、流行病学调查、病毒溯源、治疗药物、防护消毒、快速检测等分工部署，科学有序地开展防控工作。各地各有关部门采取相关防控措施，如境内外疫情与防控工作动态收集与分析，供各地各级政府和各有关部门提出工作意见，建立专家组论证防控措施，指导联防联控工作机制决策，形成重要事项上报国务院决策的一整套管理体系。这些应对和管理措施形成了防控流感大流行的基本原则。

现代社会由于行业分工和个人社会分工的深化，人们对各自行业相互之间的了解越来越陌生。而卫生应急事件的发生往往是面对全人群的，需要在短时间内动员全社会提高对健康事件的关注，改变某些行为习惯；社会各相关应急行业在短时间内也要形成联防联控机制，通过行业分工和防控工作环节管理形成快捷、安全、有效、全面的社会管理方式，才能够发挥联防联控应对紧急情况的作用。否则没有分工与合作，没有具体的工作分析与安排，所有工作都会混乱不堪，不仅毫无效率，甚至出现重大失误或伤及自身的可能性都会存在。因此，医学救援工作是需要各个部门分工合作、协同治理的过程。协同理论是应急救援工作的理论基础。协同理论思想是德国物理学家 Haken 于 1976 年提出的。该理论认为：千差万别的系统，尽管其属性不同，但在整个环境中，各个系统间存在着既相互影响又相互合作的关系。

（贺　智　闪淳昌）

第二节　决策支持系统

决策的支持是系统应急管理信息系统的重要组成部分，它将数据分析技术与传统的数据存取检索功能结合，通过人机交互接口为决策者提供辅助决策。决策支持系统（DSS）最初由 Scott Morton 在《管理决策系统》中提出，是以运筹学、管理学科、控制论和行为科学为基础，以计算机技术和信息技术为手段，面向半结构化的决策问题，支持决策活动的、具有智能作用的人机交互系统。

一、决策支持系统的理论基础

（一）决策概述

在2500多年前的《孙子兵法》中提出了“用兵司法，十则围之，五则攻之，倍则分之，敌则能战之，少则能逃亡，不若则能避之”。这已体现出了决策的思想。决策贯穿于组织的所有活动，是最重要的管理职能之一。以西蒙为代表的决策理论学派甚至认为：管理就是决策，制订计划是决策，选定方案也是决策。管理是由一系列的决策组成的。

1. 决策过程　决策过程是决策者对决策问题进行识别、分析、研究，最终做出决策的过程。西蒙（H. A. Simon）教授在他的决策过程模型论著中指出：以决策者为主体的管理决策过程经历情报、设计和选择三个阶段。

情报：指进行“情报”（数据）的收集和处理，研究决策的环境，分析和确定影响决策因素或条件的一系列活动。

设计：指发现、制订和分析各种可能的行动方案。

选择：指确定“最佳”的可行方案，进行方案评价、审核和实施。

上述三个阶段是一个交叉、反复的过程。根据这个阶段可以将决策过程细分为八个过程，从识别问题开始，到选择解决问题的方案，最后结束于评价决策效果。

过程一：识别问题

一切决策活动都必须从问题开始，而不是从演绎推理和假设开始。因此，问题的存在是一切决策活动的发端，“问题”在决策活动中占有特殊重要地位。决策制定过程始于一个存在的问题，或更具体一些，存在着现实与期望状态之间的差异。

从哲学角度讲，“问题”是主观与客观矛盾的概括与抽象。客观存在的问题，只有当人们能够清楚地表达出来的时候，才能成为决策问题。在决策系统中，问题的产生来源于三个方面。

主观方面产生的问题：指受一切局限性（生理条件、历史条件、环境条件及阶级局限性等）限制产生的脱离实际的理想和意图。

客观方面产生的问题：指决策对象和周围环境变化产生的问题，如天灾、人祸等。

实践活动方面产生的问题：指人们在生产和生活实践中，为改造自然而产生的问题，如信息输送、生产管理等问题。这类问题也正是决策活动的主要问题来源。

过程二：确定目标

当选择要解决的问题后，为了抓住问题的实质，必须首先确定系统的决策目标，即进行决策系统的目标分析。可以应用目标树的分析方法，逐步展开确定决策问题所要达到的具体目标。对决策目标应明确什么是主要目标（必须完成），什么是第二位目标（尽可能完成），什么是第三位目标（期望完成）。经过分析后，所确定的目标必须符合以下要求：目标成果可以用决策目标的价值准则进行定性或定量的衡量；目标是可以达到的，即在内外各种约束条件下是现实的、合理的、可以实现的；达到目标要有明确的时间概念。

过程三：收集信息

一旦确定了需要解决的问题，就必须对问题进行系统的分析，着手调查研究，收集与解决问题相关的信息并加以整理。只有掌握了大量准确的信息，才有可能做出正确的决策，提高科学决策水平。

在这个过程里，积累所有认为能够解决问题所需要的数据资料，其数量和收集信息的范围主要取决于问题的性质和复杂程度。管理者可以从往日的经验、记录、报纸杂志等获得信息和资料，包括销售、财务、生产、人事等方面的资料。接下来将资料按成本项目、程序、时间、领导能力、质量、产出等进行归类，建立数据库。

为了保证信息收集的质量，应坚持以下原则：

（1）准确性原则。该原则要求所收集到的信息要真实可靠。当然，这个原则是信息收集工作的最基本的要求。为达到这样的要求，信息收集者就必须对收集到的信息反复核实，不断检验，力求把误差减小到最低限度。

（2）全面性原则。该原则要求所收集到的信息要广泛，全面完整。只有广泛、全面地收集信息，才能完整地反映管理活动和决策对象发展的全貌，为决策的科学性提供保障。当然，实际所收集到的信息不可能做到绝对的全面完整，因此，如何在不完整、不完备的信息下做出科学的决策就是一个非常值得探讨的问题。

（3）时效性原则。信息的利用价值取决于该信息是否能及时地提供，即它的时效性。信息只有及时、迅速地提供给它的使用者才能有效地发挥作用。特别是决策对信息的要求是“事前”的消息和情报。所以，只有信息是“事前”的，对决策才是有效的。

过程四：确定决策标准和拟订决策方案

确定决策标准，即运用一套合适的标准分析和评价每一个方案。首先确定出若干与决策相关的因素，然后规定出各种方案评比、估价、衡量的标准。在确定了问题、收集和分析信息的过程已顺利完成，以及确定好标准后，接下来就应开始拟订可行方案。一般情况下，实现目标的方案不止一个，而是有两个或更多的方案可供选择。拟订可行方案主要是寻找达到目标的有效途径，因此这一过程是一个具有创造性的过程。决策者必须开拓思维，充分发挥集体的主观能动性作用，尽可能多地提出可供选择的方案，可供选择的方案越多，解决办法会越完善。

过程五：分析方案

备选方案拟订出之后，决策者必须认真分析每一个方案的可应用性和有效性。对每一个备选方案所希望的结果和不希望的结果出现的可能性进行估计，运用第四阶段确定的标准来对这些备选方案进行比较。根据决策所需的时间和其他限制性条件，层层筛选。如果所有的备选方案都不令人满意，决策者还必须进一步寻找新的备选方案。在这一阶段中，依靠可行性分析和各种决策技术，如决策树法、矩阵汇总决策、统计决策、模糊决策等，尽量科学地显示各种方案的利弊并加以比较。

过程六：选择方案

选择方案就是在各种可供选择的方案中权衡利弊，然后选取其一或对一些各有利弊的备选方案优势互补、融会贯通、取其精华、去其不足。这一过程是决策的关键过程。因此，有时会在方案全面实施之前进行局部试行，验证在真实条件下是否真正可行。验证方案若是不可行的，为避免更大损失，则需再次考察上述各个活动过程，修正或重新拟订方案。若方案可行，便可以进行全面实施。

过程七：实施方案

选择满意的方案后，决策过程还没有结束，决策者还必须使方案付诸实施。决策者必须设计所选方案的实施方法，做好各种必需的准备工作，实施方案的阶段是最重要的阶段。任何完美的方案如果不能付诸行动，也是毫无价值的。同时，实施阶段花费的时间和成本，通常会远大于前几个阶段的总和。如果是重大决策，应落实部门、人员的监管责任，掌握满意方案的实施情况。尤其在关键时段、关键时点，要加强监督控制，以保证组织内实施决策方案的及时性、可操作性、正确性。

过程八：评价决策效果

决策者最后的职责是定期检查计划的执行情况并将实际情况与计划结果进行对比。这一过程应根据已建立的标准来衡量方案实施的效益，通过定期检查来评价方案的合理性。这种评价必须是全方位的，在方案实施过程中要不断地进行追踪。若在新方案运行过程中发现重大差异，在反馈、上报的同时，决策者应查明原因、具体分析，根据具体情况区别处理；若是执行有误，应采取措施加以调整，以保证决策的效果；若方案本身有误，应会同有关部门和人员协商修改方案；若方案有根本性错误或运行环境发生不可预计的变化，使得执行方案产生不良后果，则应立即停止方案的执行，待重新分析、评价方案及运行环境后再考虑执行。值得注意的是，评价应体现在每一阶段的工作上，而不仅仅是在方案的实施阶段。特别是重大的决策，必须时刻注意信息的反馈和工作评价，以便迅速解决突发问题，避免造成重大损失。

2. 决策模式　决策模式是决策系统中对决策过程客观规律的表述，是决策者进行决策必须遵循的规律。决策模式是为了获得科学的决策应遵循的活动程序和行动原则，它指导决策者进行正确的决策。Harris C.Bawl 等提出以下四种决策模式。

（1）R 决策模式（理性模式）：包括四个基本特征。

1）解释和评价有关决策变量的信息处理较为简单。

2）管理者完全具备处理问题的能力。

3）实施方案的条件是静态的和确定性的。

4）技术上有“最佳解”的可能性。

显然，这是一种较为理想场合下的决策模式。在这种场合下，管理者可以掌握各方面的信息，并且能够求得最大的经济合理性，选择最佳的决策方案。这类决策问题的决策过程可以按一系列典型的步骤进行，实现程序化。因此，R 决策模式是管理信息系统支持的主要对象。

（2）B 决策模式（有限理性模式）：B 模式主要以“有限度合理性”的决策理论为前提。它具有以下特征：

1）管理者对决策结果的了解是有限的，要在缺乏了解情况的条件下作出决策。

2）由于决策的结果是在将来出现，并且对它们的评价缺乏经验，管理者免不了要补充自己的主观判断。

3）管理者对他所要决策的问题而言，其能力是有限的，他们提出的方案可能仅占所有可能方案中的极少几个。

4）决策的效果受管理者的技能、价值观和经验及知识的影响。

显然，B 模式比 R 模式更存在决策的非确定性和决策效果的模糊性，因此，B 决策模式比 R 决策模式更需要管理者的主观判断。利用信息检索和模型辅助分析，可以减少管理者的主观随意性，提高决策的准确性。这也是决策支持系统发挥作用的场合，是 DSS 支持的主要对象。

（3）F 决策模式（有效理性模式）：F 决策模式与 B 决策模式一样，也是一种非完全理性模式，但二者又有许多不同之处，F 决策模式的特征包括三个方面。

1）不仅认为决策过程需要复杂的信息，而且还强调决策过程受动态的社会环境条件所约束。

2）承认管理者不仅具有有限的处理能力，并且可能带有偏见。

3）“决策”质量好坏在很大程度上取决于管理者对许多复杂的明显的政治准则和技术准则所进行的评价。

显然，F 决策模式受主观影响很大，管理者的主观因素往往决定了决策质量和效果。但是，DSS 仍然可以提供决策支持，支持的程度和支持手段方面与 B 决策模式有所不同。

（4）N 决策模式（非理性决策模式）：是一种非理性决策模式，其特点包括两个方面。

1）决策行为的合理性是基于管理者行为的信念系统，是“事后”被解释的。

2）这类决策过程表现为“走一步，看一步”，冲突和一致的对立统一过程。

显然，N 决策模式与前三类决策模式有很大区别，对于具有这种模式的决策问题而言，问题与抉择之间的联系，问题与决策方案相关的准则，以及何种问题更为适宜等都是非常模糊不清的。就目前而言，DSS 还无法对具有 N 决策模式特点的决策问题提供支持。

（二）决策分析理论

1. 确定型决策分析　确定型决策是指只存在一种完全确定的自然状态的决策。构成一个确定型决策问题必须具备以下四个条件：

（1）存在一个明确的决策目标。

（2）存在一个明确的自然状态。

（3）存在可供决策者选择的多个行动方案。

（4）可求得各方案在确定状态下的损益值。

由于确定型决策的自然状态只有一种，决策环境完全确定，问题的未来发展只有一种确定的结果，决策者只要通过分析、比较各个方案的结果就能选出最优方案。例如，一个简单的日常生活中的“出门是否带伞”问题。如果出门时正在下雨，则带伞；如果出门时天气晴朗，则不带伞。在这两种情况下，自然状态是明确的，均属于确定型决策。但是，如果天气变化无常，出门时不能确定下雨与否，这种情况下的决策则属于非确定型决策。

从上述的分析可知，确定型决策分析适用于方案实施中遇到的客观情况只是一种的场合，即在确定的环境下只有一种自然状态的场合。

2. 风险型决策　风险型决策也称随机型决策，是决策者根据几种不同的自然状态可能发生的概率所进行的决策。决策者所采取的任何一种行动方案都会遇到一个以上的自然状态而引起不同结果。这些结果出现的机会是用各自然状态出现的概率来表示的。因此，决策者无论选择何种方案，都要承担一定的风险。

风险型决策分析是在状态概率已知的条件下进行的，一旦各自然状态的概率经过预测或估算被确定下来，在此基础上的决策分析所得到的最满意方案就具有一定的稳定性。只要状态概率的测算切合实际，风险决策就是一种比较可靠的决策方法。风险型决策一般包含以下条件：

（1）存在着决策者希望达到的目标。

（2）存在着两个或两个以上的方案可供选择。

（3）存在着两个或两个以上不以决策者主观意志为转移的自然状态。

（4）可以计算出不同方案在不同自然状态下的损益值。

（5）在可能出现的不同自然状态中，决策者不能肯定未来将出现哪种状态，但能确定每种状态出现的概率。

3. 不确定型决策分析　在企业经营管理中，常常会遇到一些极少发生或应急的事件，因此，无法明确指出事物未来将会出现何种状态，而只能了解事物有可能出现哪几种状态，但对这几种自然状态出现的可能性有多大也无法确切知道。这就是不确定型情况。例如，某种新试制的装备是否应当投产，某种新设备是否应当购买，如何适应急变化的形势等。由于环境复杂和内部人、财、物与时间的限制，有时不能进行起码的调查和预测，因此，也就无法确定这些事件的哪一自然状态将会发生以及各种自然状态发生的概率。可见，对这类事件的决策只能在不肯定情况下做出，即在知道可能出现的各种自然状态，但又无法确定各种自然状态发生概率的情况下做出，这类决策问题就是不确定型决策。不确定型决策应满足四个条件：

（1）存在着一个明确的决策目标。

（2）存在着两个或两个以上随机的自然状态。

（3）存在着可供决策者选择的两个或两个以上的行动方案。

（4）可求得各方案在各状态下的决策矩阵。

4. 多目标决策分析　前面讨论的决策问题，仅有一个目标值，评价准则也是单一的，通常称为单目标、单准则决策。社会经济实际遇到的决策问题，单目标情况并不多见，大量的是多目标情况。并且，在这些目标中，有的相互联系、相互制约，有的相互冲突、相互矛盾，形成一个层次多、结构复杂的目标准则体系。

多目标决策的关键，也是合理地选择和构造目标准则体系，从总体上对可行方案进行比较和优选，目标准则体系的构建是多目标决策的前提：在多目标决策问题中，有的目标可以用一个或几个决策准则直接进行评价和比较，有的目标难以直接评价，需要将这些难以直接评价的目标分解成若干个级别较低的子目标，直到可以直接用一个或几个准则进行比较和评价为止。例如，某经济特区计划兴建一个大型汽车厂，厂址的选择就是多目标决策问题。汽车厂址决策的目标准则体系包括经济、技术、环境及社会四个分目标；这四个分目标均不能直接用一个或几个准则进行评价，要根据决策主体和实际情况的要求，逐级分解为若干子目标。对于技术、社会和环境目标，均可以进行同样的分解。这样，形成了一个层次结构复杂的目标准则体系。

一般在多目标决策问题中，目标或者经过逐层分解，或者依据决策主体要求和实际情况需要，形成多层次结构的子目标系统，使得在最低一层子目标可以用单一准则进行评价，称之为目标准则体系。最上一层，通常只有一个目标，称之为总体目标；最下一层，其中的每一个子目标都可以用单一准则评价，称之为准则层。多目标决策分析过程就是依据某种科学方法，对于整个多层次结构的目标准则体系，合理地给出表示每个可行方案满意程度的数值，称之为满意度。因此，构建多目标决策问题的目标准则体系是多目标决策分析的前提。构造目标准则体系应注意的原则：一是系统性原则，各子目标要反映所有因素对社会经济活动的整体影响，重视决策问题和各环境因素的层次性与相关性、反映社会经济系统主体骨架的内涵特性；二是可比性原则，各子目标的分解和设计既要注意不同社会经济系统的横向比较，又要注意同一系统的纵向动态分析；三是可操作性原则，各评价子目标设计要含义明确，计算简便，与现行统计指标口径一致，便于采集数据。在决策信息量充分的前提下，尽量减少子目标的个数，决策分析方法思路清晰，便于在计算机上实现。

5. 多阶段决策　由于决策的特殊性，需要将过程分为若干个相互联系的阶段。在它的每一个阶段都需要做出决策，从而使整个过程达到最好的活动效果。当各个阶段决策确定后，就组成了一个决策序列，因而也就决定了整个过程的一条活动路线。这种把一个问题看作是一个前后关联的具有链状结构的多阶段过程就称为多阶段决策过程。多阶段决策有以下三个特点：

（1）决策者需要作出时间上有先后之别的多次决策。

（2）前一次决策的选择将直接影响到后一次决策，后一次决策的状态取决于前一次决策的结果。

（3）决策者关心的是多次决策的总结果，而不是各次决策的即时后果。

解决多阶段决策问题的主要方法是决策树方法和动态规划方法，动态规划在运筹学中已经讨论过，这里主要介绍决策树方法。决策树由结点和分枝组成，每一条由树根通往树梢的路线都表示一种决策方案及可能遇到的一种情况。在分枝上，除注明其本身的意义外，在状态分枝上也要标出该状态发生的概率。每一路线的末端标出行动结果，行动结果可以用收益表示，也可以用损失表示。用收益表示行动结果，经决策分析后得到最优行动的收益期望值。用损失表示行动结果后，可得到最优行动的最小期望损失。多阶段决策分析的步骤如下：

（1）根据具体问题适当划分阶段。

（2）确定各阶段的状态变量，寻找各阶段之间的联系。

（3）由后到前用逆序归纳法进行决策分析。

6. 竞争型决策分析　前面研究的决策现象基本上都是由决策主体面对事件做出的最优决策。但在现实生活中，经常会遇到一些具有竞争性质的决策问题。例如，在经济领域，各公司为了争夺市场份额要展开竞争；在政治领域，各个政党为了取得政权而进行竞争；在军事领域，对弈双方为了取得战争胜利，不仅要拼实力，还要采取一些策略。在这些竞争中是存在竞争对手的，每个决策主体的行为后果都要受到对手的影响，并且这些决策者之间的利益是相互冲突的，这类特殊的决策问题就是竞争型决策。

博弈论是研究理性的决策者之间的冲突与合作的理论，具体讲就是研究当决策主体的行为在发生直接的相互作用时，人们如何进行决策以及这种决策的均衡问题。博弈论研究的是竞争型决策问题，它不是仅仅局限于站在某个决策方的立场上去找针对其他方的决策，而是从广义的角度分析在决策过程中决策主体之间相互制约、相互作用的规律，用以指导各决策方的合理决策。此外，博弈论研究的决策问题是包括开始、过程和结果的整个决策过程，也是广义上的竞争型决策分析。在博弈论中，也将这一过程称为“博弈”。弈即一些个人、团队或其他组织，面对一定的环境条件，在一定的规则约束下，依据所掌握的信息，同时或先后，一次或多次，从各自允许选择的行为或策略进行选择并加以实施，并从中各自取得相应结果或收益的过程。

（三）决策分析方法

1. 决策分析的定性方法 决策分析的定性方法是指决策者在占有一定的事实资料、实践经验、理论知识的基础上，利用其直观判断能力和逻辑推理能力对决策问题进行定性分析的方法。当决策者掌握的数据不多、决策问题及其主要影响因素比较复杂并且难以用确切的数量或数学模型表示时，决策者通常只能采用定性分析的方法，凭借其个人的主观经验和分析能力，运用系统的、逻辑的思维方法，把有关资料加以综合，进行定性的分析、判断和推理。

在决策分析的过程中，无法用数量表述的信息是很多的，如产品的功效、广告的效果、管理的效率等概念，交通拥挤、生态平衡、环境污染等问题，都很难从量上加以界定或考虑其量的变化情况，只能做出性质上的判断。

决策分析的这种方法需要的数据少，能考虑无法定量的因素，可利用决策者的丰富经验、专业知识及掌握的实际情况，综合考虑定性因素的影响，进行比较切合实际的分析和判断，比较简便易行，是一种不可缺少的灵活的决策分析方法。但是，这种方法的准确程度上要取决于决策者的经验、理论水平、业务水平、掌握的情况及其自身的分析判断能力，不同的决策者由于其理论水平及实践经验等的不同，对同样的决策问题会作出不同的判断，得出不同的结论，取得不同的效果。所以，这种方法不同于科学的定量计算，易受决策者自身素质的影响，准确程度很难把握。

2. 决策分析的定量方法 决策分析的定量方法是指决策者在占有历史数据和统计资料的基础上，运用数学和其他分析技术建立起可以表现数量关系的数学模型，并利用它进行决策的方法。现实中的很多问题都可借助这种方法进行分析，如企业生产中的配料、下料问题，以及总产值、利润额、产品的生命周期等。

决策分析的定量方法，以调查统计资料和信息为依据，建立数学模型，可以对决策问题进行科学的定量分析，能从数量关系上找出符合决策者目标的最优决策。决策分析的定量方法是运筹学研究的主要内容，运筹学是为决策者提供定量的决策分析方法的工具。同时，电子计算机对复杂模型的处理大大地减少了人们的计算工作量，更为决策分析的定量方法的广泛应用奠定了基础。但是，这种方法不能充分考虑定性因素的影响，而且要求外界环境和各种主要因素相对稳定。当外界环境和某种主要因素发生变化时，定量分析的结果就会出现较大的误差。

3. 综合决策 由于决策分析的定性和定量方法在使用上都有一定的局限性，为了使决策结果比较切合实际，提高决策的质量，在实际工作中，应把这两种方法结合起来应用，形成综合决策法。综合决策的必要性在于：一是在复杂的社会、政治、经济、军事等领域的问题中，存在着大量的非数量性指标，如社会和谐程度、政治倾向、经济发展水平、军事力量等，这些指标很难量化，通常只能进行定性分析；二是只有在对决策问题的内在规律性及其诸要素之间的因果关系进行大量透彻的定性分析的基础上，才能建立起数学模型，进行定量分析；三是现实的问题是复杂的，受多种因素的影响，通常所得到的模型只是一个理想化的模型。因此，按这个模型求得的最优解在实际中不一定是最优的，必须加上定性的分析和实践，才能使决策接近实际，取得良好的决策效果。

因此，定量分析必须与定性分析相结合。定性分析是定量分析的基础，定量分析可以使定性分析深入和具体化。两者应相互补充，各取所长，以使决策分析过程逐步优化。

（四）决策支持系统的理论基础

决策支持系统在不少行业和部门获得了成功，取得了明显的效益。它的理论和技术发展到今天，离不开相关学科如计算机科学、管理科学、数学、信息管理科学、人工智能、信息经济学、认知科学等的支持。这些学科构成了它发展的理论框架，亦称之为它的理论基础。尽管其中有些学科在它产生和形成的过程中起的作用不大，但它们对决策支持系统未来的发展将给予极为重要的启迪。下面介绍这些相关的理论。

1. 管理科学　管理科学综合运用经济学、数学、行为科学和计算机科学的概念与方法，研究人类管理活动规律及其应用，逐渐发展成为一门综合性、系统性的交叉科学。

管理科学方法采用这样的观点，即管理者按照较系统化的过程解决问题，所以，有可能用科学的方法自动地处理管理决策中的某些子问题。系统化的过程包含下列步骤：

（1）定义问题（需处理某问题的决策情形）。

（2）将问题分为标准的类型。

（3）构造描述现实世界问题的数学模型。

（4）求出并评价模型化问题的解。

（5）推荐和选择问题的解。

上述过程围绕模型这个中心，而建模包含将现实世界中的问题转变成适当的原型结构，从而有助于快速、有效地寻求模型解的计算机方法，只有包含建模功能的DSS才能够处理非结构化的问题。

管理科学在处理结构化问题时提出了分析的观点，它所涉及的一系列方法在信息系统中已广泛应用。在处理结构性很强的局部问题时，管理科学是相当成功的方法。但是，管理科学过于注意结构上的规范和形式上的构造模式，用它们来解决诸如战略、规划等半结构化或非结构化的决策问题时，往往使人进退维谷，很难达到预期的效果。

DSS的开发和研制离不开传统的管理科学所提供的模型，但DSS倾向于模型尽量简单，宁可牺牲方法上的精巧而努力使用户在概念上和决策效能上能够接受，而不拘泥于形式上的构造和模型的规范，这是DSS的显著特点。

2. 信息管理科学　西蒙认为，今天关键性的任务不是去产生、存储或分配信息，而是对信息进行高级加工处理和科学管理。今天的稀有资源已不是信息，而是处理信息的能力。事实上，不仅决策的前期工作要与信息发生联系，而且信息要贯穿决策活动的整个过程。

例如，在选择方案时，决策者既要动用自身积累的专业知识信息，又要洞悉时势信息，在评价方案实施情况时，必须以决策实施方的反馈信息为依据。可见，决策成败的关键取决于对信息的应用。因此，信息管理理论一直都是决策理论的重要组成部分。

在组织所处的环境中，计算机信息被管理者、非管理者、个人和组织所使用。管理者履行职责并发挥着作用，若期望有所成就，就必须有进行交流和解决问题的技巧。管理者应当成为有计算机文化的人，更重要的是要成为有信息文化的人，要确保收集必要的数据并将其处理为正确的、有用的信息，同时要以最有效的方式使用信息。

信息管理科学是以信息为主要研究对象，以信息处理的规律和应用方法为主要研究内容，以计算机等技术为主要研究工具，以模拟和扩展人类的信息处理和知识处理功能为主要目标的综合性学科。它重在研究信息和知识的收集、分类、组织、加工、传递、检索、分析和服务的理论与技术。

（1）重要的信息处理技术：信息及其管理是构造 DSS 的基础。这里针对 DSS 中的应用，主要介绍信息的收集、组织、分析与利用，以及数据仓库联机分析处理、数据挖掘等新技术。

1）信息本质与信息收集。通常 DSS 需要基础信息、管理信息和概括度高的决策信息（即知识）。

信息可以是数字、字符、图形、声音和图像。它是经过加工或组织的数据，使之对接受者有意义，它使接受者了解所不知道的事物或者确认接受者知道的事物，因此具有一定的价值。接受者解释其含义，并进行推理和导出结论。通过信息处理得到的信息对于行动和决策更有意义，这些更专门的信息处理比简单的信息存取更有价值。

知识是人们对于客观事物规律性的认识，并包含组织和处理的数据。知识可以反映人们过去的经验和专长，这些知识通过一些信息的联系，揭示事物的规律性，并具有很高的潜在价值。可以说知识是作决策的关键信息。

信息与知识，常从内部的、外部的和个人的数据源中抽取。内部信息是通过对前期决策与决策实际执行之间差异的比较及其原因的分析而获得的。因此，信息来源主要指的是外部信息，包括政府的政策、公文、行业行规、新闻报道、生产和市场信息等。外部信息的收集，可通过电子数据交换或通过组织之间的信息交流及互联网等方式进行。

2）信息组织与数据仓库。决策需要的许多数据有多个来源，可来自不同的硬件和软件系统，所以获取数据非常困难，这大大增加了决策分析的费用，并降低了 DSS 的有效性。同时，过量的信息有淹没组织的危险，该问题在客户服务器环境中特别严重，在这种环境中，连接性和不兼容性因素进一步加重了这种情况。因此，需要借助新技术对大规模的、复杂的决策信息进行有效组织，数据仓库（data warehouse）技术应运而生。

数据仓库是在数据库的基础上发展起来的，又称信息仓库。它是一种利用多维方法和集成方法进行数据组织和数据存取的最新技术，能够将各种不同来源的、分散的数据汇集和处理为统一的数据资源，以便于终端用户访问。简而言之，数据仓库就是一个管理组织的所有业务数据的元数据库，终端用户可据此进行多维查询、多维分析及数据仓库信息的可视化。

数据仓库能对各部门送来的各种信息进行汇总和综合，从历史的角度组织和存储数据，并能对数据进行有效的控制和分析，使数据在控制过程中产生信息增值效应，用以支持管理中的决策制定过程，实际上是决策支持的一次革新。举例来说，数据仓库用户可以立即得到某单位当前所处地位的准确报告；了解面临的风险，包括各项事务以及对整个业务面临的风险；对法规条例的需要迅速作出反应。传统数据库主要用于数据处理，而数据仓库主要用于决策分析。数据仓库可以对决策人的数据需求提供支持，且其解决方案可以提高决策人的效率。

3）信息分析与数据挖掘。常规的信息分析方法就是在收集、加工、存储和传递信息的基础上，采用定性和定量的方法对其进行处理，从中抽取出更加直观的知识，以便制订和选择决策方案。随着信息技术和信息资源环境的变化，专家们研究了联机分析处理和数据挖掘等新技术。

联机分析处理（online analytical processing，OLAP）是决策者和高层管理人员对数据仓库的多维信息分析处理。它使分析人员能够快速、一致、交互地从各个方面观察信息，以达到深入理解信息的目的。

OLAP 是由终端用户进行的，包含在 OLAP 中的活动有查询、产生特定的报告、进行统计分析和构造多媒体应用等。OLAP 的基本操作功能有：切片、切块、钻取和旋转。它还需要应用数据仓库的一组工具，包括多维查询、多维分析、数据挖掘、数据可视化等。

数据挖掘（data mining）是从大量数据中提取或挖掘深层信息或知识的过程。它是人工智能、机器学习与数据库技术相结合的产物。数据挖掘是知识发现过程的核心，也是一种与用户引导分析不同的自动化数据分析方法，即不受用户预先设想的束缚而自动完成。

数据挖掘的对象主要有关系数据库、数据仓库，现逐步发展到空间数据库、时态数据库、多媒体数据库、互联网 Web 数据源等。

数据挖掘的主要任务是概念描述、关联分析、分类和预测、聚类、偏差检测、时序模式分析。它采用的方法和技术包括：幻统计分析方法、机器学习、神经计算方法、模糊数学方法、视化技术等。

（2）信息管理科学对 DSS 的影响：信息管理科学对 DSS 的作用和影响主要体现在以下几个方面。

1）信息管理科学为 DSS 提供基本的理论框架。DSS 之所以依赖于信息管理科学，是因为由信息处理所构成的信息和知识是决策系统的核心。数据、信息和知识的质量，关系到决策的质量甚至决策的成败。可以说，DSS 正是信息管理科学理论研究与实际管理决策应用相结合的产物。信息管理科学的重要理论与方法，如信息知识的收集、分类、组织、检索、分析及信息系统等，可以作为 DSS 的理论基础。

2）信息管理科学的技术进步促进决策支持系统的变革。信息管理科学的技术水平状况直接影响到 DSS 所能提供的决策支持和辅助能力。新的信息管理技术从各个方面促使决策支持系统的变革。网络通信技术、多媒体技术、分布式计算机在信息管理领域的广泛应用改变了原来决策支持系统的单一功能模式，出现了互联网决策支持系统、群决策支持系统、分布式决策支持系统、集成式决策支持系统、多媒体决策支持系统等高层次决策支持系统。此外，数据库技术与人工智能技术的结合，尤其是专家系统和知识库技术的应用，改变了决策支持系统的基本结构，使其从两库结构向三库、四库、五库结构发展。20 世纪 90 年代中期兴起的数据仓库、数据挖掘、OLAP 和信息可视化技术更是直接面向信息决策支持服务的，从而引发了从“确认式”到“发现式”的 DSS 决策支持理念的创新与变化。

3）信息管理科学的发展趋势影响着 DSS 的发展方向。作为信息管理科学范畴内的重要研究课题，DSS 的发展方向一直深受信息管理科学发展趋势的影响。多学科综合一直是信息管理科学的重要特点，尤其是与人工智能学科的结合尤为紧密。这种结合也体现在智能决策支持系统的产生与发展方面，神经网络、决策树、机器学习、遗传算法、自然语言处理等人工智能技术在决策支持系统中都获得了广泛的应用。特别是信息管理的知识化趋势深刻地影响着决策支持系统的发展，导致了从基于数据的 DB-DSS 到基于知识的 KB-DSS 的变革。以先进的信息技术与知识技术为基础的决策支持系统，将提供强有力的决策支持功能，大大改善管理决策的有效性和效率。

3. 人工智能与专家系统 人工智能（artificial intelligence，AI）是研究模拟和扩展人脑智能的先进理论与技术。它是一门综合性的交叉学科，涉及自然科学、社会科学和人文科学等几乎所有学科。目前，专家系统（expert systems，ES）、人工神经网络（artificial neural network，ANN）和分布式 Agent 是人工智能最热门的研究领域。

将人工智能技术用于管理决策是一项开拓性的工作。人工智能，尤其是专家系统，将为 DSS 提供有效的理论和方法，使之逐步发展为基于知识的决策支持系统。智能的 DSS 能应用领域专家的知识来选择和组合模型，完成问题的推理和运行，并为用户提供智能的交互式接口等，提供基于知识的决策支持。

大多数管理决策者是智力工作者，因此，他们在决策中很自然地要应用相关知识。人们获取这些知识往往需要许多年，并且随着知识的增加，获取知识变得越来越困难。基于知识的系统不仅能提供关于客观事物的知识，而且也可以提供专家在数据管理和建模方面的知识，以增强决策支持的能力。

（1）人工智能：包含许多含义，大多数专家认为 AI 包含两个基本思想，第一，研究人的思维过程，理解什么是智能；第二，用机器表示这些智能。

一般对 AI 的定义是：人工智能是智能机器的行为，是模拟人类自然智能的结果。探讨一下智能行为的含义，可以知道智能常有的表现是：①从经验中学习和理解；②从模糊或矛盾的信息中找出其含义；③快速和成功地响应新情况（不同的答案，灵活性）；④在求解问题中应用推理，有效地指引求解方向；⑤处理复杂情况；⑥用通常合理的方式理解和推理；⑦应用知识操纵环境；⑧思维和推理；⑨在一定的情况下，识别不同部分的相对重要性。

AI 的基本内容包括：知识获取、知识组织、知识处理方法。

1）知识获取是研究如何直接或间接地从一个或多个信息资源中抽取和加工知识的技术，如机器听觉、视觉、触觉和感觉。知识获取方法有人工方法、统计方法、语言学方法、神经网络方法和机器学习方法等。近来研究者们将机器学习（如归纳学习和类比学习）与数据库技术相结合，研究了数据挖掘与知识发现技术，成为充分利用大型数据库数据实现辅助决策的重要途径。

2）知识的表示与组织。知识表示就是把问题求解中所需要的人类专家的知识和客观事物的知识构造为计算机可处理的逻辑结构。这种结构与知识处理方法相结合，将产生智能行为。神经元网络的兴起，改变了人们的观念，提出了人类思维的基本元素是神经元，思维过程是信息在神经元连成的网络中相互传播。它是一个并行分布式处理过程，是一种连接表示机制。

在 AI 系统中，将与问题有关的知识组织和存储在一起，称为知识库（knowledge base）。大多数知识库都有应用领域的限制，即知识库应用集中于某些专门和较窄的问题域。事实上，在较窄的知识领域以及 AI 系统中必须包括决策的某些定性的特征，这是 AI 应用成功的关键。一旦建立了知识库，计算机可利用 AI 技术，使用知识库中的知识实现推理功能。

3）启发式方法和知识推理。人们常自觉或不自觉地用启发式方法进行决策，每次遇到类似问题时，应用启发式方法，人们不必完全重新思考。通常，AI 方法使用某种搜索机制，而启发式方法则用于限定和着重于搜索最可能的范围。

AI 包含由机器展现的知识推理功能，推理包含利用启发式方法或其他搜索方法，根据事实和规则推理。常用的知识推理方式有演绎推理、归纳推理、类比推理。AI 独特之处是应用模式匹配方法进行推理，以定性特征和逻辑的计算关系描述目标、事件或过程。利用知识库和知识推理功能，可以构建问题求解以供决策者使用。

4）符号处理。常规计算机程序是基于算法的，而 AI 软件是基于符号表示和符号处理的。专家求解问题通常不是通过求解一组方程或进行烦琐的数学计算，而是用符号表示问题概念，并应用各种策略和规则解释。AI 程序操纵符号，进行知识表达，而符号的选择、构成和解释是 AI 要解决的重要问题，它是一种科学和技术，是概念和想法的集合。AI 的发展为决策科学等许多学科和技术提供了科学基础。

人工智能的主要研究与应用领域是：①问题求解，如医疗诊断；②逻辑推理和定理证明，如数学定理的证明；③自然语言处理，如语言翻译、语音的识别、语言的理解和生成；④自动程序设计，“超级编译程序”能从高级形式的描述生成所需的程序；⑤知识系统，它是拥有为执行任务所涉及的各种知识，并进行知识的管理和解决问题的系统，也称为智能系统，如专家系统、智能决策支持系统、智能信息系统和智能代理（intelligent agents）；⑥机器人学和传感系统，当传感系统（如视觉系统、触觉系统和信号处理系统）与 AI 结合时，则产生了机器人学，即完成人的部分工作的机器人；⑦神经计算，神经网络是一种描述大脑工作方式的数学模型，神经网络正开始对商业领域产生有益的影响。

（2）专家系统：人工智能技术作为计算机应用研究的前沿，在近 10 年里取得了惊人的进展，呈现了光明的前景，其中最诱人的成果是专家系统的实用化。当今世界已有上千个专家系统应用于医学、诊断、探矿、军事调度、质谱分析、计算机配置、辅助教育等各种领域，并且已开始涉足财政分析、计划管理、工程评估、法律咨询等管理决策领域。

专家系统（ES）是一组智能的计算机程序，它具有人类领域的权威性知识，用于解决现实中的困难问题，也被称为基于知识的系统（knowledge-based system）。这种信息系统是在新形势下将人类专家的推理过程应用到决策或各种问题求解过程中，可以达到甚至超过某专门领域人类专家的表现水平。

专家系统的基本思想是简明的，即应用人工智能技术，将专家的知识转换并存储到计算机中，模仿专家进行知识推理和提建议，达到专家解决问题的能力。首先，进行推理得到特定的结论；然后，像人类专家咨询一样，根据需要，给用户提建议并解释它，该建议是基于知识逻辑的。在应用领域中，越是非结构化的问题，越需要专门的建议。

专家主要擅长于求解较窄领域的问题，每个专家都汇集多年的经验为用户制定建议。这些经验使得专家不必从基本的原理开始分析每一个问题。相反，专家可以识别问题特征和应用解决类似问题的规则，快速和较精确地求解问题，解释做了什么，是如何做的，判断结论的可靠性，知道何时有困难和需要与其他专家交流，并且问题求解的结果比非专家人士提供的结果要更好、更快。专家还可以从经验中学习，改变自己的观点以适应问题，专家还使用工具支持决策。

获取专家的知识并将其组织在知识库中以便他人共享是很重要的。当需要专家知识时，专家可能由于某种原因缺席，使专家的知识不能得以利用。专家系统可用直接方式提供应用专家的知识，专家系统的目的不是代替专家，而是使其知识和经验可以更广泛地得到应用。尽管专家系统通常并不完美，因为不可能捕捉到专家所具有知识的每个方面，但是它能够在广泛的多种情形下改进非专家的决策质量，专家系统的具体作用如下：

1）提高产出和生产力，减少决策时间。

2）获取和保护稀少知识。

3）提高服务的灵活性、可操作、运行于危险环境。

4）可以集成多方面、多位专家的意见，形成全面、正确的决策知识。

5）能处理不完全、不确定的信息。

6）改进决策处理过程，增强问题求解和决策的能力。

7）实现知识的远程交换、传播和共享。

专家系统不是决策支持系统的代替品。更恰当地说，它是一种创立决策支持系统的技术。目前已有许多可以使用的专家系统开发软件包，其问题在于如何选择一个好的专家系统应用程序。

4. 认知科学　认知（cognition）本来是心理学中的一个普通术语，过去，心理学教科书把它理解为认识过程。美国心理学家霍斯顿（T. P. Huoston）等把许多关于认知的不同观点归纳为五种主要类型：

（1）认知是信息的处理过程。

（2）认知是心理上的符号运算。

（3）认知是问题求解。

（4）认知是思维。

（5）认知是一组相关的活动，如知觉、记忆、思维、判断、推理、问题求解、学习、想象、概念形成、语言使用等。美国学者 EfraimTurban 和 Jay E. Aronson 认为：认知是人们解决其对环境的主观认识与实际环境差异的一组活动。换句话说，它是人们感知和理解信息的能力。

认知科学是一门研究人类感知和思维过程中信息处理机制的科学。认知用于信息交流、理解、知识表示和问题求解等领域。认知模型试图解释和理解人们的各种认知过程，例如，它可用于解释人们在进行某种选择后，如何修改以前的观点并进行新的选择。

史忠植教授认为，认知科学研究的内容大致包括：①复杂行为的神经生理基础、遗传因素；②符号系统；③知觉；④语言；⑤学习；⑥记忆；⑦思维；⑧问题求解；⑨创造；⑩目的、情绪、动机对认知的影响；⑪社会文化背景对认知的影响。认知科学深刻地影响着人们的分析方法和决策方式。

二、决策支持系统的开发

决策支持系统（DSS）的开发是一个较为复杂的过程，它既涉及诸如硬件、软件工具选择之类的技术问题，又涉及开发团队的组成和开发过程的控制等管理问题，另外DSS的开发还必然涉及对决策者的支持方式、系统所产生的效益等一些难以定量化的综合性问题。

DSS和其他信息系统所不同的一个主要的方面在于：由于决策支持系统是以用户为中心的，系统的成功与否取决于决策者对它的依赖性如何。因此，用户是DSS设计、开发和运用中必须始终考虑的因素。决策支持系统要能够对应不同用户的各种信息和功能要求。

（一）决策支持系统的开发过程

由于DSS所处理问题的半结构化或非结构化特点，管理者对信息需求的认识可能不清楚，所以大多数DSS都采用原型法进行开发。该过程的描述如下。

1. 阶段A：问题规划　问题规划主要涉及评价和问题诊断，即进行需求分析，定义决策支持的目的和目标，规划的关键是确定由DSS支持的关键决策。对实际决策问题进行科学决策的重要一步就是确定决策目标。所谓目标是指在一定的环境和条件下，在预测的基础上所要追求达到的结果。目标代表了方向和预期的结果，目标一旦错误，实际决策问题可能导致失败。目标有四个特点：①可计量，能代表一定水平；②规定时间限制；③能确定责任；④具有发展的方向性。有了明确的决策目标，才能有效地开发决策支持系统来达到这个目标。

2. 阶段B：调查　该阶段要确定用户需要和可用的资源，如硬件、软件、经销商、系统及其他组织的相关经验和相关研究综述，还需要仔细分析DSS的环境。

3. 阶段C：系统分析和概念设计　该阶段需确定最适宜的开发方法和系统实现所需要的资源，包括技术、财务和组织的资源，在概念设计以后，进行可行性分析。在阶段划分上，可将问题规划、调查、概念设计都纳入系统分析中，即把系统设计前的工作都看作系统分析的一部分。在系统分析中还需要对整个问题的现状进行深入了解，掌握它的来龙去脉、它的有效性和存在的问题。在此基础上，对建立新系统的可行性进行论证。如果要建立新系统，还要提出总的设想、途径和措施。在系统分析的基础上提出系统分析报告。

4. 阶段D：系统设计　确定系统部件、结构和特点的详细说明。这里以传统DSS为例，对应DSS的各主要部件，设计可分为四个主要部分，即数据库及DBMS、模型库及MBMS、知识库及其管理系统、人机界面各部分。需要选择合适的软件或编写程序。

对于选用已有的成功的模型，是采用单模型还是采用多模型的组合，需要根据实际问题而定。对于数量化比较明确的决策问题，可以采用定量的数学模型；对于数量化不明确的决策问题，可以采用知识推理的定性模型；对于比较简单的决策问题，可以采用单个定量模型或定性模型来加以解决；对于复杂的决策问题，需要把多个定量模型和定性模型结合起来。对各子问题还要进行数据设计，主要考虑以下两方面：

第一，数据提供辅助决策的需求。例如，综合数据能给决策者建立一种概念，对比数据能给决策者建立一种差距感。

第二，为模型计算提供所需要的数据。这需要和模型设计结合起来考虑，特别是多模型的组合，模型之间的联系一般是通过数据的传递来完成的，即一个模型的输出数据是另一个模型的输入数据。

模型的详细设计包括对模型算法的设计和对模型库的设计。模型库不同于数据库。模型库由模型程序文件组成。模型程序文件包括源程序文件和目标程序文件。为便于对模型的说明，可以增加模型数据说明文件（对模型的变量数据及输入、输出数据进行说明）和模型说明文件（对模型的功能、模型的数学方程及解法进行说明），对模型的这些文件如何组织和存储是模型库设计的主要任务。数学模型一般以数学方程的形式表示。

5. 阶段 E：系统构造、系统集成 根据设计的原理和使用的工具，DSS 的构造可有不同的方式。构造是设计方案的技术实现，应不断测试和改进。在构造阶段，DSS 三大部件要进行不同的处理，然后进行集成。

（1）数据部件的处理。数据部件中编制程序的重点是数据库管理系统，应考虑是选用成熟的软件产品，还是自行设计数据库管理系统。在选定数据库管理系统以后，针对具体的实际问题，需要建立数据库。建立数据库一般包括设计数据库结构和输入实际数据。对数据部件的集成主要体现在实际数据库和数据库管理系统的统一，利用数据库管理系统提供的语言，编制有关数据库查询、修改等的数据处理程序。

（2）模型部件的处理。模型部件中编制程序的重点是模型库管理系统。模型库管理系统现在没有成熟的软件，需要自行设计并进行程序开发。模型库的组织和存储一般由模型字典和模型文件组成。模型库管理系统是用于实现对模型字典和模型文件的有效管理，对模型的建立、查询、维护和运用等功能进行集中管理和控制的系统。开发模型库管理系统时，首先要设计模型库的结构，再设计模型库管理语言，由该语言来实现模型库管理系统的各种功能。模型库管理语言的作用类似于数据库管理语言，但是，模型库管理语言的工作比数据库管理语言更复杂，它要实现对模型文件和模型字典的统一管理和处理。模型部件的集成主要体现在模型库和模型管理系统的统一。

（3）综合部件处理。编制 DSS 总控程序是按总控详细流程图，选用合适的计算机语言，或者自行设计 DSS 语言来编制程序。作为 DSS 系统总控的计算机语言，需要有数值计算能力、数据处理能力、模型调用能力等多种能力。要使总控程序能有效地编制完成，可以采用自行设计 DSS 语言来完成 DSS 总控的作用。

6. 阶段 F：系统实现 由于 DSS 的开发具有循环、迭代、累接的特点，广义地讲，系统实现包括系统开发的所有阶段。系统实现阶段包括下列任务：测试、评价、演示、说明、训练和配置，其中有些任务可同时进行。

（1）测试。收集系统输出的数据，并与设计说明进行比较。

（2）评价。评价实现的系统对用户需求的满足程度。因为系统在不断地修改或扩展，所以没有确切定义的完成日期或用于比较的标准，且测试和评价通常会引起设计和构造的变化，过程需周期性地反复几次，因此，对 DSS 的评价是比较困难的。

（3）演示。为用户演示完整的系统功能是一个重要阶段，这会使用户较容易接受系统。

（4）说明。为用户提供掌握系统基本功能和操作的说明。

（5）训练。按系统的结构和功能，训练用户操作并训练用户学会如何维护系统。

（6）配置。配置完整的运行系统，供所有的用户使用。

7. 阶段 G：文档与维护　维护包括为系统及其用户提供支持的计划，并开发系统使用和维护的文档。

8. 阶段 H：适应　为适应用户日常需求及今后的变化，可再循环上述步骤。系统应该提供修改的柔性与适应性柔性，提供一定的发展的柔性，如问题的扩展、软件和硬件环境的升级、系统移植等。

（二）DSS 开发中的系统分析方法

开发 DSS 与开发一般的事务性系统所不同的是，开发者往往需要在对决策者的需求尚未完全明了的情况下开始进行 DSS 设计，在设计中逐步加深对于需求的了解。因此，DSS 的系统分析过程应当和一般信息系统开发的系统分析过程有所不同。DSS 的系统分析要求明确在三个主要的功能领域（数据、模型和用户界面）中的各种必要的条件。

1. 四要素法　对 DSS 的系统分析可以考虑从四个方面来进行，它们分别是：表达方式（representation）、系统操作（operation）、记忆辅助（memory aids）、控制机构（control mechanism），这个系统分析观点又被简称为四要素法或 ROMC 方法。

（1）表达方式：就是明确该系统对于用户所面临的决策问题，应当以什么样的形式呈现出来。清晰地表达出决策者所关心的问题对 DSS 设计是十分重要的。DSS 对于决策者应当体现在具有各种操作手段，而且应当在用户进行问题分析的各个阶段，都采用决策者日常熟悉或容易理解的问题表示方式，而不是将某些与决策者日常决策活动没有紧密关系的概念和表示方法强制地提供给决策者。

（2）系统操作：分析系统应提供哪些操作才能够满足决策者的需要。某些 DSS 只能提供决策情报收集的功能，而对于其他两阶段就不能提供支持，这样就没有收到理想的决策支持效果。

（3）记忆辅助：就是以方便的手段为决策者提供相关的数据资料。决策者有时需要将当前观察的模型暂时放下，在建立一个新模型后，再将两个计算结果进行比较。这种短期记忆的辅助功能类似决策者日常使用的备忘录等。在系统分析时就应当从这些角度进行考虑。

（4）控制机构：DSS 通常只能提供已有功能的说明，对于新的功能要求或新的利用方式，往往不能提供相应的回答。对于决策者经由助手来使用 DSS 的方式，也不能提供决策者和助手之间的交流渠道。

四要素法可以用于各种 DSS 的系统分析。如果已经有一个 DSS，但不能对决策者提供有效的支持，或用户对其功能不满意，也可以用四要素法来分析，看看这个系统究竟出了什么问题。表 6-1 举出了一些例子，从中可以看出：对应于许多行业中决策者的需求，都可以用四要素法来归纳系统给用户提供的支持手段。

表 6-1　用四要素法分析对决策者提供的支持

要素	决策者需求	DSS 提供的支持
表达方式	决策问题的清晰表示	表达方式的最好手段
	城市交通拥堵问题	城市道路和车流情况分布图
	企业的资产和负债的关系	资产和负债的分布图
系统操作	在不同的决策过程和决策类型中对于决策方案或信息的收集、设计、选择	方便的信息收集、设计、选择的操作，多维数据库中的“顾客”维以及对顾客数据的 OLAP 操作
	对顾客数据的收集和选择	
记忆辅助	大量信息的存储和记忆	自动化的、方便的记忆辅助
	从综合、概要性的顾客数据到详细的顾客资料	从数据源抽取顾客数据并根据概略程度需要进行预处理
	各推销人员的顾客关系的清晰表示	快速制表的各种操作
控制机构	决策者直接使用系统，对特定决策活动的命令、信息发布等	提供系统控制和处理手段方面的支持
	给下属人员下达指示标准化的作业指示和处理的修正	在系统上观察到有关的信息后直接向其他人员发出指示的功能
		用户和系统之间的传递信息的规约对于如何向 DSS 发出指示的训练和说明
		某些 DSS 操作所形成的过程

2. 过程独立的分析　四要素法最重要的特征：它是一种能够在多个决策过程中应用的“过程独立”的方法，其目的是将特定的 DSS 的必要功能明确化。四要素法强调：在一个 DSS 系统分析过程中，首先要弄清用户的所有决策活动，再从 ROMC 的各个角度来着手进行实际的 DSS 设计。要将四要素法与决策活动的各个阶段结合起来考虑，从而可以比较详细地获得所有应当向决策者提供的支持功能。表 6-2 列出一个例子：在设计一个用于分析不良债权顾客的 DSS 时，按照 Simon 的理论将决策者的活动分为三个阶段。对不同的阶段中决策者的需求，分别用“表达方式”和相应的“系统操作”的观点。

表 6-2　在不同决策阶段的系统操作

阶段	表达方式	系统操作
情报阶段	开列出一份有不良债权的顾客清单，表示不良债权随时间推移的图表根据顾客属性表示的交叉合计	用图形显示相应的数据改变图形的比例，在图形上标示相应的数据
设计阶段	为了将顾客分类，用不良债权的两个属性做出分布图	在图上，描画多角形来表示分类，以各种分类为基础，对未来进行预测
选择阶段	为做出对顾客分类的风险评价，显示出一张根据顾客风险组分类的贷款比例分布图，根据风险组分类的、模拟不良债权造成损失的报告	显示、打印各分类统计的概要，在图上标明各个分类

3. 与系统开发法的关系　系统分析与系统开发是紧密相关的。在运用四要素法时还应当注意和 DSS 的三个方面结合起来：①DSS 的三层技术层次，包括专用 DSS、DSS 生成器和 DSS 工具；②DSS 的三个基本成分，包括对话部分、数据部分和模型部分；③DSS 系统的适应性设计法。四要素法与 DSS 的技术层次紧密相关。ROMC 是一个明确专用 DSS 构成要素的过程，它是一种面向最终用户时使用的方法。换言之，特定的 ROMC 的组合构成了一个专用 DSS。

运用四要素法是系统开发者进行系统分析的工具。虽然是从最终用户的观点出发构成特定的 DSS 模型，但并非由用户自己来明确四个要素，而是由系统开发者通过他熟悉的技术和工具进行理想的 ROMC 的组合。因此，系统开发者应当对于 DSS 的三个基本成分十分熟悉，因为 ROMC 四要素与这些成分的功能和运用是紧密关联的。例如，“表达方式”的要素直接关系到 DSS 的对话部分功能设计，“系统操作”要素主要关系到模型部分的功能设计，而数据部分则和“记忆辅助”功能紧密相关。

四要素法和适应性设计法也有紧密的关系。专用 DSS 的反复设计就是一个对该系统的某些 ROMC 功能的反复追加和删除的过程。从用户的角度看 DSS，其功能主要在于帮助决策者将他们面对的问题或者决策情况概念化，以及将他们的想法传递给别人，这就是“表达方式”的作用。对于这种问题的表示，决策者还要进行分析和某些处理，这些都需要决策者对系统进行“系统操作”。而“记忆辅助”则是在“表达方式”和“系统操作”过程中都不可缺少的过程，用户往往需要对决策的问题去做一些记忆方面的工作，这时候就可能充分利用 DSS。为了使整个系统有序地工作，必须要有一个“控制机构”。

（三）决策支持系统的实现与集成

建立 DSS 是支持决策和求解问题的开始阶段，更重要的是要将系统引入组织，使用系统达到预定的目的。如同其他计算机信息系统一样，DSS 的实现并不都是成功的，存在各种风险。实现是组织准备使用新系统的一个过程，在这个过程中，应努力确保将系统成功地引入组织。DSS 实现的定义是复杂的，因为实现是一个较长的过程，并且边界是模糊的。如果要给出一个定义，实现可简单地定义为开发一个新系统，或者是所希望的、明显改变的系统。

DSS 实现是一个开发过程，系统的开发阶段包括提出开发的建议、可行性研究、系统分析与设计、编程、转换及系统安装。信息系统专业人员认为，实现是系统生命周期的最后阶段，然而 DSS 实现的定义更复杂，因为其开发过程具有迭代、累接和循环的特点。

在现实中，系统一般只能实现 70%～90%，其他部分由人来实现，可以将这种实现称为部分实现。实现低于 100%的原因之一是需要修改或改变系统的某些部分，而这种修改有时可能产生某些不利的影响。在实现 DSS 时，应该鼓励对结构化程度低、变化快且难以预测的系统部分进行部分实现，除了以上一些原因，这种部分实现在提高系统适应性、柔性等方面有重要意义。

1. 成功实现的决定因素　实现问题的重要性已引起了人们对成功实现的决定因素的广泛研究。几十年前，行为科学家开始研究用户对系统实现所引起的变化的原因。从 20 世纪 50 年代以来，在管理科学领域进行了对实现问题的研究，而 DSS 研究者对实现问题的研究已有 20 多年了，提出了许多想法和理论，并且提出了早期的信息系统的实现模型。

成功实现的决定因素可分为两大类：与任何信息系统有关的一般因素和与特定的 DSS 技术有关的因素。具体来讲，实现的成功因素可分为九类，各类之间常常是相互关联的，并且某些因素可划分在两个及两个以上的类下面。

（1）技术因素。涉及实现过程的机制。DSS 成功实现的技术因素叙述如下：

1）复杂性程度（必须低）。

2）系统响应时间和可靠性（必须高）。

3）缺乏设备、缺乏标准（标准有助于系统集成和推广）。

4）与网络有关的问题（如连接性），分布式 DSS 正在增加。

5）硬件、软件的不匹配。

6）项目组的技术能力低。

技术因素可分为两类：一是技术约束，它主要是由可用技术的限制引起的；二是技术问题，它不是由技术本身引起的，而是由于资源缺乏等其他因素引起的。当开发出新技术时，可消除第一类因素的影响，通过增加资源来解决第二类因素引起的问题。

（2）行为因素。包含两方面，一是人的行为因素，特别是计算机信息系统的实现，一般受到人们认识这些系统的程度和行为的影响；二是系统行为因素，即由系统实现所引起的变化而带来的阻力，如权力、地位、利益变化带来的抵制。主要的行为因素概括在表 6-3 中。

表 6-3　行为因素

因素	描述
决策方式	AI 的符号处理是启发式的，DSS 和 ANN 是分析的
解释的功能	ES 提供解释，ANN 不能，DSS 提供部分解释，解释可减少对变化的阻力
组织氛围	某些组织支持和引导革新，采用新技术，而有的却等待和落后于变革
组织的期望	过高期望将导致失望和终止革新，在大多数早期的智能系统中常出现过高期望
由变化带来的阻力	DSS 实现产生的变化和影响可能很大，用户可能有许多阻力

（3）过程因素。DSS 开发和实现过程的管理方式将极大地影响实现的成功，应考虑如下问题：

1）高层管理支持。长期以来，人们认为高层管理的支持是在组织中引入变化最重要的部分之一。此外，还需要为 DSS 的开发不断提供财务支持，没有这些支持，系统的实现将难以成功。同时，应研究增加 DSS 对高层管理支持的方法。例如，下列三个阶段的方法能使高层管理者更有意义地参与 DSS 项目：第一，将管理需求与所需的信息系统联系起来；第二，开发系统中需优先开发的部分，并增强管理者对系统的信心；第三，快速开发可进行管理的和有用的系统，其风险较低。另一个有用的方法包括下列五个活动：一是接受管理者的指导；二是组成一个指导委员会；三是向高层管理者宣传；四是做出系统的预算；五是对高层管理者解释信息系统及其开发过程。

2）用户的义务。支持意味着理解、参与和作贡献，然而，有关用户应承担的义务的划分是不明确的。成功的实现一般需要两类用户的义务：第一是对项目开发本身的义务；第二是对项目实现后引起组织中的变化的义务。

3）制度化。制度化是一个过程，通过该过程，DSS 结合进入组织中正在进行的活动。DSS 使用的制度化可表明系统接近于成功的实现。

4）用户已使用计算机和 DSS 的时间。实践证明，用户已使用计算机的时间是对 DSS 满意的一个关键因素。研究表明，一般用户使用 DSS 越久，会越满意。

（4）用户参与。用户参与是指用户或用户群体的代表参加系统开发过程。用户参与是 CBIS 成功开发的必要条件。在构造 EIS 中，用户必须参与，因为系统是按用户要求定制的。

用户参与的含义对于 DSS 和一般信息系统是有所不同的，一般信息系统的用户主要参与规划阶段及测试和评价阶段。对管理者在 DSS 开发生命周期各阶段中参与的研究表明：高层管理者在 DSS 的构造和测试阶段几乎没有参与，并且在系统演示中只起很小的作用；中层管理人员深入参与开发过程的所有阶段，而低层管理人员一般很少参与。这是因为研制的系统主要是用于支持中层或高层管理决策的。

（5）组织因素。对 DSS 特别重要的组织因素叙述如下：

1）DSS 小组的技能和组织。参与者的技能，特别是 DSS 构造者和技术支持人员的技能，对 DSS 的成功是关键的，对 DSS 开发和实现的责任也是一个重要因素。研究表明，大多数 DSS 的开发是由用户控制的。

2）足够的资源。DSS 项目的成功取决于组织提供所需要的计算机和其他资源，如个人计算机和工作站、局域网的质量、数据库的可存取性及用户费用。其他因素包括支持和帮助设施，软件的维护和硬件的可用性等。

3）与信息部门的关系。许多 DSS 应用可能需要连接到组织的数据库，已有系统必须能够提供当前和历史的数据，分布式 DSS 需要应用网络和互联网（internet），因此，与用户信息部门协调好关系对于 DSS 的成功是关键的。

（6）外部环境。DSS 的实现受到外部环境的影响，外部环境包括社会、经济、法律、政治以及其他可能影响项目实现的有利或不利的因素。

2. 实现策略　近 20 多年来，已有了许多信息系统的实现策略，其中许多具有普遍性，并可用于指导 DSS 实现。DSS 的实现策略可分为以下四类：

（1）将项目分解为可管理的部分。

（2）使解决方案简单。

（3）开发满意的支持库。

（4）满足用户的需要和使系统制度化。

一般而言，上述分类似乎是常见的。对一个设计方案，谁都想为系统提供满足用户的需要或使用户满意的支持库，然而，上述四类都有许多不同的策略，在表 6-4 中概述了每个策略的目的和遇到的问题。

表 6-4　DSS 实现策略

实现策略	典型的情形或目的	遇到的问题
将项目分片	减少开发大型系统失败的风险	如果片太小，集成各片可能有困难
用原型法	成功取决于新的概念，在提交完全的系统前试验概念	对原型的反映总是与最终配置系统不同
进化方法	试图减少在开发者与用户、愿望与产品之间的反馈循环	必须处于用户不断地变化中
开发一系列工具	满足专门的数据库分析需要，并创建小的模型	可应用性是有限的，维护不经常使用的数据
保持简单	鼓励使用	通常是有益的，但可能导致误表达、误解和误用
简单的	对于简单的系统没有问题；对于复杂系统或情况，如可能则要选择简单的方法	某些问题不是简单的，如需要简单的解，可能使系统无效
隐藏复杂性（封装）	可将系统看作最简单的形式，即一黑盒，它对用户隐藏了处理过程，给出问题的解决办法	黑盒可能会对系统输出产生不良结果

续表

实现策略	典型的情形或目的	遇到的问题
避免变化	可能，使已有的过程自动化，使其性能稳定而不开发新的	对新系统影响最小，但当需要过程变化时，不是一个灵活可变的策略
开发一个合作支持库	用户的管理支持库的某些部件不存在	应用某支持获得的策略，而未适当注意其他策略，可能是危险的
让用户参与	当不是通过用户开始系统开发，或开发前的使用模式不明显	多用户意味着要平衡多目标；不是所有用户都参与每个部件和每个阶段的开发；多个用户较难协调，并且用户难以理解某些复杂的模型

如前所述，DSS 实现是一个开发过程，系统的开发阶段包括提出开发的建议、可行性研究、系统分析与设计、编程、转换及系统安装。系统的实现有一个总的策略，开发决策支持系统应从两方面入手：①在 DSS 运行结构中主要是综合部件的总控程序的开发；②在 DSS 管理结构中主要是模型部件的开发和模型与数据库的接口，而一般数据库管理系统是选用成熟的数据库软件。

首先综合部件的总控程序开发问题,从DSS总控程序的设计中可知它要完成的工作为：①控制模型程序的运行；②存取数据库的数据；③进行数据处理；④进行数值计算；⑤完成人机交互。总控程序虽然只起控制作用，但它具有的功能却要求很高，即它既要有数值计算能力，又要有数据处理能力，还需要有很强的人机交互能力。它要起到集成模型部件、数据部件以及人机交互形成 DSS 系统的作用。为解决决策支持系统的开发语言问题，可以采用以下两种途径：

（1）研制适合于决策支持系统开发的集成语言。计算机语言是随研制任务的需求而发展的。数值计算语言是由于计算机数值计算的需求而发展起来的。现在兴起的决策支持系统要求具备计算机语言集成数值计算和数据处理两类功能。这将促进计算机语言的发展，出现新的语言，满足决策支持系统的要求。研制新语言实质上是要研制新语言的编译系统，即对新语言提出语言文法（文本）以后，需要按该文法的语句研制编译系统。这项工作的工作量是很大的，但是，研制决策支持系统集成语言是解决决策支持系统开发的根本途径。

（2）以某功能较强的计算机语言为主语言，嵌入开发决策支持系统需要的其他语言形成宿主语言。例如，清华大学在 1995 年研制的“分布式多媒体智能决策支持系统平台 DM-IDSSP”采用宿主语言方式，用功能很强的 C++语言为主语言，嵌入数据库操作语言，再嵌入多媒体表现语言（自行研制的）和知识推理语言（自行研制的），形成了多功能的宿主语言。

用该语言编制决策支持系统的总控程序可以达到数值计算、数据处理、多媒体表现、知识推理等多功能的组合，有效地集成模型部件、数据部件、知识部件、人机交互部件，以实现更高的辅助决策能力。

关于模型库系统开发问题，目前模型库系统没有成熟的商品软件，也没有统一的标准与规范。开发者可以根据实际决策问题的需要自行研制。值得注意的是，目前在一些特定行业，如金融、建筑等，已有很多商品化模型工具软件，行业内模型库系统规范已初步形成。在研制 DSS 时，可以参考这些模型工具软件和已发表的关于模型库系统的文献资料。

3. 决策支持系统集成　计算机的系统集成意味着系统混合在一个设备中，而不是有各自的硬件、软件及独立的通信系统。可以在开发工具层次或应用系统层次时进行系统集成，一般有两类集成，即功能集成和物理集成。

功能集成意味着由单一的系统提供不同的支持功能，用户通过统一的接口，可以获取和使用适当的功能软件，并且可在不同任务之间进行切换。

物理集成包含完成功能集成所需要的硬件、软件和通信功能的集成，软件集成在很大程度上由硬件集成所决定。具体就DSS集成而言，可以从集成层次上划分为单元集成、部件集成、多系统集成三类。DSS软件集成有两个主要目的：

（1）增强基本的功能。这种集成的目的是增强其他工具软件的功能，例如，ES能增强神经计算，或ANN能增强ES的知识获取功能。ES常作为智能代理以增强其他工具或应用的功能。

（2）增加应用的功能。在这种情况中，工具之间可以互补，各工具完成其最擅长的子任务。以多系统集成为例，多系统集成有两种一般的集成类型，第一种是不同系统的集成，第二种是相同类型系统的集成，例如，可利用基于知识的方法集成多个个人的DSS和组织的DSS。

值得注意的是，DSS集成不是随意进行的，当集成DSS时，需要考虑许多因素，如是否决定集成，采用哪种集成方式，如何进行集成等。下面论述其中某些重要的因素。

（3）DSS集成的作用

1）集成的必要性。用户可能希望或不希望集成，因此需进行基本和综合的可行性研究，需要分析技术、经济、组织和行为等方面的可行性，从而确定是否有必要和有可能进行系统集成。

2）评价与效益分析。虽然集成有许多优点，但显然需要提供资金。使计算机更智能化是一个好的想法，但是必须有人或单位（一般包含问题的所有者）负责投资。该问题很重要，因为许多人对计算机的经济性及其与组织目标的结合存有疑问。

3）集成的结构。进行集成有多种可选的结构方案，各种方案都有不同的效益、费用和限制，在集成前必须进行仔细的分析。

4）人的问题。DSS技术本身的集成以及与常规计算机系统的集成有两种形式，即启发、判断的形式，算法-分析的形式。这种结合将引起用户工作习惯或方式的改变，习惯于用常规工具工作的构造者和用户，要求用符号和面向对象的处理方式工作，这些用户将受到某些影响。

5）寻找适当的构造者。需要寻找有技能的程序员或构造者，他们能从事DSS技术和常规的计算机系统方面的工作，特别是在包含了复杂系统时，这是一项主要的工作。

6）组织的影响。DSS受到信息系统负责人或主管信息负责人较大的影响，该负责人需要DSS更好地管理常规CBIS应用，需要DSS能提高他们的工作效率。因此，必须考虑和研究负责人对这些机会反应的方式、对任务的描述，以及信息系统组织内和整个企业内的权力分布。

7）数据结构问题。AI应用的核心在于符号处理，而DSS、EIS、ANN和CBIS等系统则围绕数字处理构造，当这些系统集成时，数据必须从一种环境流向另一种不同的环境。

知识库系统中的数据结构与一般数据库的数据结构差异很大，在知识库中，过程信息和描述信息是分开的，而在数据库中所有信息都是结合在一起的。需要研究开发一个包含数据库和知识库的概念系统，并表示二者的相互连接，但是，两个库之间需要具有合适的转换和翻译方法，如何实现这些功能还需进一步研究。

8）数据问题。DSS 应用，特别是 ES 和神经计算，需要包含不同类型的、部分不一致的和不完整的、不同维数和精度的数据，DSS、EIS 和传统的 CBIS 应用不能对这类输入数据进行处理。

9）连接性。AI 应用可利用专门的知识工程工具以及与这些语言和工具的结合进行编程。但不一定要用于编写 DSS、EIS 或与 AI 部分集成的 ANN 的语言编写。解决办法之一是利用环境，以及将应用配置在 Web 和其他客户服务器结构上。

三、应急决策支持系统的构建

应急决策系统是以各种信息为基础，以先进信息技术为支持，以预警分析、事件和机构的分类分级、预案评估、资源布局等问题为对象，提供相应的分析功能，为决策提供快速、科学且有效的辅助决策服务的智能系统。目前，比较有代表性的应急决策支持系统有雅典经济与商业大学开发的危险材料运输决策支持管理系统，荷兰蒂尔堡大学和美国新泽西理工学院开发的复杂决策支持交互协作信息系统等。

从采用的技术方法角度来说，应急决策支持系统大致分为给予空间技术的决策支持系统、基于人工智能的决策支持系统和基于多智能体的决策支持系统三类。

（一）应急决策支持系统功能设计

决策支持系统的总体框架包括决策主体、决策对象、决策目标、决策环境、约束条件及决策方案。

（1）决策主体：即决策者，是指参与应急决策的人或组织的集合，是决策动作的发出者，也是决策的责任承担者。当突发事件规模不同时，决策主体也会随之改变。

（2）决策对象：各类突发事件的集合。不同类型、规模的突发事件对社会造成的影响不同，对决策的效率、质量要求也各不相同。

（3）决策目标：指应急决策支持系统预期实现的结果或目的。决策目标是应急决策的基础，只有先明确决策目标，才能有针对性地制订出合理、有效的应急决策方案。

（4）决策环境：指与决策问题相关的自然环境和社会环境，是直接或间接作用于决策活动的各种客观因素的总和。决策的环境因素可划分为宏观与微观，国际与国内、政治、经济、文化与生态资源等多种类别，各要素之间往往也是互相关联、不可分割的。

（5）约束条件：影响决策主体制定决策的因素，主要有时间约束、信息约束、资源约束、决策主体的决策能力约束等。其中，时间约束、资源约束是由突发事件本身所决定的，决策主体无法改变这些条件；决策主体的决策能力取决于决策者的知识水平和素质，该类约束可以通过决策主体本身的学习以及决策支持系统协助而弱化；信息约束是突发事件发生后，决策者在现有技术、人员能力等条件下所能获得的信息有限，可见信息约束是有突发事件本身和应急能力共同决定的。

（6）决策方案：决策主体对突发事件的处理活动集合，包括人员物资的调度方案、车辆路径的安排、救援人员及受灾人员的处置等。决策方案是决策支持系统的最终结果，由方案优劣可对系统性能做出判断。

如图 6-1 所示，应急决策支持系统应该具备的功能包括事前的预警分析、分类分级、预案管理，事中的应急资源管理、决策信息获取、决策方案生成，以及事后的决策绩效评定等。

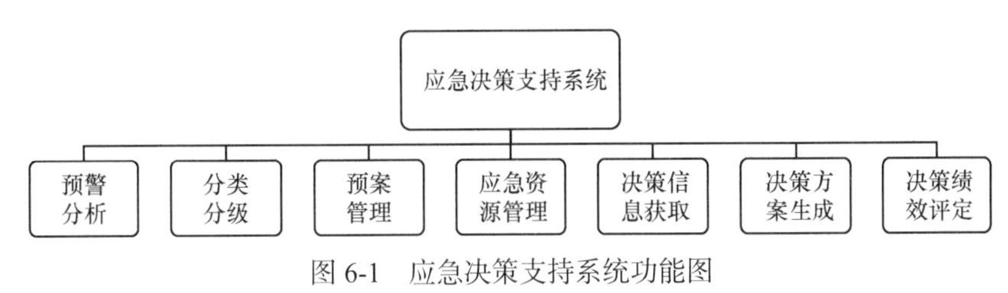

图 6-1　应急决策支持系统功能图

（1）预警分析：应急决策支持系统可对突发事件实施监测，对获取的监测信息进行科学合理的处理与风险分析，然后发布预警信息，尽可能使应急组织和社会公众做好应对突发事件的准备。

（2）分类分级：包括对突发事件和应急机构的分类分级。对突发事件的分类分级是应急管理工作的基础，是制订各种应急预案的前提。应急机构综合保障能力的分类分级也需要加以重视，便于应急管理启动时选择与灾害级别相适应的应急组织进行处置。

（3）预案管理：目前，我国从中央到各级政府、从企业到学校均有相适应的应急预案。预案管理包括预案评估、预案选择与预案调整三个方面。对于预案评估，应急决策支持系统应该从预案文件体系、内容描述的逻辑性、整体的可操作性及应急决策目标的指导性等方面对预案进行评估。突发事件是随环境和处置措施不断变化的，因此应在实施过程中对应急预案进行动态调整，以提高处置速度和处置效果。

（4）应急资源管理：应急决策支持系统既要考虑应急资源的数量和质量，还要考虑应急资源的布局和调用，因而必须建立应急资源配置、优化、维持、调用的管理决策系统，使应急资源尽量一直处于最佳配置状态。

（5）决策信息快速获取：应急管理对于时间的要求很高，一般需要在短时间内做出正确有效的决策。应急决策系统中应包含有效的信息资源共享机制，保证决策信息的快速准确获取。

（6）决策方案生成：经过突发事件的分析与预测和对应急资源的调度规划，应急决策支持系统能够自动生成决策方案，并对决策方案进行解释，使方案易于理解与操作。

（7）决策绩效评定：应急管理过程终止后，处置者可使用应急决策支持系统对各种处置对策、措施的效果进行全面的评价。

（二）应急决策支持系统的应用

应急决策支持系统在很多领域都有广泛应用，下面以城市安全、核生化安全及地震应急决策支持系统为例进行介绍。

（1）城市公共安全应急决策支持系统：城市突发事件的决策不能仅仅依赖某一独立的管理部门，而应建立更加理性的、完整的应急决策系统。城市公共安全应急决策系统融合了现代众多学科领域的理论和技术手段，将专家经验、现代技术、计算模拟融为一体，为城市管理决策提供更加有效的决策方案。城市应急决策支持系统具有多种功能，如应急救援信息的查询统计和更新、灾害预测、损失估计、配置资源以及为应急预案提供支持等。

（2）核安全应急决策支持系统：日本“3·11”大地震再度把核辐射泄露问题摆在全世界面前，其实，现在的核电站建设中，用于安全的费用已经占全部成本的 70%，但似乎依然不足。

核应急决策支持系统应包括以下几个组成部分：与辐射监测网的链接、大气风场及扩散模型、辐射剂量计算模型、应急干预措施的决策分子。

目前，美国、俄罗斯、日本、德国、英国等国家都已经开发出核事故场外应急决策支持系统。例如，美国的 FASER 系统与大气释放咨询系统 ARAC 和核事故后果评价软件 RASCAL 进行连接，以反映放射性物质的时空分布。

欧共体开发了欧洲核应急决策支持系统（RODOS），是目前国际上在核事故应急管理领域内规模最庞大、范围最广泛、内容最全面深入的核事故应急决策支持系统。RODOS 由四个子系统构成，即操作子系统、分析子系统、干预措施子系统和评估子系统。

我国核应急法规的制定始于 1986 年，而后颁发《核电厂核事故应急管理条例》，确定了我国的核应急管理政策及政府有关部门的职责。规定了在核应急准备、应急防护行动的实施以及应急响应程序的制定中的重要事项。目前我国已经投入使用的核应急决策支持系统有广东核电站事故场外后果预测评价系统和秦山地区环境的核事故后果评价系统。

（3）地震应急决策支持系统：地震应急决策的研究包括地震前的监测预警、地震发生时间的防御、地震后的救援等内容。地震应急决策支持系统存储各类建筑物的属性数据资料，包括居民住房、生命线工程、中澳建筑物、大型公共建筑物等。

地震应急决策支持系统的主要作用是评估灾害损失情况，然后根据评估结果做出相应的应急处理，并将决策成果进行发布和传递。地震应急决策支持系统主要包括地震信息收集与管理系统、地震灾害损失预估系统、地震应急决策信息系统、地震应急决策指挥管理系统、地震通信与后勤保障管理系统五个子系统。

（三）应急决策支持系统数据库设计

数据库设计应符合系统运行需求，因为数据库结构不仅关系到各模块的运行效率，而且关乎数据分析效果。数据库结构因系统的主要功能不同而不同。

1. 数据库设计概述　按规范实际的方法，数据库设计分为需求分析、概念结构设计、逻辑结构设计、物理结构设计、数据库实施和数据库运行与维护六个阶段。

2. 一般应急数据库设计　一般数据库设计是面向功能的，与应急信息的种类相对应，包括基础信息数据库、突发事件数据库、处置信息数据库、决策支持系统数据库及系统管理数据库等类型。不过，具体的应急数据库在设计时会有不同的表现形式。

（1）基础信息数据库：包括自然环境信息数据库、社会经济信息数据库、历史事件数据库、法律法规数据库等。例如，某城市环境应急数据库的基础信息数据库可分为法律法规数据库、气象数据库、道路数据库、危险品数据库、安全距离数据库、应急设备器材数据库等。

（2）突发事件数据库：一般称为危险源数据库，包括造成损失的突发事件或危险品的信息数据库等。

（3）处置信息数据库：包括处置过程中的各种信息，如监测信息、应急救援力量信息、资源配置信息等。

（4）决策支持数据库：包括各种决策信息，如知识、模型、方法、案例等。例如，某突发性环境污染事故应急数据库包括处置方法数据库、专家数据库、案例数据库等。

（5）系统管理数据库：指应急信息系统运行信息的存储和使用。例如，应急处置人员的权限管理、系统信息后台维护等。

3. 集成地理信息系统功能的应急数据库设计　现代应急管理越来越离不开地理信息系统（geographic information system，GIS）的支持，空间信息在应急数据库中也占有越来越重要的地位。例如，某应急指挥系统根据实际的数据情况和业务需求，将应急数据库分为空间数据库、事件管理数据库、应急预案数据库、多媒体数据库四类，并突出了空间数据库的作用，由此也可以看出多媒体信息等异构信息在应急信息中的地位。

空间数据库的构建可充分利用 GIS 技术对空间数据的管理能力以及对多源异构数据的集成能力，集成利用遥感影像数据、矢量数据。集成 GPS 差分数据、历史灾害数据等。空间数据信息量巨大，所以 GIS 按图层对空间数据进行组织和管理，而应急信息系统的空间数据则主要包括基础信息数据和突发事件信息数据两部分。应急空间数据在地图上的关联主要分为以下四种情况：

（1）资源分布图：该类数据与行政区域相关联，包括消防、水源等各类资源的分布地点。某道路灾害防治系统空间数据库中的资源分布图包括应急仓库、应急小组、工程设施、驻地、内河流情况、公路里程、管养力量及管养内公路等各条线路的相关参数。

（2）灾害现场情况图：该类数据主要用于获取灾害现场情况，包括灾害已经造成的损失、重点救援目标的监控数据、救援进展情况等。

（3）交通图：在应急救援管理中，该类数据包括已经损失路段、易损失路段及相应的道路引导方案等。例如，若欲对灾区的易损路段进行维护，只要选中易损道路便可得到它的长度等信息，以及断开此路后相应的道路引导方案。

（4）全局图：应急决策需要多种信息的综合支持，不同处置部门给出的数据类型亦相差较大，各部门信息在同一张地图中叠加则可得到全局图。将不同的信息与地理信息相关联也便于查询和显示。

（于景元　贺　智）

第三节　指挥执行系统

突发事件的应对是一个系统工程，需要参照全局，照顾周全。遇到突发事件除了组织抢救、实施各种果断措施外，还必须统筹全局，考虑到人民的安慰，社会的稳定，经济的发展，周边的关系等。突发事件并不全然是无端飞来，出现之初总会有这样那样的迹象。“月晕而风，础润而雨”，这是人们在对自然现象的长期观察中得到的经验之谈。有了许多这样的规律性认识，就能在事变之初，作出敏锐的判断，在科学基础上制订观照全局的应对方案，整合各种资源、调动各种力量、共同应对突发事件。《孙子兵法》中说：“道者，令民与上同意也。故可以与之死，可以与之生，而不畏危。”可见，将上级的决策与下属的执行统一起来，上下团结一致，同舟共济，才能夺取胜利。高明的领导者能够充分发挥群体的力量，在决策和行动中进行有效沟通，以身作则，带头执行，打造无往不胜的执行力。

一、群体行为基础、群体决策及心理

群体是指为了实现特定的目标，由两个或两个以上相互作用、相互依赖的个体组合而成的集合体。群体有正式群体和非正式群体之分。正式群体（formal group）是指有组织结构界定的、工作分配很明确的群体。在正式群体中，个体的行为有组织目标规定，并且指向组织目标。非正式群体（informal group）是那些既没有正式结构、也没有由组织制定的联盟关系，它们是人们为了满足社会交往的需要而在工作环境中自然形成的。

（一）群体的关键特征

群体的关键特征表明了“群体”是如何与“人群”相区别的。

（1）群体中的个体之间存在着社会交往行为。这是群体最明显的特征之一，也就是说，群体的成员之间是相互作用、相互影响的，他们之间存在着信息的沟通。而“人群”则不具备这样的特点，他们仅仅是在特定的时间和空间上处在一起，相互之间不一定有社会交往行为。

（2）群体往往有相对稳定的结构。尽管群体也在经常发生变化，但群体中必然存在着某种稳定的关系将群体的成员维系在一起。举个简单例子，一个经常在一起打球的同事组成的群体，当群体中的一个成员在一次活动中缺席时，其他人就会关注到这一事件并且询问他为什么没来，说明他们在维系着一个稳定的群体。但是，在一辆公共汽车上的乘客则不具有这样的行为，有的人在中途上车，有的人下车，不断地发生变化，但大家往往并不关注其中每个个体的行为。

（3）群体成员有共同的利益或目标。例如，一个科室的成员，他们共同的目标就是取得好的业绩，以期获得更多的奖金，使他们的共同利益得到满足。

（4）群体中的成员认为他们是属于这个群体的。一个群体之所以成为一个群体，很重要的一点就是群体的成员认为他们自己构成了一个群体，群体中的成员与群体之外的成员是能够区分开。换句话说，我们能够比较容易地判断出一个人是否属于这个群体。而普通的人群则不具有这种特点。

（二）群体结构

群体结构是指构成群体的个体之间的相互关系以及使群体按照有序的、可预期的方式运转的一些特征。群体的重要结构变量主要包括：角色、规范、地位、凝聚力、规模、群体构成等。

1. 角色　每一成员在群体中都表现出自己特定的行为模式，我们称之为角色（role）。理解一个人在群体中的行为，很关键的一点就是要理解他在群体中扮演什么样的角色。一个群体中往往会存在不同类型的角色。比较常见的一种分类方式就是将群体中的各种角色分成三种类型（表 6-5）：

（1）任务导向的角色（task-oriented role）：他们往往将注意力集中到群体任务的完成上，他们比其他人更能促进群体目标的实现。

（2）关系导向的角色（relation-oriented role）：这类角色的主要精力不是放在群体的工作任务上，而是更关心群体中的人际关系，关心他人的情感。他们往往起着群体"黏合剂"或"润滑油"的作用。

（3）自我导向的角色（self-oriented role）：这类角色在群体中处处为自己着想，有时甚至牺牲群体的利益来满足自我的利益。

表 6-5　群体角色的类型

角色类型	典型角色	行为特征
任务导向的角色	创新贡献者	为群体中的问题提出新的解决方案
	信息寻求者	努力获得一些必要的事实
	建议者	与他人分享自己的观点
	发动者	激发群体成员采取行动
关系导向的角色	调节者	解决群体中的冲突
	折中者	改变自己的观点以获得群体的和睦
	鼓励者	赞赏或鼓励他人
	疏导者	建议群体以更顺畅的方式运作
自我导向的角色	阻碍者	固执地阻挠群体目标的实现
	寻求认同者	努力获取对其个人成就的关注
	支配者	驾驭别人，操纵群体的事务
	孤立者	与群体保持距离，与其他成员疏远

任务导向的角色和关系导向的角色在群体中都起到积极的作用，无论是促进群体目标的实现还是维系群体的关系，都有助于群体产生高的绩效。而自我导向的角色则对群体起着消极的作用，往往是阻碍群体发展或促使群体解体的力量。

2. 规范　群体规范（norms）通常被定义为群体成员共同接受和遵循的指导行为的规则。群体规范告诉群体成员在群体中应该做什么事情，不应该做什么事情。群体规范可以是成文的，也可以是不成文的。

一般来说，群体规范具有以下四方面的功能：①群体规范具有表现群体最核心、最重要的价值观的作用，它使群体成员产生"我们的群体是什么样的"意识。②群体规范有助于群体平稳的运行。群体规范建立起的共同基础使得群体成员的行为变得更加可以预测。③群体规范提供了评价和矫正行为的准则。群体成员利用群体规范对自己和其他成员的行为进行检查和评价，知道哪些是群体中适当的行为。这样群体就可以尽量避免可能威胁整个群体合作的事情发生，群体成员可以在相对安全的心理环境中活动。④群体规范起到维系一个群体存在的作用。群体规范使一个群体保持鲜明的特性，使群体成员对群体本身更加自信。它形成一种内在的力量，维持着群体的有效运行。

3. 地位　所谓地位（status），就是指人们对某个群体或群体成员的相对位置或等级的社会化界定。不但某些特定的群体意味着地位，即便在一个群体的内部，不同的群体成员也具有不同的地位。地位有正式地位和非正式地位之分。正式地位是由群体正式赋予个体的地位，往往是由个体的职位、权力等决定的地位。非正式地位通常与年龄、资历、技能等有关。例如，年长或经验较多的人常常被他的同伴认为是有更高的地位；具有更高技能或独特技能的人被认为更有地位。

4. 群体凝聚力　群体的凝聚力（cohesiveness）也是影响群体结构的一个重要因素。所谓群体的凝聚力，就是一种吸引群体成员，使得他们愿意留在群体内的力量。凝聚力是群体成员之间的“黏合剂”。凝聚力高的群体，群体成员之间相互吸引，共同接受群体的目标，并互相帮助实现目标。凝聚力低的群体，群体成员之间互相排斥，各自关心自己的目标。

群体的凝聚力通常具有积极的作用。首先，群体凝聚力使群体成员产生群体意识，行动一致，共同朝向群体的目标努力；其次，群体的凝聚力使群体成员在群体活动中获得更大的满意感，群体成员之间也能够更加充分地沟通，这种沟通反过来又促进了群体凝聚力的巩固和加强；再次，群体凝聚力有助于提高群体的生产率，促使群体产生高的绩效。但是，在有的情况下，群体凝聚力也会带来一些问题。例如，群体凝聚力使得群体排外，对群体之外的文化和观念不能很好接纳，阻碍了群体的成长；如果在组织中形成了一些凝聚力很高的小群体，而这些小群体的目标和行为方式与整个组织的目标和行为准则不一致，则会给组织带来消极的影响。

5. 群体规模　群体规模（size）也是影响群体行为的一个重要的群体结构变量。所谓群体的规模就是指群体中成员的数量。关于群体规模与群体行为的关系，研究者们有很多发现：

（1）小群体完成任务的速度更快一些。因为群体规模的扩大虽然增加了许多资源，但是群体成员的意见也不容易统一，成员之间出现冲突的可能性也会增大。但是也有人认为大群体更善于吸收各种不同的观点。因此，如果群体的目标是完成一些生产性的任务，那么小群体更有效些；如果群体的目标是发现一些信息，那么大群体更有效些。

（2）一般认为，随着群体规模的增大，群体的生产力是应该上升的。但是研究中发现了一个有趣的现象：群体生产力虽然是随着群体规模的增大而提高的，但并不是与群体的规模成正比的。

（3）关于群体中人数的奇偶数问题，人们也有不同的见解。有的人认为群体的人数最好为奇数，这样在产生不同意见时可以用投票表决的方式来解决；有人认为群体的人数应为偶数，因为投票表决并不是最好的解决方法，还是应该靠协商的办法来解决。

（4）像前面提到的那样，小规模的群体凝聚力更强，群体成员有更多机会沟通和参与，群体成员也更能得到关注，满意感更强。

随着群体规模的增大，群体资源的总量也在增加，但这些资源并不一定都是有用的资源。例如，人多时会很难使意见得到统一。随着群体规模的增大，群体成员不同点也增多，因而成员各自的特长难以发挥。群体人数增多，成员参加活动和得到壮大的机会减少。群体人数越多，就越需要做大量的组织工作，以协调成员的活动。群体人数增多，则群体成员之间的冲突也会增多。群体人数越多，则成员之间了解的程度就会降低。

在确定群体规模时，首先，应根据工作任务的性质研究群体人数的下限，这个下限应保证能顺利完成工作任务；其次，应确定群体规模的最适当人数，这个人数能保证群体的工作效率达到最佳程度；再次，群体规模的上限应确定在这样的人数上，即如果超过了这个上限，群体的工作效率会急剧下降。

6. 群体构成　所谓群体构成，主要是指构成群体的成员在年龄、性别、教育背景、社会经验、能力、个性、价值观等方面具有共同性的程度。如果群体成员在上述一个或几个因素上具有很高的相似性，那么这个群体就趋向于同质性（homogeneous）；反之，如果群体成员在上述因素上差异性较大，出现多元化的局面，那么这个群体就趋向于异质性（heterogeneous）。许多研究表明，同质性的群体在完成比较简单的、需要密切配合的常规性工作任务时，比较有效。由于同质性群体的成员在思想上比较统一，行为方式也比较相似，容易沟通和协调一致，因此能够较少产生矛盾冲突，决策的速度也比较快。但是，当同质性的群体处理开创性的问题时，由于他们的思想和行为方式过于一致，不太容易从不同的角度找到解决问题的方案，因此对解决这类问题不是很有效。与之相反的是，异质性群体在解决问题时则由于群体成员的经历、观点、行为方式等有较大的差异，比较容易促使创造性观点的产生，但却不利于解决简单的问题。因此，有时人们需要异质性的群体成员，以便在知识、经验、个性等方面形成互补。而有时人们也需要同质性的群体，如完成一个紧急的常规性任务。

（三）群体决策及心理

1. 群体决策　决策是人们为实现一定的目标而制订行动方案并准备实施的活动。心理学中给决策下的定义是，对一个缺乏确定情境的事情的抉择反应。决策活动是以事物的未来发展和人们未来行动为对象的，它具有以下特点：决策是行动的基础，决策具有超前性，决策具有明确的目的性，决策方案的可选择性，决策的过程性。

正确的决策是处理诸如 SARS 等突发事件的关键。突发事件由于其具有突发性和不可预测性的特点，通常情况下难以防范，一旦发生即对公众的健康和生命造成严重威胁，事件发生后如果不能得到有效应对和及时处理，往往诱发危机，造成社会经济秩序的严重破坏，因此，要求应对者在时间压力和不确定性极高的情况下，必须对其作出关键性决策。

决策是行动的前提，其目的是为行动提供方案，但决策的结果可能是获得了最佳方案，也有可能选择了最差方案。如果决策合理，有利于事件的迅速掌控，避免危机的发生；反之，如果决策不合理，甚至是错误的，必然会引起事件的扩大和蔓延，导致社会经济秩序的破坏，从而使单一的公共事件演变为影响社会和谐安定的重大危机。

由于人的决策过程不可避免地带有情绪色彩，社会因素对于决策行为具有不可估量的影响，在重大突发事件发生后，社会的压力和影响甚至会导致决策者作出完全非理性的决策。因此在决策中如何做到尽可能合理周全，既可以防止事件的进一步发展，又可以减少不必要的成本、避免新的损害等，科学决策就显得尤为重要。通过运用科学的思维方式和决策程序，借助各种科学的分析手段和方法，能够有效地弥补经验决策的不足，避免非理性的决策后果。

在面对各类突发事件时，领导者面临的问题非常复杂，单凭个人智慧是难以胜任这种复杂决策的，通常是由一群人组成一个指挥群体共同制定决策和组织实施。由多人组成的群体进行的决策就称为群体决策，简称群决策，也称为集议决策。群体决策是决策行为理论的重要组成部分。由于群体决策利于将多个人的认识与意见汇总在一起，因此往往考虑比较全面、深刻，具有正确性较高的优点。但由于多个人的意见存在分歧，通常需要经过讨论来获得决策结果，比较花费时间，因而导致群体决策的平均效率比较低。

在应急指挥中，决策群体是由指挥员及其指挥机关人员组成的，指挥机关是由各业务部门的参谋人员组成，指挥员和指挥机关人员对决策所起的作用可以不相同，用权重来体现他们对决策的贡献。决策群体的人员结构直接影响着决策效应。一个合理的决策群体人员结构应该包括以下几个方面：

（1）合理的知识结构。合理的知识结构应是锥形结构，锥顶是关于世界观和方法论等哲理性和综合性的知识；锥底是与决策问题相关的专业业务知识；锥的中部是与该决策群体所制定的决策有关的外围知识。群体成员不同的外围知识，有利于形成群体决策的创造性和开拓性。当然，一个人不可能具备所有的知识，所以必须合理地选配决策参与人员，以形成锥形立体式的知识结构。

（2）合理的能力结构。决策群体的人员应具有不同智能，以形成多维性的能力结构。不同智能一般包括观察能力、综合分析判断能力、创造能力、应变能力和组织协调能力等。

（3）合理的年龄结构。决策群体通常要求老、中、青搭配，这样可以充分发挥各年龄层次人员各自的优势，使得决策目标具有挑战性，同时可以使决策过程的分析评价做得全面、深入。

（4）合理的心理素质结构。决策群体人员的心理素质结构对决策的有效性也有很大的影响。心理素质通常指的是性格、气质、意志、度量等。群体决策体现了集体的指挥，因此比个体决策有许多优点：

（1）群体成员根据自己的经验，通过提出不同的决策观点，为决策提供更完善的信息。

（2）群体成员从各自的不同背景拟定出反映其背景方案，形成更多的备选方案。

（3）有许多最终决策方案在实施时以失败告终，这是因为人们没有接受该最终决策方案。如果让实施最终决策方案的人参与决策制定，那么将会提高最终决策方案的可接受性。

（4）由于群体决策过程采用的是民主集中制，避免了独裁和武断现象，因此使决策具有合法性。

群体决策也有其缺点，由于群体决策成员的个体差异，在决策过程中不可避免地会出现少数人统治、屈从压力、责任不清、耗时多的现象，这样必然会对决策产生不良的影响。因此，凡是重大问题，比较复杂、涉及面比较广、时间要求不那么紧迫、经不起失误的问题的决策，宜采取群体决策。至于一般性的、业务性的或实时性要求很强的决策问题，则以个体决策为宜。

2. 群体决策与风险心理 决策行为本身可能是有风险的。作为个人决策，他对决策方案的风险偏好很大程度上取决于个性的冒险性如何。然而在群体决策过程中，情况就要复杂得多，主要是群体动力在起作用。群体决策中的风险心理性主要表现形式为“冒险转移”现象。

一般认为，群体决策由于集思广益、博采众长，比个人决策更为合理，更为有效。但是研究表明，群体决策与个人决策相比，往往更倾向于冒险。其原因可能与以下几种假设有关：

（1）责任分摊的假设。每一种包括风险的决策都与一定的责任相联系。风险越大，失败的概率越高，决策者肩负的责任也越大。责任往往引起决策人的情绪紧张、焦虑不安，不敢贸然采取有较高风险的决策。而群体之所以采取有更大风险的决策，是因为对决策后果的责任可由群体全体成员分摊，万一决策失败，追究责任时不致独承其咎，这样就减轻了个人的心理负担。

（2）领导任务作用的假设。在群体中总会有领袖人物和有影响的人物，他们在群体活动中起着特殊的作用。他们为了显示自己的才能与胆略，往往会采取冒险水平较高的大胆决策。同时，由于对群体成员具有较大的影响力，在决策中有较大发言权，他们会用各种方式证明他们采取的决策是有根据的，因而他们的决策会被群体所接受，变成群体决策。

（3）社会比较作用的假设。在许多群体内，提出有根据的冒险决策会得到好评。因此，群体中的个人提出自己的决策意见时，往往要与别人的意见进行比较。如果个人的意见在冒险水平上低于群体其他成员的平均水平，则会感到不安，担心群体可能对他有不良的印象。基于这种考虑，个人在参加群体决策时提出意见的冒险水平往往要高于单独做决策时的冒险水平。这就是说，群体内各成员的相互比较可能产生冒险转移现象。

此外还有效应改变的假设和“文化放大”假设。群体决策中可能会有冒险转移现象，但不能认为群体决策向冒险方向转移是必然的规律。实际上，如果群体成员有较高的水平，团结一致，掌握充分的信息等，一般会做出适当的决策。应当指出的是，近些年来组织行为学研究发现，群体决策也有向保守方向转移的倾向。因此有学者提出，要用两极化倾向的概念代替冒险转移。

3. 群体决策技术　群体决策有很多优点，也有一些局限性，那么在利用群体决策时就应该努力发挥群体决策的优势，避免群体决策的偏差。常用的群体决策技术主要有头脑风暴法、德尔菲法、名义群体法、阶梯法等。

（1）头脑风暴法（brainstorming）：最早是由美国的广告执行人奥斯本（A.Osborn）于20世纪三四十年代提出来的。头脑风暴法是一种激发群体成员的创造性思维的方法，有效避免由于群体压力而产生群体思维现象。

运用头脑风暴法的基本规则是：不批评他人的观点；即使是非常离奇的想法也可以分享；畅所欲言，提出尽可能多的意见；在别人的意见基础上建构自己的意见。

在典型的头脑风暴法讨论中，6～12 个人围坐在一张桌子旁，主持人用清楚明了的语言将要讨论的问题表述出来，并保证每个参会者都了解要讨论什么。然后在给定的时间内，大家畅所欲言，相互启发，尽可能多地想出各种各样的解决问题方案。任何人都可以无拘无束地发言，因为任何想法，哪怕是荒诞离奇的想法也不会遭到嘲讽和批判。所有提出的方案都会记录在案，最后会让群体成员来分析这些方案。

头脑风暴法中主持人的作用是很重要的。主持人必须对要决策的问题和背景非常熟悉，并且要善于创造一种自由交换意见的氛围，能够激发起参与者的灵感。参与者的选取也要注意一些问题。参与者应该具备讨论问题所需的知识经验。如果参与者是来自统一组织的互相认识的人，应尽量选取统一职位级别的人，避免有领导存在时造成的群体压力。如果参与者互相之间不认识，那么就不应该宣布他们的职务、地位等，避免产生误导。

头脑风暴法可以分为直接头脑风暴法和质疑头脑风暴法两种。直接头脑风暴法的做法是鼓励参与者尽可能激发创造性，产生尽可能多的设想，但不允许评估已经提出的各种设想。会议结束后，再对各种想法进行评价、比较、归类。质疑头脑风暴法则是对在直接头脑风暴法中提出的各种设想和方案的基础上，对这些设想和方案逐一进行质疑，分析其现实的可行性。运用质疑头脑风暴法可以召开两个会议。第一个会议与直接头脑风暴法相同；第二个会议是对方案进行质疑的会议，在质疑的过程中，鼓励提出新的设想。

头脑风暴法的优点在于促进创造性观念的产生，但并不是作出最后决策的一种好方法。另外，头脑风暴法对参与者的素质要求很高，所用的实施成本也比较高。

（2）德尔菲法（Delphi Technique）：是在20世纪40年代由美国兰德公司的研究员赫尔姆和达尔奇首创的一种意见调查法。后来这种方法广泛地应用于决策和预测领域。

德尔菲法又称为专家群体决策法。这种方法依据系统的程序，采取匿名发表意见的方式通过多轮调查搜集专家对某个问题的意见，并汇总、修改形成专家一致的意见。在实施德尔菲法的过程中，从来不让专家面对面地聚在一起讨论，专家只能与调查人员发生联系，互相之间不能发生横向联系。这样的做法是为了避免面对面开会讨论时权威、情面等因素的影响或者少数影响力强的人对决策产生过大的影响等，使得决策更加有效。主要方式是：

1）组成专家小组。根据所要决策的问题，选取该领域的专家，一般不超过20人。

2）将问题呈现给专家。向所有专家提出所要解决的问题和要求，提供给专家有关的书面材料。一般是要求专家填写一份精心设计的问卷。

3）专家分别提出意见。每名专家匿名、独立完成问卷，提出自己的意见。

4）专家意见汇总。将各位专家的意见汇总，如有必要，可以制成图表。

5）所有意见反馈给所有专家。将汇总后的意见反馈给专家。每位专家都可以看到所有人的意见，但他们不知道每一种意见是由谁提出的。专家可以评价他人的意见。

6）专家修改意见。专家看到反馈意见后，受到他人意见的启发，对自己原有的意见进行修改，再次提交。

7）最终决策方案形成。如果专家经过修改后的意见达成一致，那么这个一致意见就是最终的决策方案；如果专家意见仍然没有达成一致，那么就再次将意见反馈给专家，由专家进行修改，直到形成一致意见为止。

德尔菲法基本上是一种主观、定性的方法。它的优点是使专家既能独立思考，提出自己的意见，又能受到他人意见的启发，而且还避免了在群体讨论中受到他人的左右。但是，德尔菲法也有一些不足之处，主要是过程较为复杂，花费的时间和成本较高。

4. 名义群体法 名义群体法（nominal group technique），是指在群体决策时对群体成员之间的讨论和人际沟通进行限制，群体成员召开一个会议进行决策，但他们必须首先进行个人决策，分别表达自己的意见，然后再进行群体的讨论。

名义群体法的具体实施步骤：

（1）组成一个小规模的决策群体，一般以7～10人为宜。

（2）将需要决策的问题呈现给群体成员。

（3）群体成员单独写下自己的观点和解决方案。

（4）群体成员逐个表达自己的观点和方案。

（5）将所有成员的意见用简明的语言列出来。

（6）针对每一条意见进行讨论或澄清其中的问题。

（7）每个群体成员单独将这些意见按照自己的偏好排出顺序。

（8）将群体成员的排序情况汇总，排序在前面的意见作为群体决策的方案。

名义群体法的优点是能够在比较短的时间内解决问题，群体成员有着均等的机会表达自己的观点，每种意见都得到了足够的重视。但是名义群体法还有一些不足之处。首先，这种方法适合解决比较简单的问题，如果对于复杂的问题，则需要将问题分解成几个小的问题，通过多次名义群体法加以决策。其次，群体成员进行面对面的讨论，对每个人的观点进行评价，容易给群体成员造成压力。

目前，名义群体法与计算机技术相结合，形成了电子会议法（electronic meeting）。群体成员不必面对面地坐在一起讨论，他们可以利用计算机终端发表自己的意见或者进行投票。这样做一方面可以使群体成员的决策过程更具有匿名性，减少群体压力；另一方面也提高了决策的效率。

5. 阶梯法 阶梯法（stepladder technique）也是用于群体决策的一种方法。这种方法也是为了避免群体成员迫于群体压力不愿直接表达自己观点而采取的一种方法。具体操作方法是：起初有两个群体成员对某个问题进行讨论，形成决策；然后每次逐步增加一个新的群体成员，让这名新的群体成员独立地向群体阐述自己的观点；接下去，这名新的群体成员与原有的群体成员一起讨论，形成新的决策；依此类推，直到所有群体成员能够在一起讨论形成一致的意见。在阶梯法中，群体的决策是由每个群体成员的意见不断叠加进去而形成的。这种方法使得群体中的每个成员都有独立决策的机会，每个人都不会受到别人的干扰，但是，这种方法比较适合在较小规模的群体中使用，如果群体规模较大，将会耗费很多时间。

二、组 织 沟 通

沟通是指某种信息从一个人、群体、组织传递到另一个人、群体、组织的过程。沟通的基本过程就是信息的发送者将信息进行编码，通过信息沟通的渠道传递给信息的接收者，信息接收者在接收信息时要对信息进行解码，而且往往要提供给发送者反馈，在信息沟通的各个环节中都可能遇到各种障碍，而且所有的这些活动一定是在特定的背景下进行的，这就是沟通的一般过程。

（一）沟通在群体或组织中的作用

沟通在群体或组织中的作用至少包括以下几个方面：

（1）使群体或组织成员获得必要的信息以完成工作目标。人们从事各种各样的活动是需要以一定的信息作为依据的。例如，做出一项决策，人们需要知道有关这个决策的一些信息，如果信息不足，可能就会造成失误。

（2）沟通也使得群体或组织成员之间相互理解，避免冲突。很多时候冲突的存在是由于信息不对称，也就是一方拥有某种信息，而另一方缺乏某种信息。

（3）沟通是传递群体或组织的规范、文化、观念的途径。群体或组织中一些正式的规则、制度等需要让成员了解并遵守，往往通过各种正式的通道进行传递。

（4）沟通也是群体或组织成员交流感情的方式。

（二）有效沟通

1. 有效沟通的特征

（1）信息的准确性：有效沟通必须保证信息在传递的过程中的准确性，能够准确地反映发送者的意图，同时也要保证接收者准确地理解信息。只有按照准确的、不失真的信息采取行动才能达到预期的结果，这是有效沟通的最基本要求。

（2）信息的完整性：信息的发送者必须发送完整的信息，避免根据自己的意愿进行取舍，以偏概全。信息的接收者也不能断章取义，根据自己的兴趣进行选择性的接受。

（3）信息沟通的及时性：有效的信息沟通必须是有时效性的。信息应该是被及时地、以尽量少的中间环节传递到接收者处的。及时性还表现在接收者及时地对信息进行反馈。另外，信息还应该及时地被利用，以免过期失效。

2. 有效沟通的障碍

（1）来自发送者的沟通障碍：发送者对信息进行编码和发送的过程其实就是表达信息。发送者表达信息的时候往往需要把一种形式的信息转化成另外一种形式的信息再发送出来，如将某种思想观念转化成具体的口头或书面语言。发送者在表达的时候不够清楚、有歧义或者使用了难以理解的术语、行话等，都会给沟通造成障碍。

（2）来自接收者的沟通障碍：接收者对信息的解码与发送者发送信息的原意不一致。由于信息在传递的过程中先经过发送者的编码，再经过接收者的解码，在这个转换的过程中会出现一些沟通障碍，也就是说接收者所理解的信息含义并不是发送者所要表达的含义。

（3）沟通双方的不同背景特征导致的沟通障碍：沟通双方的社会政治经济地位、价值观、宗教信仰、种族、道德标准、职业、年龄等不同，都会导致对同一件事情的看法有差异。文化背景的差异是一种典型的沟通双方差异。处在不同文化背景下的人们，不仅在语言符号系统本身有一些不同的地方，更重要的是一些风俗习惯、规范甚至禁忌方面有很大差异，如不加注意，就很容易引起误解。沟通双方的个性特征、沟通风格、情绪等方面的特点也是影响沟通有效性的重要因素。

（4）信息传递过程中的障碍：当信息在传递过程中经过多个环节时，常常会被曲解，删减某些细节或者增加某些细节，造成信息失真。一般来说，信息在传递的过程中所经过的环节越多，就越容易失真；口头沟通比书面沟通更容易失真；单向沟通比双向沟通更容易失真。

（5）沟通中的物理障碍：信息沟通的过程中还有可能遇到很多物理障碍的干扰。例如，在直接面对面的沟通中，人与人之间的距离过大，或使人听不清楚对方的声音，或看不清楚对方的表情、手势，影响沟通的效果。另外，当环境中存在较大的噪声干扰或者传递信息的载体本身存在问题，如通信信号受到干扰、通信设备本身的问题等，都会影响信息沟通的质量。

3. 有效沟通应注意的几个问题 要想做到有效沟通，应该注意以下一些问题：

（1）发送信息者首先要清楚发送信息的目的，并对要沟通的内容进行系统的思考和分析。注意选择合适的沟通方式，完整、清晰、准确地表达所要表达的信息。

（2）发送信息者还应有效运用移情的技巧。所谓移情，就是指一个人假设自己处在对方的位置上，设身处地地从对方的角度出发考虑问题。成功的沟通者通常是能够从接收者的角度来考虑如何对信息进行编码和发送信息才能更有利于接收者的理解，他会考虑自己所发送的信息对接收者将产生怎样的影响，接收者得到这个信息时会做出怎样的反应，自己采取什么样的沟通方式才能更有助于对方的接收和理解等。

（3）尽可能采用双向沟通的方式。

（4）简单原则。信息越简单，就越容易被理解和执行。如果发送者在很短的时间内发送非常长的信息，那么一方面由于人的注意广度和记忆容量有限，对于大量的信息可能难以准确完整地接收，接收者可能会漏掉或忘记一些重要的内容。另一方面，较长的内容、较多的信息给接收者把握核心内容提供了较大的困难，造成理解偏差的可能性也随之增大。因此，发送者应尽量使发送的信息简洁。如果实在要发送大量的信息，最好分步骤发送，让接收者有机会弄懂信息的含义，也使得发送者及时得到反馈，并且还应该扼要地重述部分关键的信息，帮助接收者掌握核心内容。

（5）发送者还应注意选择适当的沟通时机。发送者发送信息的时候，还应注意环境中的干扰，接收者正忙于做其他事情心不在焉或者情绪状态不好，有其他人在场等因素都会影响信息沟通的效果，因此应该选择接收者更容易接受和理解信息的时机进行沟通。

（6）重视倾听。不要以个人的好恶影响倾听。不但要听清楚对方表达出来的语言，还要听出其中的含义，要听清楚讲话是否表达了什么隐含的信息。要做一个积极的倾听者。

4. 改善组织中的沟通系统 很多时候组织中存在的沟通问题并非个人问题，而是沟通系统的问题。组织中应尽可能减少管理层次，使得垂直沟通体系变得更加快捷、沟通及时。另外，加强横向和斜向的沟通。组织中还应该充分利用各种沟通媒体，如互联网、内部刊物、会议等。建立鼓励开放沟通的氛围使得人们更加积极主动地沟通也是非常重要的。

5. 有效运用反馈 反馈是组织中沟通的重要形式。如果在沟通中能够有效运用反馈，就会改善沟通效果。有效运用反馈需要注意：反馈时要提供具体的描述性的信息。反馈的信息应该准确清晰，不能模棱两可，这样下属才能很好地理解。反馈应该及时。一般来说，反馈得越及时，效果就越好。如果下属不能及时得到正确的反馈信息，他们就会进行猜疑，或者通过其他途径获取信息，而通过这些其他途径获得的往往是一些小道消息，许多信息都是不准确的。

三、领导行为与领导力

领导的有效性是组织成败的关键。领导者身负领导的重任，其思想观念、心理素质和特殊心理机制，不仅影响到个人工作的成效，更影响到其部属和群体作用的发挥乃至整个组织的行为和绩效。

一个领导人，必须具备应对突发事件的能力。如果没有见微知著的敏锐，没有科学知识的武装，没有统观全局的意识，没有协调整合的本领，面对复杂的局面就会惊慌失措、捉襟见肘、无所作为。

（一）领导者预防和处置突发事件必备的四种能力

1. 练就超前预见能力 预见能力来自于对基层的了解，对各种隐患的排查与分析，要做细致排查，摸清情况，掌握实情，事先研究措施，并力争把风险处理在萌芽状态，同时准备好处置预案，一旦事件发生，心理上有准备，就可按照预案稳妥地开展处理工作。

2. 练就洞察事态的能力 事件发展不是静止的，而是不断变化的，要洞察事件发展的每一个进程及特点，把握事件发生的性质、发展趋势，预测可能产生的后果，寻找对策，及时加以解决。

3. 练就控制局势能力 事件发生后，领导要亲临现场，掌握情况，找准原因，尤其是发生重大突发性群体事件时，作为领导更要靠前指挥，与群众面对面地交流沟通，面对面地做解释、说服和宣传教育工作，消除对抗心理，稳定情绪。对群众提出的要求要认真听取，对合理的部分要给予明确答复，对于不合理的部分要做好法律、政策的宣传解释。

4. 练就适时决策能力 领导干部要根据事件的发展变化，审时度势，把握机会，果断决策，不能延误处置事件的最佳时机。

（二）领导处置突发事件的注意事项及环节

1. 判断要准确及时 日常生活中比较常见的突发事件有各类重、特大安全事故，规模较大的群体性事件等。因其突发性强，事件一旦发生，在短时间内往往是信息不灵或信息不准，所以准确及时地判断对妥善处置突发事件显得尤为重要。领导处于决策和指挥的最高层，要立即赶到现场获得第一手材料，然后对事件发生的原因、经过、性质及可能造成的后果等进行认真分析，要尽可能征求班子成员及了解事件情况的有关人员的意见，以达到集思广益的目的。在这个过程中，领导要做到遇变不惊，沉着冷静。

2. 方案要周密细致 突发事件往往情况复杂，处理起来比较棘手，所以制订行之有效的实施方案是妥善处置的关键。要注意方案的全面性，对组织领导体系、现场处置方案、后勤保障、善后处理、新闻报道等都要有详细的安排。要注意方案的科学性，制订方案必须请熟悉情况的专家及有关人员参加，并充分尊重他们的意见和建议。

3. 处置要果断有力 一般来说，突发事件不仅突发性强，而且事态蔓延快，所以处置突发事件时“果断”二字非常重要，这是尽快控制局面，防止事态扩大的基本要求。领导面对复杂多变的情况，不仅要善于决策，更要勇于决策。

4. 方法要灵活机动 突发事件往往来势较猛，且具有较强的对抗性，所以处置过程要注意灵活机动，针对不同情况采取不同的措施。要把握火候，审时度势，宽严相济。

5. 善后要妥当合理 突发事件中善后工作十分重要，如果做得不好，同样会带来一系列问题，有些还会引发新的突发事件。所以要纠正重平息事态、轻善后工作的错误倾向，把善后工作作为处置突发事件的重要一环，妥当安排，合理处置。善后工作一般应在处置方案中通盘考虑，提前安排。有些要与处置过程同步进行。要按照有关政策规定，同时要一次兑现到位，以免引发新的矛盾。

6. 教训要反思汲取　突发事件的发生，表面上属偶发性事件，实质上都具有必然性的一面，事件所造成的社会影响往往也是较大的。所以，要认真总结经验教训，尤其是要认真剖析导致事件发生的深层次原因，找出工作中存在的失误和不足。

四、执　行　力

在处置突发事件过程中，是否能将决策执行到位，与个人、领导、群体的执行力密切相关。在组织结构中，每一个上级对下属都是管理者，每一个下属对上级来说都是执行者，为了更好地实现应急救援目标，领导者自己不仅要具备相当的执行力，而且还必须保证整个救援队的队员都拥有很强的执行力。

（一）抓好队伍建设是提高执行力的根本

执行力作为一门如何完成任务的学问，不仅是一个简单的管理问题，还是一套提出问题、分析问题、采取行动、解决问题、实现目标的系统流程。在这个流程中，人的因素是第一位的。因此，一个团队素质的高低直接决定着执行力的强弱。

一方面，要抓好领导干部队伍建设。要提高领导干部的执行力，增强其示范性和带动力，抓好领导干部的选拔任用，形成正确的用人导向，把想干事、能干事、会干事、敢干事、干成事、示范性和带动力强、执行力强的干部重用到领导岗位。

另一方面，要抓好成员队伍建设，提高救援工作能力和效率。建立队员培训体系，加强职业道德教育和岗位技能培训，提高思想政治素质和业务能力素质，这是提升队员执行能力的最有效途径；坚持以人为本，营造团结、和谐的文化氛围；改善员工的工作、生活环境和条件，保护、激发员工的积极性、主动性和创造性；让合适的人去做合适的事，才能令个人的特长充分发挥出来，提高效率，从而提高执行力。

（二）有效执行，要以结果为导向

结果是执行反馈的关键，是执行改进的起点。没有以结果为导向，是许多行动失败的直接原因。“结果导向”有以下几层含义：第一层，以实现目标为原则。第二层，以完成结果为标准。第三层，在目标面前没有体谅和同情可言，所有的结果只有一个：是，或者非！第四层，在具体的目标和结果面前，只有：成功，或者失败！第五层，在工作和目标面前，没有“人性”可言，因此再大的困难也要“拼”！第六层，“管理不讲情”，对部下的体谅最后不过是迁就而已。第七层，在结果导向面前，不会轻易放弃，因为放弃就意味着投降。

需要强调是，做事不要过于追求完美。事实上事物本身不可能达到完美，尤其在处置突发事件过程中，只能要求做到更好。因为在这种情况下，要是再去追求完美，就等于拖延了整个救援的时间进度。当然，这并不是说我们不要完美，这只是现实情况下的特殊策略。

执行评估是执行反馈的关键，是执行改进的起点。没有进行有效的评估，是许多执行失败的直接原因。执行评估与执行力提升的互动、融合，最终导致了执行效力在组织中的整体获得。执行评估本质上也包括过程（行为）评估和绩效（产出）评估。由于执行本身是一个过程与结果的结合体，甚至是一个层次交叠、综合交错的复合体系，而且在未达终点之前的阶段性差错必然普遍存在，因此仅仅强调执行力修炼的方法、步骤、原则，而未对其成效加以考查，则执行力修炼的螺旋上升过程中就会缺失上下环之间衔接的关键一环。检验一个团队或队伍的执行是否得力，不在于制订了多少执行的措施，而在于执行后所取得的效果。没有任何实际效果的执行跟不执行没有实质性的差别，这就是常说的“结果导向”的管理模式。

（三）在细节过程中提高执行力

注重细节和过程，是强化执行力的关键。因为执行力是体现在过程和细节中的，作为一名领导者或者管理者，应该坚持“多检查过程，少责备个人”的原则，应该了解在实施目标的过程中遇到了哪些问题，现在是否已经找到了正确的解决办法等。

在执行力中，细节是最个性化，最不可复制的。“泰山不拒细壤，故能成其高；江海不择细流，故能就其深”。所以大礼不辞小让，细节决定成败。很多团队或队伍不缺少雄韬伟略的战略家，缺少的是精益求精的执行者。不缺少各类管理规章制度，缺少的是规章条款不折不扣地执行。提高执行力，就是要树立一种严谨些、再严谨些，细致些、再细致些的作风。改掉心浮气躁、浅尝辄止的毛病，以精益求精的精神，不折不扣地执行好各项重大战略决策和部署，把小事做细，把细节做精。

（四）高效执行，拒绝借口

要提高执行力，增强责任心是前提。执行力实际上体现的是一种工作态度，它需要精神信仰，需要激情和动力，需要用心地做事。美国的西点军校是世界非常有名的军校，该校有个传统的规定，即在长官问话时，学生或下级军官只能选择四种标准答案中的一种：“报告长官，是!”“报告长官，不是!”“报告长官，没有借口!”“报告长官，我不知道!”如果选定其中任何一种，就要对此回答承担责任。除给出一种答案之外，别的话都不要说了。“拒绝借口”应该成为所有团队追求完美的最有力保障，他强调的是每一位成员都应对自己的职业行为准则奉行不渝。没有任何理由地坚决执行，而不是没有做好工作，只会寻找借口，哪怕看似合理的借口。

另外，为使团队成员能够更好地执行，更认真地负责，领导者在发出指令、布置任务时要对下属保持信任、尊重、平等、虚心的态度。下达指令、布置任务之前应该有充分的准备，把问题想得周密细致，以便使指令更完善、更切合实际。

（五）领导要以身作则，带头执行

要想提高执行力，团队的领导、管理者需要注重自我执行力的修炼，因为没有一个超强执行能力的领导者就不可能拥有一支超强能力的团队。执行，是实现既定目标（战略）的具体过程，是一件非常艰苦、困难和琐碎的事情，执行力就是将战略落实到实处，领导者在其中扮演了一个至关重要的角色，既是管理者，又是策略执行最重要的主体。领导者制定策略后需要自身也参与执行，只有在执行过程中才能够准确及时地发现执行是否能够实现策略，原来策略有哪些应该调整，根据执行的情况随时调整策略，这样的策略才是应变的良方。

（六）沟通是有效执行不可或缺的要素

沟通就是利用谈话的方式鼓励人们提出问题，鼓励大家进行批判性思维，并更多表达自己真实的想法。在执行之前及执行的过程中，人们不可避免地要依靠沟通的力量，来完成执行工作。好的沟通是成功的一半。让战略和决策成为真正有意义的东西，产生真正切实的效果的关键就在于是否进行了充分的意见和观点的交换，是否所有的与会人员都本着解决问题的态度发表了自己的观点并最终真正同意了，而不是沉默着反对。只有真正、坦诚地沟通，才能更好地避免执行不力的情况发生。当然，在制定策略的会议上坦诚的沟通只是沟通的开始，要想保证最终决策能够具体落实到每一环节，还必须保证每一个人都了解整个战略的内容并明确自己所应担负的职责。当一项战略决策经过充分的对话得以通过后，还要通过自上而下的战略传达，让最基层的人员明确战略目标，明确执行工作的起止时间，明确自己在行动中所扮演的决策，明确自己新的任务和职责。只有通过这种双向的沟通，执行工作才能做到尽善尽美。

（七）制度是有效执行最有效的保障

制度是执行各项工作任务的重要保障。如果没有完善的制度，就往往容易陷入“人走制息”的怪圈。同样，制度也是保证工作目标实现的有效手段。完善科学的决策制度和执行程序制度是执行的有效保障。

（1）执行目标本身一定要明确化、数量化，意思就是可度量、可考核、可检查，本身不能模糊，并且在制度内建立执行意识，让领导者做示范，领导者的行为将决定其他人的行为，从而最终将其演变成为管理执行意识中的一个重要组成部分。

（2）要有明确的执行时间计划。讨论决定了的事情，领导者一定要知道什么时候开始做。更重要的是，领导者一定要知道什么时候结束。

（3）建立顺序概念，做事要分轻重缓急。用 80%的时间解决重要的事情，20%的时间处理琐事。

（4）指令一定要明确简明。指令是否明确是能体现管理者水平的关键。自己想当然地认为下属已了解了自己的思想，其后果将是十分严重的。对指令要确认，下属理解的是不是这样。下属也要确认领导者是不是这个意思，得到确认之后再去执行，会减少偏差。实际工作中，多问一句和少说一句的效果往往不同，所以执行过程中要注重细节的落实与跟踪。

（5）管理者要注重培养并具备领域和计划能力，指挥和协调能力，授权和判断能力，创新能力等方面的能力。

（6）要跟踪考核及反馈，使管理工作形成闭环。管理是个功能系统，之间是紧密相连的关系，哪个地方断了就会很快得到信息。哪个环节出现了问题，执行力不到位，是管理者还是下属的问题就会一目了然。

（贺　智　安　茜）

第四节　协同动态博弈

一般而言，应急方案的制订将直接影响应急处置的效果。一个好的应急方案不仅可以有效地控制损失，稳定事态，甚至可以将突发事件的发展轨迹引向对受灾者有利的方向。而一个糟糕的应急方案可能非但无法帮助突发事件管理者有效应对事件，反而使事件不断激化和升级，最后不得不承受巨额损失。

应急方案不同于应急预案。预案是在突发事件发生之前就制订好的关于突发事件的应对与处置的一般性框架文件，用于指导应急管理实践。而应急方案的制订与实际事件密切相关，是针对事件的具体状况而不断提出应对计划，考虑可能的反馈情况并不断调整的过程。可以说，应急方案是应急预案从一般到具体的演化。

应急方案与计划的制订应该根据事件发展阶段和状况进行连续的、实时的调整。这种动态的生成与修订可以使方案更好地契合具体事件，提高应急处置的效率。然而就像前文所提到的那样，由于突发事件所固有的信息高度缺失的特性，实际的应急处置必然伴随着一个信息逐渐获知的过程。于是，基于不完全信息状态下的动态博弈思维自然成为了我们动态制订应急处置方案的有力工具。本节将从分析应急管理中的各种主客体博弈关系入手，介绍不完全信息状态下的大致博弈过程，并详细阐述一种建立在贝叶斯分析基础上的应急处置方案的动态生成方法。

一、应急管理中的博弈关系分析

博弈是指一些个人、队组或其他组织，面对一定的环境条件，在一定的规则下，同时或先后，一次或多次，从各自允许选择的行为或策略中进行选择并加以实施，各自取得相应结果的过程。“博弈论”又称为“对策论”，是研究具有斗争或竞争性质现象的理论和方法，它是运筹学的一个重要学科分支，在经济分析中也有广泛应用。它是研究相互作用的决策主体的决策行为及这种决策均衡问题的理论。当存在利益冲突的竞争时，竞争的结果不仅依赖于某个参与者的决策，而且也依赖于竞争对手或其他参与者的抉择。因此竞争结果依赖于所有局中人的抉择，每个局中人都试图预测其他人的可能抉择，以确定自己的最佳对策。博弈论考虑游戏中的个体的预测行为和实际行为，并研究它们的优化策略，分析那些涉及两个或更多个参与人且其决策会相互影响的情况。现实社会中的博弈关系处处存在，因此运用博弈的观点来处理和解决各种管理问题也成为一种可行思路。在突发事件应急处置的整个过程中，管理主体之间、管理客体之间及主客体之间均存在广泛的博弈关系。

（一）应急管理主体之间的博弈关系

应急管理主体主要是指应对处置突发事件的机构及相关成员。灾害发生后，政府往往会运用行政权力让相关职能部门集中办公，进行应急物资的调配等工作。事实上，突发事件管理机构是由众多的应急物资生产企业、物流企业、应急物资供应单位、相关政府成员、应急管理专家及内部工作人员等协议组成的，它的运作依靠强有力的政府职权来保证。下面分别介绍应急管理各主体之间的两两博弈关系。

1. 中央政府和地方政府之间的博弈关系 当突发事件的危害局限于部分地区，如仅仅是地方性的突发公共卫生事件时，管理主体主要就是地方政府和地方卫生部门。而当危机蔓延到全国，波及各个领域时，管理主体也就扩展到中央政府和中央各部委。政府组织不仅是公共利益的代表，也是其组织成员利益的代表。当公共利益与官员个人利益一致时，官员会自觉为公共利益的实现而努力；而当公共利益和官员个人利益不一致甚至相冲突时，“天然”的自利动机就可能导致官员做出偏离公共利益的行为。在这个博弈中，实现个人利益是个体理性，实现公共利益是集体理性，并且存在个体理性导致集体非理性的潜在可能。

例如，SARS 首次在广东出现时，影响的除了患者就是当地政府官员的利益，如果危机在当地得不到控制和改善而使事件影响层面随之提升，那么当地政府官员就可能会被认为处置不力而影响到自身利益。从这一点出发，官员自然希望危机能够内部消化，这本身并没有什么错误，符合个体理性的假定。一旦封锁消息并成功实现危机的内部化解，于己于公众都是最佳的结果，因此符合这一理性假设的官员都会选择封锁消息。

但是由于 SARS 控制的难度远远超出了当地官员的预计，因而封锁信息、瞒报谎报，内部处理的方法不仅没有收到预期效果，而是适得其反。由于措施不得力，疫情蔓延无法控制。信息搜集与发布的封锁致使不少民众未加防范而受到感染，SARS 由广东一带迅速向全国传播。当全国各地出现 SARS 患者时，地方政府之间的博弈就开始了，各地从降低 SARS 控制难度和成本出发，在控制疫区来人的同时却未对本地区流动人口采取医疗和保护措施，对民工、学生的外流也未加管制，导致 SARS 向更大的范围扩散。以上情况在广东和北京最为典型。可见，地方政府官员从个体理性出发可以导致集体的非理性，而且官员依据个体理性而作出的决策未必能实现预期的个人利益。

2. 政府和民间组织之间的博弈关系 在具体应急管理实践中，政府担当了主要角色，企业、民间组织和学术机构作为辅助角色。民间组织与政府当局是一种相互联系、相互补充的合作关系。然而民间组织是由各种不同的利益群体和社会成员组成的，不同的组织必然会为实现自身成员的利益而采取相应策略。当社会公共利益与其成员或组织的利益一致时，该组织会自觉为社会利益的实现而努力；而当两者利益不一致甚至相冲突时，自利动机就可能导致组织行为偏离社会公共利益。因此，政府和民间组织之间是一种合作的博弈关系。

3. 政府与应急物资供应商之间的博弈关系 在应急物资的采购过程中，采购方的主要目标是尽可能地买到物美价廉的产品或服务，而供应商要实现的目标是产品生产和销售的利润最大化，所以采购方与应急物资供应商之间同样存在博弈关系。另外，由于采购过程中信息不对称的影响会随时间的推移而不断被放大，因此采购决策在各个阶段的变更概率较高。由此可见，政府与应急物资供应商之间存在多阶段的动态博弈过程。

4. 应急物资供应商之间的博弈关系 突发事件物流涉及数量巨大、种类繁多的救援物资，依靠单一的物流单元很难完成保障任务。应急物资的供应商往往不是单一的生产或销售单位，除极个别事关国家安全的商品以外，绝大部分市场商品都会由多个供应商同时提供。因此采购过程中不同的供应商之间存在着竞争关系。由于我国经济呈现买方市场的现状，供应商之间的竞争也越来越趋于激烈。在应急物资采购过程中，每一个博弈参与者都会有结合自身实力选择低价策略的强烈愿望，博弈的最终结果就是大家都实行低价策略。

5. 应急管理决策者与受害者之间的博弈关系 突发事件的受害者是应急管理中的主要保护对象，对突发事件的受害者要给予关爱和救助。他们可以提供关于突发事件最直接、最真实的信息。然而，由于事件受害者受到主观心情的影响，对危机情景的反映容易出现偏差。应急管理决策者与受害者之间的博弈主要体现在受害者希望能得到更多的救助，而应急管理决策者需要从大局出发，充分考虑弱势群体的表达，并能对信息进行及时的反馈，从受害者提供的信息中去伪存真，找出最佳应急决策。

6. 应急管理决策者与社会公众之间的博弈关系 多数突发事件都会对人们的心理产生相当大的冲击，使大部分人长时间处于强烈的冲动、焦躁或恐惧之中。为了使这种情况得到缓解，社会公众需要了解关于突发事件发展状况和应急处置实施效果的各种消息。应急管理的决策者需要出面澄清事实的真相，因而由权威机构及时发布准确、明晰的相关信息，对于指导公众应对突发事件至关重要。然而，决策者毕竟需要从全局出发，对信息发布的有利影响与不利后果进行全面分析后才决定是否发布信息以及该如何发布（包括发布的时间、渠道的选择等）。这样，应急管理决策者与社会公众在危机处置的各个阶段就存在着不断博弈的情况。

7. 应急管理决策者与媒体之间的博弈关系 应急管理决策者希望通过媒体将信息直接传递给公众，从而缩短信息传递链，降低信息失真的概率，简单来说就是希望在一定程度上避免谣言、小道消息的产生或终止已经出现的谣言的传播。但是新闻媒体受其所处社会环境的制约以及自身社会责任感和理性程度的限制，并非在所有的突发事件应急管理中都能起积极作用，有时候甚至会对危机的扩散和蔓延起到推波助澜的负面效应。因此，应急管理决策者需要对媒体实施有效的管理和制约，双方存在动态的博弈关系。

（二）应急管理客体之间的博弈关系

应急管理客体主要是指突发事件本身以及影响事件发生发展的各种外界因素。在应急管理过程中，突发事件和突发事件之间，突发事件和外界因素之间难免会产生相互的作用关系。受应急管理主体目标变化及应急策略实施不当等各种不确定因素的影响，突发事件的状态也经常发生改变，甚至转化或引发其他的衍生事件。突发事件之间的这种转化、衍生或耦合实际上就可以被看作突发事件之间，以及突发事件与外界环境之间的一个博弈过程。

1. 突发事件和突发事件之间的博弈关系 突发事件和突发事件之间的博弈结果就是突发事件的状态发生转化。突发事件是通过一定的契机诱发的事物内在矛盾由量变到质变的飞跃过程。当突发事件中保持相对稳定的因素占主导地位时，事件就保持在一定状态或呈现小幅波动；而当事件中的其他干扰因素逐渐占据支配地位时，事物就会出现巨幅变化甚至转化或衍生出其他的突发事件。

2. 突发事件和外界因素之间的博弈关系 突发事件的起源有时是单个因素独立起作用，但更多时候是多个因素聚合作用下的结果，或者是一种因素进一步引发其他多种因素共同起作用，即突发事件的耦合。突发事件和外界的环境因素、生态因素、卫生因素及心理因素之间因为相互联系和相互作用，使得事件性质因此而不断改变和更迭，向着更为复杂和难以解析的方向发展。因此，为了实现对突发事件的有效应对，就不能忽视这种由事件和外界因素的博弈关系而造成的耦合效应。

（三）应急管理主客体间的博弈关系

突发事件发生之后，各有关职能部门都要在指挥决策系统的领导下，根据突发事件的发生发展情况，实施及时的应对处置并对事件未来的发展趋势进行预测。决策者在事件发展过程中根据阶段结果和所掌握信息的变化来不断调整策略的整个过程就是应急管理主体与应急管理客体之间的动态博弈过程。突发事件与应急管理者之间的动态博弈过程可以简单描述为如下几个阶段。

（1）“自然”决定突发事件的类型，突发事件的管理者不知道突发事件的类型和状态。

（2）在突发事件开始行动即突发事件爆发后，事件管理者通过机制分析初步掌握其类型与发展趋势并选择应对方案。

（3）突发事件根据管理者的应对措施采取行动，即突发事件发展、转化或衍生出其他事件。

（4）事件管理者评估选择下一阶段的应对方案，通过观察突发事件的发展变化来采取措施。

（5）以上（3）和（4）两步不断循环直至突发事件被控制为止。

正是管理者与突发事件之间不断的博弈与竞争决定了事件的整个发展演化过程。

二、不完全信息下的应急博弈过程

一般而言，突发事件的应急博弈过程具有以下特征。首先是信息的不完全性，即短时间内难以获悉事件的具体类型和各项典型参数。在突发事件发生的初期，决策者没有足够的信息来对事件进行详细查询和深入了解，需要在信息不完全的情况下作出决策。随着时间的推进，事件特征逐步呈现，可搜集和统计的信息不断丰富。于是决策者就可以通过分析各项反馈结果和最新的阶段信息来逐步明确事件全貌并调整应对策略。因此对于应急管理主客体而言，突发事件处置应该是一个不完全信息下的博弈过程。其次是动态性，即突发事件的各项表现参数在应急管理过程中会不断发生变化，由于转化、蔓延、耦合而造成的次生灾害也十分多见。因此决策者在应对突发事件时，经常需要在处置措施执行到某一阶段时，就必须根据目前执行情况的反馈结果，对可能出现的新状况进行评估，并在此基础上，从合理的方案集合中选择一个方案或由多个方案组成的复合方案。这种动态变化贯穿了应急主客体博弈的整个过程，因此这也是一个动态博弈过程。

不完全信息下的应急博弈过程涉及以下要素。

（1）参与人：是指博弈中的决策主体。在突发事件应急管理中，参与双方为“决策者”与“突发事件”。

（2）行动时点：是指每个参与人选择行动方案的时间点。

（3）行动：是指参与人在博弈的某个时点的决策变量。在这里我们假设“突发事件”有 n 种可能的类型（即危机状态），“突发事件”这个参与人就可以从 n 种危机状态中选择一种作为行动方案，而应急管理决策者根据对于不同的危机状态的判断，从相应的 k 个预选方案中选择并实施一种应对方案。

（4）信息：是指参与人有关博弈的知识。在不完全信息动态博弈中，参与人的行动有先后顺序。后行动者可以观测到先行动者的行为，但是不能观测到先行动者的类型，因此后行动者可以通过观测先行动者的行动来修正自己关于先行动者类型的先验信息，然后选择自己的最优行动。

（5）支付函数：是指在一个特定的策略组合下参与人得到的确定效用或者期望效用。在突发事件应急博弈过程中，我们假定“突发事件”与“决策者”之间进行的是一场“零和博弈”，即一方的所得为另一方的所失。在特定的事件发展阶段，突发事件选择特定类型，决策人选择特定方案，参与人均倾向于选择能在该阶段使自身效用最大化的行动。效用值一般通过以危机状态、行动时点和行动方案为参数的复杂函数计算而来。它是一个相对概念，而非绝对概念，只能用于衡量特定行动在参与人心中的优劣程度。

在突发事件刚刚爆发时，根据预警情况和先验信息对事件机制进行分析并初步判断其可能的类型与发展趋势，接着采用动态分类分级技术判断事件的类别与级别以挑选满足条件的行动方案，然后再对一系列预选方案进行分析和筛选，最后选择一个最佳的应对方案实施。在方案实施过程中，随着事件的发展及掌握信息量的变化，得到先前方案的反馈结果，辅助管理者对事件状态进行重新鉴别，及时修正关于事件类别和状态的判断，并根据这些后验信息制订并实施新一轮的应急方案。如此循环往复直至突发事件得到控制甚至解决。

三、基于贝叶斯的动态应急方案生成

人们根据不确定性信息做出推理和决策，需要对各种结论的概率做出估计，这类推理称为概率推理。

贝叶斯分析的大致思想是：在没有任何信息获知的情况下，决策者对于事件的发生概率有一个天然的认识，这称为事件的先验概率；而一旦决策者通过搜集获取信息，对事件有了更进一步的了解后，他就会对事件的发生概率有所修正，新形成的概率就称为后验概率。显然，从概率论的角度而言，贝叶斯推理实际就是条件概率推理问题。这一领域的探讨对于揭示人们针对概率信息的认知加工过程与规律、指导人们进行有效的学习和判断决策都具有十分重要的意义。

多阶段的应急管理方案的动态生成主要基于贝叶斯分析的后验概率加工原理。假设突发事件共分 m 个阶段。

第一阶段：“自然”选择之后，“突发事件”首先行动，选择自己的状态；“决策者”根据观察到的危机状况判断突发事件处于状态 j 的概率，以阶段 1 子方案库中的 k 个方案作为行动的方案空间，每个方案对应于一个由事件阶段、突发事件类型、“决策者”方案等因素组成的效用函数，“决策者”根据期望效用最大化原则选择最佳执行方案予以实施。在第一阶段由于没有新信息出现，决策者可以借助历史数据分析或专家判断来修正关于对于事件状态判断的概率。

第二阶段：根据第一阶段“决策者”采取的行动方案，“突发事件”进一步选择自己的行动，即选择危机状态。“决策者”对阶段结果进行评估并搜集关于事件的新信息以期对事件状态进行更新或修正，得到该阶段中关于事件状态判断的后验概率，继续利用期望效用最大化原则选择第二阶段的方案。

第 m 阶段：对于第 $m-1$ 阶段“决策者”采取的行动，“突发事件”选择自己所处的危机状态。“决策者”根据阶段结果评估和新信息的搜集，对事件状态的概率进行推断或修正得到后验概率，利用贝叶斯法则按照期望效用最大化原则选择第 m 阶段的实施方案，直到事件得到控制或解决。

根据上述分析，可以将应急方案的动态决策过程归纳为如下步骤。

（1）判断突发事件状态并给出事件处于各个状态的先验概率。

（2）根据历史数据或运用专家判断等方法给出关于事件状态判断的条件概率，利用贝叶斯法则计算事件状态的后验概率。

（3）分别计算子方案库中 k 个可选方案的效用值。

（4）根据后验概率和效用值，按照最优决策准则选择该阶段的最佳方案并实施。

（5）引进入下一阶段，利用出现的新信息，按照贝叶斯后验概率重新估计并判断各种事件状态发生的后验概率。

（6）重复（3）～（5）步，利用本阶段的后验概率和该阶段方案的效用值，选择最佳方案。经过 m 次分析决策，直至事件结束。

举一个模拟实例说明如何基于贝叶斯分析进行应急方案的动态生成。

假设某地突然发生火灾，开始时决策者认为事件有三种可能的状态：状态 1 为小型火灾；状态 2 为中型火灾；状态 3 为大型火灾。为了讨论的简单化，我们假设事件处理过程只分为两个阶段，对应于第一阶段三种状态的三个子方案分别为：调动 2 个消防队，调动 4 个消防队，调动 8 个消防队。第二阶段对应于状态 1 和状态 2 的子方案为：阻隔为主，正面扑救为辅，众兵扑救，彻底清除，整体围控，各个歼灭。对应于状态 3 的子方案为整体围控，各个歼灭，寻求外援。

于是，该问题的应急方案动态生成过程如下。

（1）事件状态判断过程：假设决策者判断事件处于三种状态的先验概率分别为

$$P(\theta_1)=0.4，P(\theta_2)=0.3，P(\theta_3)=0.3$$

由于决策者信息的不完备性，他可以利用专家判断来修正先验概率。假设专家预测的准确度为 0.5，即当突发事件处于状态 j 时，专家的判断正好也是“事件处于状态 j”的概率为 0.50。

用 $P(x_i \mid \theta_j)$ 表示实际状态是 θ_j 时专家判断为 x_i 的概率，各种情况下专家判断准确的条件概率如表 6-6 所示。

表 6-6　阶段 1 的专家判断准确率

$P(x_i \mid \theta_j)$ ＼ θ_j / x_i	θ_1	θ_2	θ_3
x_1	0.5	0.25	0.25
x_2	0.25	0.5	0.25
x_3	0.25	0.25	0.5

接着，我们可以利用贝叶斯公式计算出三种状态发生的后验概率，即专家判断是事件状态 x_j 而实际状况为状态 θ_1 的概率，具体结果如表 6-7 所示。

表 6-7　阶段 1 的事件状态后验概率

$P(x_i \mid \theta_j)$ \ θ_j / x_i	θ_1	θ_2	θ_3
x_1	0.57	0.215	0.215
x_2	0.31	0.46	0.23
x_3	0.31	0.23	0.46

（2）第一阶段方案选择过程：假设专家给出意见，认为事件处于状态 1，那么我们可知三种状态的后验发生概率应该分别为 0.57、0.215、0.215。不同状态下实施的不同方案对于决策者而言具有不同的效用值。简单来说，如果只是小型的火灾，为此而出动 8 个消防队显然是费力不讨好的，“杀鸡用牛刀”的情况对于决策者而言必然会有比较低的效用值，“好钢用在刀刃上”才是理想状况，会有比较高的效用值。于是我们进一步假设当事件处于不同状态时实施不同方案的效用值，如表 6-8 所示。于是，各方案的期望效用分别为

$\mathrm{E}u(a_1) = 0.6\times0.57 + 0.2\times0.215 + 0.2\times0.215 = 0.428$

$\mathrm{E}u(a_2) = 0.2\times0.57 + 0.6\times0.215 + 0.2\times0.215 = 0.286$

$\mathrm{E}u(a_3) = 0.2\times0.57 + 0.2\times0.215 + 0.6\times0.215 = 0.286$

根据期望效用最大原则，在专家判断为状态 1 时，我们自然应该选择方案一：“调动 2 个消防队”。

表 6-8　阶段 1 的方案效用表

$u(\theta_j \mid a_j)$ \ a_j / θ_j	a_1	a_2	a_3
θ_1	0.6	0.2	0.2
θ_2	0.2	0.6	0.2
θ_3	0.2	0.2	0.6

（3）第二阶段状态修正及方案选择：根据第一阶段的处置结果和得到的新信息我们需要对事件状态进行判断或修正。此时第一阶段关于事件状态判断的概率就成了此阶段的先验概率，即

$$P(\theta_1) = 0.57,\ P(\theta_2) = 0.215,\ P(\theta_3) = 0.215$$

假设突发事件处于状态 j 时，专家对于得到的新信息推断出事件应该处于状态 i 的条件概率如表 6-9 所示。

于是，再次利用贝叶斯公式进一步计算得到事件状态的后验概率，如表 6-10 所示。

表 6-9　阶段 2 的专家判断准确率

$P(x_i \mid \theta_j)$　θ_j / x_i	θ_1	θ_2	θ_3
x_1	0.6	0.2	0.2
x_2	0.2	0.6	0.2
x_3	0.2	0.2	0.6

表 6-10　阶段 2 的事件状态后验概率

$P(x_i \mid \theta_j)$　θ_j / x_i	θ_1	θ_2	θ_3
x_1	0.8	0.1	0.1
x_2	0.2	0.6	0.2
x_3	0.2	0.2	0.6

若消防队赶赴现场后得到的新信息使决策者或专家判断事件状态应该是状态 1，即小型火灾，那么由于 $P(\theta_1 \mid x_1) = 0.8$，大于其他状态发生的概率，因此决策者应实施针对状态 1 的应急方案。倘若得到的新信息使决策者或专家判断事件状态应该是状态 2 或状态 3，由于 $P(\theta_2 \mid x_2) = P(\theta_3 \mid x_3) = 0.45$，可见两者的后验概率并无显著区别，故决策者应继续搜集更多的信息来修正关于事件状态的判断。

现在假设决策者搜集到的新信息支持状态 1 的判断，且该阶段事件处于三种不同状态下实施相应方案的效用值分别如表 6-11 所示。在此基础上就可以计算出第二阶段实施四种方案的期望效用分别为 0.66、0.31、0.13 和 0.06。根据期望效用最大化的原则，决策者在第二阶段的最佳应对方案应该是以阻隔为主，正面扑救为辅。

表 6-11　阶段 2 的方案效用表

$u(\theta_j \mid b_j)$　b_j / θ_j	b_1	b_2	b_3	b_4
θ_1	0.8	0.3	0.1	—
θ_2	0.2	0.7	0.1	—
θ_3	—	—	0.4	0.6

上述例子体现了在应对突发事件的整个过程中，通过信息搜集和概率修正来动态生成最合理应对方案的思想。

四、临 机 决 策

突发事件的一大特点就是难以预测。事件发生的时间、地点、影响范围往往很难准确定位。因此，在短时间内管理者无法获取足够的信息来制定应对突发事件的完美对策。应急预案的制订就是为了尽可能地在事前就将能设想到的突发情况一一列举，填补事件的突发性带来的缺陷，为抢救生命财产和减少灾害损失赢得宝贵时间。预案就是希望通过这种信息的“预先透支”来达到未雨绸缪的效果。然而预案具有一般性和常规性。在此基础上的常规决策必然存在没有考虑到的意外情况。这种局限性难免会造成现场应急处置人员的被动和慌乱，进而引起对上级的错误信息通报或通报延误，这又容易进一步造成高层领导的困惑和信息障碍，使得指挥和决策出现失误的可能性大大提高。

因此当出现突发性意外事件时，突发事件的响应和处置对现场应急人员有着很高的要求，需要综合考虑大量的事件信息、处置知识及相关对象信息，及时地制订出合理的方案。通常需要指挥员临机应变，及时调整处置策略，快速生成一个新的应急处置方案并部署执行。这种在有限时间内临机生成处置方案的应急处置方式就是临机决策，也是动态应急管理的一种典型表现形式。本节我们主要讨论临机决策的相关概念和决策过程。

（一）临机决策的相关概念

临机决策的英文是 improvisation，本义是指文艺作品的即兴创作。临机决策的中文概念最初来源于军事领域，一般指位于最前线的军事指挥员根据最新战场动态，能够随机应变，及时调整部署，使战局向最有利于己方的方向发展。临机决策由于对时间有着近乎苛刻的要求，因此往往也带有即兴发挥的特点。当然，这种发挥并不是盲目的、鲁莽的，更多的是依靠决策者在相关知识领域的前期积累和必要的精神特质，如坚定的意志、过人的胆识、敏锐的洞察力及预测事态发展的前瞻能力等。

在突发公共事件处置过程中，临机决策是指在较强的时间紧迫性且没有完全适合的应急预案的情况下，指挥决策者依靠自身的知识和经验积累，把握事发现场的特点，针对已经发生的突发事件，利用新方法制订行动方案，从而迅速化解危机。或者说，临机决策是对经验与知识的重建，通过决策者的强大的精神特质催生出适应当时环境所需要的策略方案。

值得注意的是，临机决策因为建立在信息严重缺乏的基础上，所以具有一定的风险性，而且发生决策失误的可能性也较高。但通过临机决策，一旦形成正确方案则会对迅速解决突发事件带来极大的帮助，而且这种成功经验的积累对于未来突发事件的解决也有着不可忽视的贡献。培养应急管理人员的临机决策能力，对于提高应急处置机构的执行水平和抗风险能力有着重要作用。

（二）临机决策的特点

由于临机决策的特殊性，它具有 4 个特点。

1. 时效性　临机决策的重要特点就是要服从时间约束。随着事件的不断演化，留给突发事件处置的松弛时间越来越少，可用资源随着分配与调度工作的进行也逐步减少，可以选择的应急处置方案也越来越少。随着信息搜索范围的不断扩大，可搜索的信息空间越来越小。所有这些因素都将导致突发事件响应问题越来越复杂。临机决策要求在满足苛刻的时间约束的前提下，尽可能地制订出考虑周全且效率较高的可执行方案，并在突发事件进一步扩散和恶化而造成实际的严重损失之前就立即执行，争取将突发事件对生命、财产、公众心理等方面的负面影响降至最低。

2. 模糊性　一般意义上的决策过程都伴随有一个很明确的可以定量表述的最优决策目标。而临机决策面对的是突发事件，其天生就具有突然性、不可预知性、信息高度缺失性等特点。决策者短时间内对于事件类型、事件级别、发生发展机制等方面的认识都是不完整的，这直接导致决策目标是模糊的、非定量的，而且这种模糊性在很长的一段时间内难以得到根本改善。应急管理想要实现的目标就是将突发危机事件对生命、财产和公众心理等方面造成的损失降至最低程度。但这毕竟只是一个很宽泛的表述，在面对具体的突发事件时，临机决策要求决策者首先生成一个决策目标。由于前文所提到的一系列突发事件特征的限制，临机决策目标往往只能依靠决策者的知识经验积累和临场主观判断来动态生成。决策目标在主观因素的作用下必然呈现模糊性，难以完全定量表述。

3. 动态性　通常情况下，临机决策并不是单次过程，突发事件的解决可能需要反复执行多次临机决策过程。简单来说，这是一个由观察、判断、决策和行动（observe、orient、decide、act）四大步骤组成的动态循环过程，国外学者一般将之称为“奥达回路”（OODA Loop）。显然，除非事件规模很小且与其他因素关联耦合程度较低，否则决策者必然需要重复多次回路并根据现实状况动态调整策略才能逐步解决突发事件。有效的临机决策应该使事件的可控程度随着回路运转而不断提升，而事件造成的损失随着回路运转不断下降。

4. 群体性　突发事件的应急处置通常涉及交通、医疗、通信、消防等多个部门，因此需要各个部门的领导者相互协调沟通，进行信息交流和共享，群策群力，寻找一个最优方案。仅靠一方不可能完美解决突发事件，只有通过各个资源机构相互合作且有条不紊地调配资源才能使临机决策收到很好的效果。这种多部门的沟通协作以及多决策者之间的交流磋商可以有效削弱个体决策的局限并避免出现独断专行的情况，体现了临机决策的群体性。

（三）临机决策的类型

一般地说，临机决策有 3 种主要类型。

1. 替换式临机决策　替换式临机决策是指处置突发事件时，存在一个或一个以上能很好适应该事件情况的应急预案，但预案中所涉及的某些具体的应急资源因故无法调用。应急决策者考虑到预案的高度适用性决定依旧启用该预案，但必须针对其中的一些流程或决策要素按照合理的原则寻找功能相近的替换品，从而形成能适合现实突发事件处置的新行动策略。一般而言，替换式临机决策是最常用的临机决策方式。

运用替换式临机决策的前提是存在高度适用的应急预案，且其中要求的条件在实际状况中能较大程度地得到满足。决策者所需要做的只是发现目前存在的资源瓶颈和相关的处置流程，并尽快找出合理的替代品。例如，1998 年长江发大水时，某地段发生管涌，按预定方案应该用沙包堵漏，但由于沙包数量不够，指挥员决定紧急征用附近某棉厂的麻包，这就是替换式临机决策的一个典型例子。

2. 改编式临机决策　面对具体的突发事件时，我们还是会遇到没有高度适用性预案的情况。如果事前的预案工作做得比较完善，那么应该还能找到一个或一个以上具有参考价值的预案。提取这些方案中与现实事件关联较为密切的有效因素，并对其进一步整合及完善，就能形成一个具有高度适用性的新方案。这种继承既有方案的思路，又有方法，对方案内容进行改编整合的做法就是改编式临机决策。

改编式临机决策和替换式临机决策的区别在于：替换式临机决策是对预案或者范例基本“照抄或照搬”，只将其中对于现实事件不适用的部分替换掉。而改编式临机决策是决策者在掌握了大量相关预案的基础上，将以往的成功经验和合理思路具体化为应急方案。这不是机械套用，更不是全盘照抄，需要充分发挥决策者的分析整合能力。

运用改编式临机决策的前提条件是没有高度适用的预案，但是有大量关于此类事件的可参考应急预案。决策者对于事件的应急处置流程非常了解，具有较强的分析判断能力，要求能在较短时间内整合出一个不同于现有预案的具有高度适用性的新行动方案。假设某处发生汽车自燃事故，那么最高决策者如何从交通、消防、医疗部门的应急预案库中迅速生成针对该事故的应对处置策略的过程就是典型的改编式临机决策。

3. 创新式临机决策 有时，决策者面临的突发事件具有全新的特征，应急预案库中完全找不到能较好契合现实事件特征的预案。这样，进行具体的应对处置时决策者只能根据自身的知识积累，联系以往的成功经验，不断地进行假设猜想和逻辑推导临机催生出可能具有处置效果的应急方案。

常规决策活动的成功经验往往是创新式临机决策最大的灵感来源。创新式临机决策没有固定的框架和生成途径，是决策者的洞察力、判断力、创造力的结晶。一个由创新式临机决策生成的应急方案可能包含常规决策的片段，也可以包括替换式临机决策、改编式临机决策甚至创新式临机决策的片段。更多情况下，它正是各种决策方法和规则的复合体。

运用创新式临机决策的前提条件是决策者面临完全无应急预案可用的“绝境”。不仅没有高度适用性的应急预案，连可参考的类似预案都无迹可寻，决策者只能依靠知识经验积累和临时搜索信息来主观创造一个全新的应急方案。

由于人类认知水平的局限，未来可能出现的突发事件永远无法穷尽，因此创新式临机决策是处置突发事件的一种不可或缺的决策方式。与创新式临机决策相关的成功经验不仅有利于决策者自身信念的巩固和精神特质的强化，对于突发事件应对而言更是一笔宝贵的财富，它可以对未来的创新式临机决策起到一定的指导作用，使决策成功的可能性得到提高。随着决策者对事件认识的逐渐深化，以及对事件处置结果的评估和反馈，创新式临机决策也将经历一个不断改进和完善的过程。

不难理解的是，三种临机决策方式对决策者精神特质的要求应该呈现由低到高不断提升的趋势，同时，存在决策失误的风险也随之不断增大。

（四）临机决策的基础条件与主要过程

临机决策虽然有随机应变的性质，但不等于随便决策。临机决策需要决策者具有相当水平的知识与经验积累及较强的精神特质。

1. 临机决策的基础条件 总体来讲，临机决策的前提准备大致有以下几项。

（1）应急预案：是突发事件应急处置系统的重要组成部分。由于在未来较长一段时间内，人类还无法完全抵御和消除重大自然灾害的潜在威胁和现实破坏，人们只能在力所能及的范围内立足于防灾、减灾工作。针对各种不同情况的紧急情况制订有效的应急预案，不仅可以指导应急行动按计划有序进行，帮助实现应急行动的快速、有序、高效，还可以指导应急人员的日常培训和演习，保证各种应急资源处于良好的备战状态。

预案是一种预先制订好的方案。它定义了突发事件的描述、应急组织的结构和组成方式、事件的处置流程和相关权力责任分配。显然，预案的制订必然要参考以往的事件情况和处置经验，它是一种对成功经验和失败教训的书面总结。一旦再次面临突发事件，健全的预案体系将有助于决策者从中直接选择可用的应急方案，对于绝大多数突发事件而言，预案的存在就足以辅助决策者进行临机决策，为制定应急策略赢得宝贵的时间。显然，应急预案是三种临机决策方式都不可或缺的前提准备。

（2）现实案例：人们在分析问题和解决问题的过程中，通常都会想到“过去我们是怎么做的”、“以前我们有没有成功解决过这样的问题”。这种依赖以往的经验来得到关于新问题解决方法的思路符合人类的思维认知规律。预案虽然能提供较为直接的可参考应对策略，但它毕竟只是一般的框架和建议，难免会与突发事件的实际情况有所出入而导致预案不可行。

现实案例的存在则正好从一定程度上弥补了预案留下的空白。案例会记录事件的具体情况、发展演化过程、官方的处置流程及相应的经验教训总结等。这些现实案例可以为决策者提供一幅以往突发事件的全景。决策者进行临机决策时，可以在搜索可用预案的基础上，翻看他人记录的或是自己亲身经历的类似案例。通过新、旧事件及面临难题的对比，提出解决新问题的方案。显然，现实案例是进行改编式临机决策与创新式临机决策的必要基础准备之一。

（3）相关政策法规：临机决策具有很强的灵活性，但是这种灵活是有限度的，必须在与突发事件应急处置相关的各种法律和制度约束下进行，包括国际、国内的有关公约、政策、法律、规定等。《中华人民共和国突发事件应对法》以及各行各业的安全生产规章制度都是临机决策者需要参考的硬性约束。当然，这些规定同时也能给决策者提供决策信息和应急处置的参考标准。

（4）知识经验积累：突发事件应急管理是一门多学科交叉形成的新学科，具体的应对处置过程是现代科学与技术的综合应用。临机决策过程中最重要的角色自然是决策者，决策者的知识经验积累越丰富，应急预案和现实案例才越能在实际决策时发挥重要作用。但知识和经验并非等同于决策能力，它们是形成决策思维的重要辅助因素，必须通过决策者的有效思维活动才能转化为具体的应对策略。所谓有效思维活动，是指有效的逻辑思维和发散性思维。它是在掌握现实情况的基础上，运用已有的知识和经验，进行一系列假设、归纳、演绎、推导，并全方位探索新判断、新见解，预测新进展和可能结论的过程，而不是保守地重复固有事实，或机械套用他人的经验法则。显然，决策者的知识经验积累是进行创新式临机决策的必备前提。而决策者的精神特质则对临机决策的成功率有着重要的影响。

2. 临机决策的过程　按照通常的决策程序，临机决策的主要过程大体上可以分为四个阶段。

（1）决策准备阶段：该阶段的主要工作是对突发事件现场进行调查研究，搜集与突发事件有关的各种有用信息，在此基础上对这些信息再进一步地筛选、加工、整理和储存。这一方面可以使决策者对事件形成一个初步的模糊的认识，另一方面也为后续的具体决策准备了必要的参考信息。

（2）目标决策阶段：确定希望达到的目标是决策工作的第一步。只有对决策目标拥有清楚和明晰的认识并通过一定的文字或代号描述出来才能表明决策者已经基本把握了突发事件的大致状况且知道接下来该怎么具体布置工作。随着时间的推移，突发事件的表现不断变化，决策者对事件的认识也趋于深化，决策目标自然也应随着事件的发展而不断地动态调整。当然，保持局部最优或全局最优的目标制定准则贯穿临机决策的整个阶段。

（3）方案决策阶段：有了决策目标，接下来自然要制订具体的行动方案，目标决策的具体化就是方案决策。此时决策者将充分运用自身的知识经验积累，挖掘应急预案库和以往的现实案例中的可参考内容，联系决策准备阶段存储的各项信息，灵活采用替换式临机决策、改编式临机决策、创新式临机决策等方法生成具体的应急处置方案。

（4）处置决策阶段：处置决策是应急方案执行过程中的决策活动。突发事件处置现场的情况瞬息万变，方案与实际的实施效果难免会有差异，而且方案本身可能也存在诸多具体执行之前未考虑到的弊端，因此决策者在方案执行过程中需要对实施效果进行控制。比较这种差异，进而调整目标或方案流程的工作就是处置决策。

临机决策要想取得成功，一般离不开以下几条准则：

1）决策速度高于决策质量。突发事件的突然性和信息高度缺失性特征使得应对时间对于挽救损失而言具有极其重要的作用。因此，临机决策对于时间会有较高要求。它不允许决策者只考虑决策效果而忽略时间约束。如果不能及时做出部署，就会丧失很多宝贵的机会，这时即使决策再正确，决策质量再高，也是无意义的。实际上决策速度本身就是衡量决策质量的一个重要因素，在临机决策中，这种重要性更是被提到了首要的地位。如何在决策效果和决策效率之间取得优化平衡是个值得认真考虑的问题。

2）占有信息是制胜关键。应急预案库、现实案例、知识经验积累及事件现场信息等都是进行临机决策不可或缺的信息来源。显然，这些信息构建得越丰富，就越有利于决策者制订准确的临机决策方案。如果没有这些基础信息，决策者可能就只能做到“随便决策”了。

3）临机决策能力是成功的保证。实践表明，那些能够从混乱无序的现象中敏锐地把握到秩序和规律的决策者以及具有丰富知识经验积累的相关领域专家，往往能够作出高质量的临机决策。因此，突发事件应急管理要求决策者培养和提高自身的调查研究能力、信息捕捉能力、洞察问题能力、分析判断能力及科学预测能力。由“经验决策”向“最优决策”、“满意决策”转变，最后达到“超优决策”，这是决策艺术的最高境界。

五、动态应急管理中的多部门联动应急模式

之所以需要进行动态应急管理，是因为突发事件在不断地变化，因此只有进行动态管理，才能够适应事件的演进。在动态应急管理的过程中，一个很重要的现象就是原本只需要某几个部门参与，但是随着事件的变化，还需要另外的部门参与到应急管理中来。

我国在近几年实施城市应急管理的过程中，总结了四种基本的应急联动模式。这也符合实事求是、因地制宜的基本系统建设原则，而且未来各个地方的发展也将有所不同，所以不太可能只设计一种规划建设模式。通过对国内外各种应急联动系统的深入分析，目前国内的应急联动中心可分为四种类型：集权模式、授权模式、代理模式及协同模式。

在建设应急联动中心过程中，各地均可根据当地的实际情况及风险的不同类别来确定

本地应急联动系统的基本建设模式。一般来说，选择应急联动系统建设模式需要考虑以下因素：主要风险的特点、宏观应急指挥体制选择、城市规模、指挥权、应急联动的技术基础及预案完备状况等。其中，当地政府选择的宏观应急指挥体制是第一要素。作为政府应急体制的支撑平台，有什么样的体制，就需要采取什么样的联动模式。四种应急联动模式出现在不同城市的应急实践中，有其各自的特点和适用情形。

（一）集权模式

集权模式是指整合当地政府和各种下属机构以及全社会所有的应急资源，成立一个专门的应急联动中心，由该中心代表政府全权行使应急联动指挥大权。

集权模式具有一些基本的特征，基本的管理模式是：系统建设由政府牵头、政府投资、集中管理。应急联动中心属于政府的一个专业性管理部门，有专门的编制人员和预算费用，是城市处理综合性突发事件的唯一中枢。政府将应急管理的所有指挥权归于该中心，当处于应急状态时，应急联动中心可以调动政府的任何部门。

集权模式的应急联动中心采取“一级接警，一级处警”的处置模式，由该指挥中心统一接警，统一处警。一旦出现综合性的重大事件，中心的最高领导直接协调相关各专业联动处警，此时，当地政府不再另设应急指挥中心，政府领导可以在中心的指挥区内参与指挥，中心可以调度和管理所需的相关人力和物资资源。

这里需要特别强调的是，这样的一个集权中心处理的一般是单个部门无法处理的“重大”事件，而一般而言的所谓非综合性“简单”事件依然由各个不同的专业职能部门负责。

目前，国外的应急指挥普遍采用集权模式来进行城市管理。由于该模式几乎重构了城市的整个应急体制，因而建设难度大，投资也大。

集权模式采用统一的管理体制和专业化的部门，比较有利于应急管理成为一个专业性的政府部门，如同医院和消防部门一样，这可以为未来的应急管理打下良好基础。而统一指挥、信息和资源共享会更有利于实现快速反应、精确指挥。一级接警减少了指挥层次，统一了报警信息入口，使指挥效率大大提高。

集权模式的应急联动中心可能和现行的行政体制产生冲突，一旦形成专业化的部门，上一级政府可能就需要进行体制调整，不再直接插手进行应急指挥，但是，以往长期养成的“官大一级”进行应急指挥才更有效的行政关系可能需要大家重新适应新的模式，如果处理不好，其他“被指挥”部门容易出现协作上的问题。

一旦应急联动中心成为一个独立部门，就会产生与政府其他部门的高度耦合，在没有出现突发事件的平时业务中也要其他部门进行协作，这就需要协调好相互间的关系。而其他的传统应急反应部门，如消防、公安、防汛、城市的生命线管理等机构能动性的发挥也可能产生问题，很可能使这些部门对应急管理产生依赖和观望情绪。而如果在某个时期出现接警量过大的情况，则可能会使指挥中心负荷过重。

另外，由于突发事件的复杂性，可能最初的事件属于一个职能部门职权范围内，但是在出现次生、衍生事件后却应该由应急指挥中心介入。但是，究竟哪类事件应该由应急中心直接指挥，哪类事件应该先由职能部门处置，等需要时再动态调整指挥权，对此很难进行准确的定义。

一般认为，我国第一个建设“城市应急联动”的广西南宁市就采取了集权模式。南宁的城市规模属于中等偏上，应急指挥装备水平相对落后，各部门职能分散。于是，政府在进行应急联动系统设计时直接整合资源，集中投入，构建了集中、统一、高效的城市应急联动中心，负责南宁市所有应急事件的集中处理。

（二）协同模式

我们知道应急管理中存在多个主体，他们之间可能是博弈的关系，也可能存在直接指挥的关系，也可能是平时不相往来，只在发生业务交叉时才有临时的协作。

应急管理中的协同模式基本是在多个应急管理主体之间出现与各自都有关系的突发事件处置时建立的一种合作处置模式。它是由多个不同类型、不同层次的指挥中心和执行机构通过行政关系集成在一起，按照事先约定或临时约定的工作流程，分工协作、联合指挥、联合行动。

在协同模式中，联动由多个不同类型、不同层次的指挥系统构成。一般由一个政府指挥中心（可以是市政府或接警时最接近突发事件的专业处置部门）、多个相关部门指挥中心和更多个基层远程协同终端构成。这样的模式在战时进行协调、决策和监督，平时则侧重于风险事件的预防和监测。其他相关部门指挥中心，如交通、消防、城管等，则侧重于对紧急呼叫的快速反应，先期处置。基层协同终端系统是部门指挥中心的远程“传感器”，在通信网络传输信息、接收指令并完成处置后的反馈。例如，北京市东城区的“万米网格”就是一套比较完整的终端信息搜集体系。

协同模式的本质是在现有的政府行政联动的基础上增加网络化电子协作与协同一体化指挥平台，两者相辅相成。在协同模式中，不同类型的事件有不同的指挥主体。一般事件由部门指挥中心直接处理完成，重大事件则通过协同网络被当地最高级政府的指挥中心捕获，然后再协同各相关部门指挥中心共同处置。所有系统通过局域网连接在一起，可实时交换各类不同信息，并实现多部门、多行政层次的动态协作。

在协同模式下，两层多级指挥系统各有职责，不产生冲突，且指挥系统物理分离、逻辑统一。该模式可以直接在现有行政体制的基础上构建，和当前的部门职能分工一致。事实上，之前我国对于涉及不同部门间协调的重大事件的应急管理，正是采用了协同模式。由于很多地方政府在现阶段不可能重新建设一套新的应急指挥体系，于是，依托现有的行政资源，直接在当前的行政机构的基础上建立一套很好的协同机制，也可以解决应急联动的问题。

（三）授权模式

在政府的行政架构下，有些部门由于有长期经验的积累，在处置某类事件上有比其他机构优越得多的地位，因此就应该利用这样的优势，当发生某类该部门可以牵头高效处理的突发事件时，将整体的处置权力全部授予这个部门，让它有权力去协调其他相关部门，以其为主来完成应急指挥，以最高的效率来解决问题。

在授权模式中，政府将应急联动的指挥权授权给某一特定部门 A（如公安、消防、卫生、市政管理委员会等），以 A 部门为核心，协同其他相关部门共同处警，需要时，A 部门就可以按照授权的权限去调动其他部门联合行动，效率会比较高。一般而言，这个被授权的部门可以是交通、消防、医疗急救、卫生、质量监督、技术监督等部门，以及其他相关部门，如工商、城管等，当需要时才有选择地加入应急指挥中心。

授权模式可以让当地最高政府利用现有的部门资源和经验基础，通过局部式体制调整，授权最相关的那个部门或应急基础比较好的某部门，相关部门联动力公，联合在该部门的指挥下行动。例如，如果突发事件是大型刑事案件时，它可能还会涉及其他方面的潜在风险，那么，这个被授权的部门可以是 110 指挥中心。事实上，国务院 1998 年就明文要求各地公安机关及政府有关部门以 110 为龙头，承担起整个社会联动的工作。而直到今天，在涉及一个城市或地区的应急体系应该怎样建设的问题上，依然存在由公安牵头设计与建设还是由政府的应急或信息办公室来牵头的矛盾。

授权可以是长久授权，也可以是临时授权，在前一种情况下，该部门的应急指挥中心就是整个政府的应急指挥中心，当突发事件出现时，本地最高政府的相关行政领导在此直接指挥；如果是后一种情况，则可以由该部门的相关领导负责进行应急指挥。

一般授权模式多采用“一级接警，多级处警”的处置模式，普通事件根据专业化或属地原则，由相关部门或人员处理；当出现综合性的突发事件时，即由指挥中心直接处理。

授权模式充分利用之前，已经具有经过多年积累起来的公安、消防、交通、卫生每部门的应急处置经验，在这一基础上快速构建应急指挥系统，运行的磨合期短、风险小。但是，授权究竟应该授到什么样的地步，才能够在处置事件时做到不越位、不弱势，这仍然是需要探讨的一个问题。

授权模式可能比较适合大型城市，是目前国内比较现实可行的模式，广州和上海等城市都采取了这种模式。

（四）代理模式

现在很多企业都有了呼叫中心，由经过培训并熟悉该企业大多数产品的相关支持的接线员组成。在企业的客户服务系统中，呼叫中心的接线员相当于企业的“代理”，虽然没有处理事件的权力，但是可以在第一时间将客户的需求传达给有权力的相关人员。

同样，应急联动中心也可以采用这种“代理”模式，负责接听各类应急呼叫，根据每次呼叫的性质，将应急任务分配给一个或多个最恰当的部门去处理，并最终将处理情况反馈报警人。在代理模式中，政府牵头统一紧急呼叫的入口，各部门从“代理”处处警，各自负责，代理中心除了负责接警和反馈外，还可以监督各应急部门处置事件的能力和结果。

代理模式解决了“统一接警”的问题，是下一步统一指挥的重要基础。这种模式与现行的体制冲突小，便于进行建设。但是，这种模式也可能导致不准确的接警和分配，需要“代理”具备多个部门的专业知识。

目前，北京市应急系统第一阶段的建设核心就是这样一个“呼叫”中心，它为各个相关应急支持部门负责代理接警。这体现了北京的城市特点，每个应急部门相对独立，规模比较庞大，应急反应机制相对成熟。

（贺　智　谢　红）

第七章　灾害医学救援系统工程案例分析

第一节　四川汶川地震救援

一、事件背景

自然灾害是指给人类生存带来危害或损害人类生活环境的自然现象，主要包括水旱灾害、气象灾害、地震灾害、地质灾害、海洋灾害、生物灾害和森林草原火灾等。近年来，自然灾害在受灾区域、死亡人数和灾害损失等方面呈现出平稳的演变态势。但我国依然是世界上自然灾害最为严重的国家之一，具有灾害种类多、分布地域广、发生频率高和灾害损失重等特点。

自然灾害可分成两类：第一类为非突发性灾害，如干旱、虫害导致的饥荒、火山喷发、飓风等，可以在某种程度上预测并采取一定的预防措施。第二类是突发性灾害，如地震、山体滑坡、洪水等灾害，难以预测且没有时间去准备。突发性灾害具有类似的破坏模式，第一波造成的死亡率和发病率由灾害本身造成，延迟出现的第二波人员伤亡往往由可预测的次生灾害造成。

自然灾害，同战争一样，都会严重的破坏百姓健康和医疗卫生系统。地震是突发自然灾害中一个特别的类型，其紧急医疗救援和作战或武装冲突环境下医疗救治最为相似，相似点包括：明显的死亡率和骨骼系统疾病的高发病率，在事发当天到未来 3～5 天的早期救援中，急救和紧急手术与环境卫生、食品提供等人道主义救援措施相比具有更高等级的优先权，而在其他自然灾害中，人们要么已经死亡，要么就是相对较轻的伤害，如表 7-1 所示。例如，2001 年印度古吉拉特邦持续性 7.8 级地震，造成了 2 万～3 万人死亡，大约 20 万人受伤，其中重伤占全部损伤的 10%，四肢损伤又占重伤的 85%。大部分伤者在“缓冲

表 7-1　突发自然灾害短期内破坏力分析

<table>
<tr><th rowspan="2">影响</th><th colspan="6">灾害类型</th></tr>
<tr><th>地震</th><th>台风（无洪水）</th><th>海啸/洪水</th><th>洪水</th><th>滑坡、泥石流</th><th>火山爆发/火山泥流</th></tr>
<tr><td>死亡数</td><td>较多</td><td>较少</td><td>较多</td><td>较少</td><td>较多</td><td>较多</td></tr>
<tr><td>需要治疗的重伤伤员</td><td>较多</td><td>中等</td><td>较少</td><td>较少</td><td>较少</td><td>较少</td></tr>
<tr><td>传染病风险提升</td><td colspan="6">所有主要自然灾难都具有潜在风险，人口密度增加和环境卫生恶化导致传染病风险概率提高</td></tr>
<tr><td>对当地医疗机构的破坏</td><td>严重（机构和设备）</td><td>严重</td><td>严重但局限</td><td>严重（只有设备）</td><td>严重但局限</td><td>严重（机构和设备）</td></tr>
<tr><td>对水资源系统破坏</td><td>严重</td><td>较轻</td><td>严重</td><td>较轻</td><td>严重但局限</td><td>严重</td></tr>
<tr><td>食物短缺</td><td colspan="2">严重
（主要由于经济和物流因素）</td><td>中等</td><td>中等</td><td>严重</td><td>严重</td></tr>
<tr><td>大量人口迁移</td><td colspan="2">严重（严重破坏的城市）</td><td colspan="4">中等（通常有限）</td></tr>
</table>

区”得到当地医生和海外救援队提供的确定性治疗。同样，我国作为发展中国家，由于基础设施薄弱，公共卫生能力不足，医疗机构和卫生人力、技术和物质资源分布不均衡等原因，重大地震灾害来临时紧急医疗响应和救治系统更加脆弱。特别是近年来，随着社会经济发展和城镇化进程加快，资源、环境与生态压力明显加剧，人口分布与建筑布局更加密集，有效避险空间持续缩小，一旦发生重大地震灾害，往往瞬间造成大规模的人员伤亡；救灾的关键是救人，实施科学有效的应急医疗救援，最大限度地挽救生命、减少伤残成为一项重要课题。

2008 年汶川地震是新中国成立后破坏性最大、救援难度最大的地震灾害，也是进入 21 世纪以来全球人员伤亡最为惨重的城市地震灾害。在党中央、国务院、中央军委的坚强领导下，全国总动员，展开了一场我国历史上救援速度最快、动员范围最广、投入力量最大的抗震救灾行动，汶川地震救援作为我国应急医疗救援体系建设过程中的重要里程碑，既验证了我国坚持具有中国特色的防灾救援管理制度的正确性，也考验了我国现阶段的医疗救援水平。下文将以汶川地震为例，对地震灾害医疗救援的过程方法和经验教训进行梳理和分析，以期为医疗救援实践探索新办法、积累新经验。

二、事件回顾

（一）总体受灾情况

2008 年 5 月 12 日 14 时 28 分，在四川汶川发生里氏 8.0 级地震，截至 2009 年 5 月 25 日 10 时，共 69 227 人死亡，374 643 人受伤，17 923 人失踪。地震发生在地壳脆弱转接带，震源深度为 10～20km，靠近地表，持续时间长，破坏性大，影响强烈。自唐山大地震以来，汶川地震是波及范围最广、伤亡最惨重的一次地震。

此次地震特点是跨区域、多点受灾、次生灾害多发。包括震中 50km 范围内的县城和 200km 范围内的城镇几乎全部受灾，灾区总面积约 50 万平方公里。其中以川、陕、甘三省震情最为严重，仅四川一省，受灾面积就达到 12.5 平方公里，占四川省面积的 25.77%，房屋及市政设施、电力、通信、交通运输与水利方面皆受到强力破坏，四川省直接经济损失超过 8800 亿元。根据地震局综合灾情计算方法，评估出在此次地震中极重灾区 10 个县（市、区），较重灾区 51 个县（市、区），一般灾区 186 个县（市、区），影响区 180 个县（市、区），共计 417 个县（市区），其中极重灾区、重灾区面积达到 13 万平方公里。由于受灾区域超出行政区域划分，整个救援的组织指挥、调度协调、具体实施都面临前所未有的困难和挑战。

（二）地理气候影响

根据国土资源部地质环境司已进行的县市地质灾害调查资料显示，汶川地震的重灾区位于我国青藏高原至四川盆地的过渡地带，也是我国第一阶梯向第二阶梯的延伸过渡带，地貌与地势构造复杂，大断裂纵横交错、高山峡谷密集、地形崎岖破碎，山区路途阻断，大型搜救设备难以进入震中地域，同时严重创伤的人员也难以转运到后方救治；地震重灾区范围内发生了大量的滑坡、崩塌等次生灾害，地震缝、泥石流和地面塌陷也较为常见，形成了大大小小的数个堰塞湖，不仅增加了救援难度，更使救援形势瞬息万变、复杂危险。重灾区域同时包含了发达、欠发达地区和少数民族区域，有人口丰富地带，也有地广人稀地带，社情民情和经济基础差异明显，受灾人群不但分布广泛，而且对医疗救援需求的差异性较大。

气候方面，汶川地区年平均降水量为 600～900mm，虽然汶川地震区域 5 月出现强降雨和暴雨洪涝的概率不高，但从 6 月中旬开始降水量增多，7～8 月达到峰值，暴雨洪涝的概率增加到 20%～35%，对灾后的重建和防疫工作产生不良的影响，与此同时其衍生气象灾害还有干旱、强对流天气、高温、雾、雪灾和泥石流等。

（三）救援任务需求

汶川地震灾害对当地医疗机构的破坏力极大，据统计，在灾情最严重的 51 个县（市、区）中被损毁的医疗机构多达 11 028 所，医疗卫生人员伤亡 1207 人。四川全省 181 个县市区的 4410 个建制乡镇卫生院中，有 2380 个受到了不同程度的损害，占 53.97%。显然，当地的医疗机构已经无法满足震后瞬间激增的医疗卫生需求，因此，“黄金 72 小时”之内的自救互救和专业队伍的应急医学救援，对减少和救治伤员发挥了至关重要的作用。

地震伤亡的严重程度首先取决于地震强度，强度与死亡人数成倍数关系。其次于震中距离、震区人口密度、建筑物抗震性能、有无短临预报防范措施、抢救时间都与其有着密切关系。最后，不同的环境条件和季节、时间、地震的继发伤害都会对人员造成更多种的损伤。地震导致死亡的主要原因为大出血、窒息和埋压闷死，主要的损伤类型包括建筑物倒塌砸压下的机械性伤害、土埋窒息、被困断水断食、淹溺、烧伤烫伤等损伤，其中严重创伤和挤压综合征的院前识别与救治是整个医疗救援行动的难点。随着大规模伤亡人员的减少，后期救援工作的重心转变为长期基本医疗卫生服务、灾害监测与控制、环境卫生和食物安全与供给等，地震灾害不同救援阶段的任务需求分析如图 7-1 所示。

三、事 件 分 析

（一）建立跨区域指挥体系

在汶川地震期间，灾害发生后，中国共产党中央纪律检查委员会、财政部、商务部、国家发展和改革委员会、审计署主要负责救灾物资及资金的筹集、监管和发放；汶川地震应急医学救援组织指挥体系主要采取靠前指挥，多方融合的结构。震后 2 小时内，成立国家和四川省两级抗震救灾指挥部，同时成立抗震救灾各工作组和前线指挥部，从国家、军队到地方的卫生指挥机构均快速响应。国家层面，国务院迅速成立了抗灾救灾总指挥部，作为应急救援的最高指挥机构，20 多个部委参与到应急灾害救援行动中。医疗救援作为灾害救援的重中之重，国务院抗震救灾总指挥部下设卫生防疫指挥组，卫生部和中国疾病预防控制中心分别在四川省卫生厅和四川省疾病预防控制中心设立前方综合协调组，指导、协调、支持当地开展紧急医疗救治和卫生防病工作。卫生部组织了大批医保人员、流行病学专家、检验防疫人员、心理疏导专家等专业人员深入灾难现场展开救援行动，全国实施卫生系统对口支援“无缝对接”机制，血库、疫苗紧急调度，灾区防疫、消杀等措施全面开展。

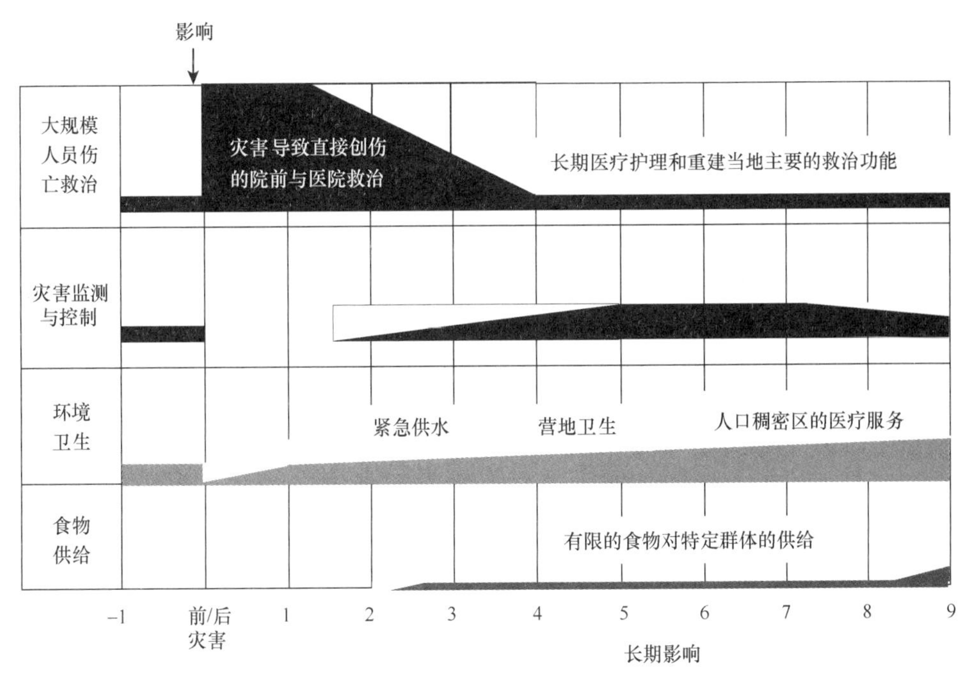

图 7-1　地震灾害不同救援阶段任务需求和优先权

四川省卫生厅在重灾区专设医疗保障组，在极重灾区设抗震救灾急救部；灾区各市州县相继成立抗震救灾现场指挥部，形成了“国家–省–市–县”4 级联动、卫生部与省卫生厅两级属地化靠前指挥的组织体系。

震后半小时，国家、省指挥机构均启动一级响应，70%以上重灾区市、县级医疗机构派出医疗队，85%以上重灾区县级医疗机构开始收治伤员。震后 1 小时，省急救中心第一支医疗队赶赴灾区。震后 2 小时，已有 28 支省内医疗队赶赴灾区。震后 12 小时，96 支省内医疗队赶赴灾区。震后 14 小时，第一支省外医疗队进入灾区。震后 24 小时，已有 474 支省内外医疗队进入灾区。

（二）合理配置医学救援力量

科学合理的部署医疗救援人力资源配置，对于充分发挥各级医疗救援人员的作用、提升整体的医疗救援效率具有重要作用。组织指挥大批的医学救援队伍，只有做到科学部署、合理用兵、总体疏散、局部集中，才能发挥医学救援的最大效益。强震巨灾导致大规模伤亡，医学救援力量使用要向重点方向倾斜，尤其是群众聚集地（学校、厂矿）、政府部门、银行金融系统、军事单位等重点部门，加强了救援力量。

汶川地震医学救援力量主要分为战略支援力量、区域支援力量、灾区本地力量和国（境）外支援力量四种。战略支援力量由国家、外省、军队和武警的支援力量组成，不包括后方医院。区域支援力量指四川省内非灾区支援力量。汶川抗震救灾应急医学救援力量总数达 6.6 万余人，其中战略支援力量 8418 人，区域支援力量 37 582 人，本地救援力量约 20 000

人，中国港澳台地区支援力量达240余人，来自国际10支医疗队组成救援力量350 人。

特大地震极重灾区医疗卫生系统损毁严重，应急医学救援力量以支援力量为主。战略救援力量和区域救援力量要优先配置到极重灾区，分别占这两支力量的84.21%和79.96%；重灾区和一般灾区救援力量应以本地救援力量为主，分别占当地总救援力量的 76.34%和96.28%。

汶川抗震救灾的军队医学救援力量共有397支医学救援分队、7061名卫生人员参加一线医疗救治、卫生防疫和心理救援，39所军队医院参加灾区后送伤员救治工作。在部署医学救援力量时，充分考虑伤员的空间分布并进行了配置。根据相关统计，震后60小时，到达极重灾区的军队卫生力量占救灾一线全部医学救援力量的60%，为伤员能够在震后“72小时黄金时间”内得到抢救创造了有利条件，对提高伤病员救治率和后续治疗质量具有重要意义。

（三）构建跨区域四级救治链

针对汶川地震受灾面积广、救灾难度大、伤员人数多、重伤人员多、灾区医疗机构受损严重等特点，伤员救治主要采取“医学救援与伤员搜救、现场检伤、邻近救治、及时转运同步”的策略。

针对重症伤员救治，指挥部制定了“集中伤员、集中专家、集中资源、集中救治”的“四集中”专科救治策略，在区域性综合医院集中收治危重症伤员。其中，四川省内收治的大规模危重伤员病死率控制在2.3%，远低于早期非集中救治时期重症病死率的12.1%。

本次医学救援工作，主要以四级救治模式全面展开，救治方式如下：一级救治，包括灾民的自救互救和专业救援队的搜索营救、现场紧急处置，主要由军地医疗队伴随搜救队伍对埋压人员和严重创伤伤员实施全面的搜救和现场急救。二级救治为早期救治，早期救治以紧急救命手术和损伤控制性手术为主要内容；由医疗队依托当地医疗机构或选择合适地域展开野战移动医院和急救站。三级救治为复杂手术和确定性专科治疗、集中收治危重伤员，由灾区周边区域中心医院、野战移动医院承担第三阶梯的救援任务。第四级为跨省医疗后送、伤员的专科和康复治疗，主要由三级综合性医院承担该任务；伤员并不是要逐一通过四个救治阶梯，而是由救治时效和救治机构的可及性决定。在此次灾难中得到救治的伤员达到了430万人，其中超过1000名重伤伤员得到转运救治的机会。

（四）持续展开医疗卫生体系援助和重建

2008年5月22日，民政部下发《关于对口支援四川汶川特大地震灾区的紧急通知》，确定由北京等21个省份分别对口支持四川省的一个重灾县，通知要求，各地对口支援四川汶川特大地震灾区，提供受灾群众的临时住所、解决灾区群众的基本生活、协助灾区恢复重建、协助灾区恢复和发展经济，提供经济合作、技术指导等。2008年6月18日，《汶川地震灾后恢复重建对口支援方案》正式颁布，统一部署对口支援任务，创新提出“一省帮一重灾县，举全国之力，加快恢复重建”。明确要求19个省市以不低于1%的财力对口支援重灾县市3年。

2008年6月20日，根据党中央、国务院关于恢复重建对口支援总体要求，为做好医疗卫生对口支援工作的组织管理，推动地震灾区医疗卫生服务体系和服务能力建设，保障灾区临时安置群众的医疗卫生服务，实现大灾之后无大疫的目标，卫生部制定《卫生部国家中医药管理局关于医疗卫生对口支援地震灾区工作方案》。2008 年 9 月 19 日，国务院发布《国务院关于印发汶川地震灾后恢复重建总体规划的通知》，其中医疗卫生规划项目见表 7-2。

表 7-2　医疗卫生规划项目　（单位：个）

项目	合计	四川	甘肃	陕西
医院	169	137	23	9
疾病预防控制机构	63	48	11	4
妇幼保健机构	52	39	9	4
乡镇卫生院（含统建普通乡镇计生站）	1263	1021	160	82
药品检验所	7	5	1	1
其他卫生机构	67	57	2	8

以上这些政策的出台为灾后医疗卫生服务体系的重建提供了指导和支持。

灾后医疗卫生服务体系的恢复重建是一个系统工程。包含前期的损害评估及方案制订、基本诊疗能力的恢复、卫生防疫和心理援助的开展，中后期的建筑的修缮或重建、卫生人力补充与培训、卫生资金技术的投入、物资设备的重置、信息系统的恢复等，重建效果的评估标准则是服务能力的恢复或提升。汶川地震强度高、破坏大，但灾后重建“三年援建任务两年基本完成”，这创造了世界重大自然灾害灾后重建的历史性奇迹，探索出了重大自然灾害灾后恢复重建的“中国模式”。

（五）唤起社会力量的参与热情

大量个体民众志愿者参与到抗震救灾工作中来。地震发生后，社会公众爆发出了“惊人”的参与热情，大量的社会组织以及公民个人自发且积极地参与到了震后的应急救援工作中。据不完全统计，来自国内外的抗震救灾志愿者数量多达 120 万～150 万。灾区民众也充分发挥自救、互救精神，通过各种形式配合整个抗震救灾活动。例如，汶川女孩通过网上发帖帮助部队找到了适合军用直升机降落的地点，这对于当时进展艰难的救援工作极为重要。

社会团体和企业在汶川地震发生后快速反应，积极投入到抗震救灾工作中。地震发生后 1 小时之内，由四川省医学急诊专业委员会主任带队的第一支医疗救援队奔赴灾区。环保组织“绿色江河”、李连杰壹基金、香港乐施会社会团体都在第一时间制订和实施了救灾措施。800 位《2007 胡润百富榜》上榜企业家就有 112 人向灾区捐款，总捐款数额目前高达 8.74 亿元。一些企业也通过派遣志愿队援助灾区。如重庆长龙实业（集团）有限公司就通过派出 4 支医疗队的形式援助灾区。江苏陈光标名下的黄埔再生资源利用公司则在地震发生后，马上调集了包括挖掘机、推土机等专业设施在内 60 台工程机械以及相关技术操作人员前往灾区。

（六）得到国际人道主义救援关注

作为中国政府首次接受的国际紧急救援队，2008 年 5 月 16 日，来自日本、俄罗斯、新加坡、韩国四个国家的队伍相继抵达成都，并在第一时间奔赴各个灾区。随后，包括来自古巴、意大利、巴基斯坦等国家的 300 多名救援队员陆续到达四川。

日本救援队是汶川大地震后第一支抵达中国灾区的外国专业救援队，包括 60 名救援队员，这也是日本政府第一次向中国提供专业救援人员在灾害现场开展搜救行动。新加坡派出包括 4 名医护人员的 55 人综合性城市搜索与营救救援队。俄罗斯向我国派出了 50 名救援队员，并在都江堰报恩寺家属院成功救出一名幸存者。除救援人员外，国际救援队还带来了先进的抢险救灾装备和器材。5 月 22 日，在德国首都柏林的舍内菲尔德机场，德国红十字会捐助的医疗设备被装上飞机。捐赠的野外医院设备精良，有 120 张床位，包括门诊室、手术室、产房、药品储藏室等，可为 25 万人的地区提供医疗服务。德国红十字会将为该医院提供 15 名能保证医院正常运转的经验丰富的医疗、技术人员，并为今后的医疗工作培训当地相关人员。其他国际救援队也带来了生命探测仪、水泥切割机、电动机和小型挖掘机等，这些装备仪器为现场实现一体化的搜索营救和救援发挥了重要作用。各国及海外华侨等各界团体和个人还分别以向中国捐款等方式对汶川灾区进行人道主义援助，例如，联合国儿童基金会提供 30 万美元紧急援助，沙特阿拉伯国王阿卜杜拉决定沙特阿拉伯向中方捐赠 5000 万美元现金和 1000 万美元物资，帮助中国抗震救灾。

四、经 验 教 训

（一）经验

1. 国家的领导作用是稳固民心的根本 汶川地震既是对我们的一次巨大考验，更是一个对我国公共安全形式、管理方面的一个总结自我的快速提升的机会。在此次的救援行动中，国家反应迅速，对灾情判断准确，领导亲力亲为冲在救灾的前线，迅速稳住坚实了全国人民应对灾难的信心与决心。在同年的网络调查中显示，97.9%的公众对政府抗震救灾工作表示“非常满意”，2.1%的民众表示满意。该结果，不仅是人民对政府工作的肯定、在面对危机时对政府信任度的体现，更是社会主义制度的政治、组织优势体现。

2. 五种力量的紧密配合是救灾的强大保障 在此次救灾过程中处处体现着“政府主导，军民合作，以人为本，科学应对”的特色运行管理模式，即“拳头模式”，这五种力量包括党政组织、人民军队、专业技术应急队伍、社会与人民群众、国际救援组织，这五种力量在救援任务中具有各自的优势。从地震发生后迅速定级到地震的灾后重建无不体现着这五种能量的紧密配合。

其中，军队强有力的支持是救援行动的重要保障，此次地震是中国军队历史上最大的非战争军事救援行动，在半个月内军队与武警共出动了 13.7 万余人参加抗震救灾。军队更是保障装备与专业队伍的突出贡献者，在此次救援任务中出动飞机 2300 架次，各型设备 12 万件，医疗队、防疫队、心理咨询队 162 支，调用物资 10 余万吨，充分发挥了主力军与突击队的作用。

3. 人民群众的参与是越发壮大的救援力量　汶川地震当晚，第一支志愿者服务队就到达了成都市都江堰灾区，13 日政府发出志愿者招募公告，报名参加人次共计达到了 130 万，这在历史上是空前的。成千上万的志愿者与民间组织从四面八方赶来，发挥各自的专业优势，在紧急救援、医疗救助、伤病陪护、心理救援等方面起着不可或缺的作用。这次行动充分体现了社会动员的行动快、人数多、领域广的优势。在一项社会调查中显示有将近 90% 的人认为灾后重建需要全社会的共同参与。

（二）教训

1. 探索建立军民融合的应急医疗救援体系　在汶川地震救援中，军事卫勤力量在整个救灾过程中发挥着重要作用。军队始终重视非战争军事行动卫勤工作，具有机动性强、行动迅速、高度集中统一、善于攻坚克难等特点，是一支非常重要的应急力量。当然，我们也应看到在整个汶川地震过程中军队和地方救援力量的协调程度还未能达到比较理想的水平，在协同合作、联合救灾方面还存在一些障碍。

党的十八大以来，“军民融合”的思想早已深入人心，备受关注。习近平总书记做了诸多关于“军民融合”思想的重要论述，提出了军民融合深度发展的时代命题，开辟了军民融合式发展的新境界。我们应该探索军队和地方的指挥和协调机制，军地结合、平战结合、军民融合，建立统一指挥、密切合作、协同作战、力量统筹的工作机制，共同应对国内外的安全威胁，提高我国整体院前创伤救治能力和水平。

而从国际安全形势看，军队和平民面临着相似的威胁：当今世界大规模战争的可能性减少，但是武装冲突、恐怖主义和重大自然灾害的威胁却不断升级。仅以武装冲突为例，2003 年数据显示，在全球 28 个国家发生 36 起武装冲突。其中，23 个冲突已经超过 10 年，8 个超过 25 年。2014 年数据显示，全球发生的冲突总数为 42 起，死亡人数达到 18 万，10 年来总的趋势是武装冲突总数递减，但死亡人数不断上升。以院前救治体系和技术最成熟的美国为例，美军反恐军事行动的救治阶梯与平时国内救治“分级”、北约救治“角色”功能定位的相似性、创伤数据的标准化，为美军和其军事盟友，以及民用系统的密切协作，提供了一个更加灵活和兼容的组织基础。不仅体现在救治体系的融合，还包括技术与装备的应用融合，美国民用 2013 版《院前创伤生命支持》规范也把“战术战伤救治指南”纳入为独立的章节，成为平时院前救治的一项重要标准。同样，民用院前急救装备和技术也被广泛纳入美军的使用范围，如骨盆带、SAM 止血带、喉罩、King 管等。

2. 缺乏对城市地震的特殊性的认识和准备　随着社会与科技的发展，城市的扩大与增加是必然趋势，需要保持对自然的敬畏之心，更重视现代文明的脆弱性。城市地震带来的损失比普通地震所带来的损失更大，不仅人口密度大、建筑结构复杂，且一线生命工程一旦被破坏将会带来难以估计的巨大损失。四川省由于其独特的地理位置，地处多山地区且土质松软，在震后多发生滑坡等自然灾害，加之其城市建筑结构不合理导致经济损失惨重、人员伤亡重大，提高了后续救援难度。

随着社会与科技的发展，一方面需要保持对自然的敬畏之心；另一方面更需要利用好传媒的重要性提高社会对灾害的认知程度。对城市的布局开发、房屋结构建设都应尊重自然规律。由于地震的复杂性，政府在城市建设的规划过程中就应当考虑当地环境的承受能力与房屋结构，对已有的人员密集区应做好应对巨灾的规划与装备采购。

汶川地震中反映出当地群众防灾避险意识单薄，应加大自然灾害高发区的群众宣传教育力度，提升公民在发生灾害后第一时间自救互救的能力。在新媒体与经济飞速发展的年代，防灾减灾教育不应只由政府负责宣传，而是应该通过多种激励手段让社会各界积极参与宣传普及。以日本为例，日本“3·11”地震发生后，由于通信中断，首先参与到救援活动中的是成功自救的当地居民。在这段时间内社区救援力量起到了不可或缺的作用，80%的灾民基本上是通过家人、邻里及社区的帮助获救的。日本是地震频发国家，日本民众的危机与灾难意识足以使个体自发自觉成为维护自身安全，主动参与应急教育、演练的一分子。日本政府更是高度重视防灾减灾、建立了完善的防灾教育体系，主要途径包括学校教育、社区教育、公共场所教育、职业场所教育等。为了应对地震灾害的复杂性与现代文明飞速发展导致不断出现的新型灾害，日本坚持在每一次灾难后不断完善和更新法律、制度、资源保障。

3. 救援信息技术改进空间较大　完善的信息化系统在灾害救援的过程中可以保证信息的有效传递，减少不必要的资源短缺与浪费。汶川地震震中处在我国西南经济水平发展落后的地区，可应用的保障资源匮乏，大量的物资在交通、通信瘫痪的情况下需要被运输至灾区。较于唐山地震，汶川地震采取了更先进的设备，在地震后 1 小时已经可以恢复通信和外界联系，使救援工作更易开展，但从科学技术层面来说，巨灾的救援技术和装备支撑能力仍显不足。首先是应急通信技术，虽然这次地震中动用了资源一号、遥感卫星一号和三号、北京一号、风云一号和二号等多颗卫星，但仍在震后 2～3 天产生了信道堵塞，指挥部与救援队无法传递信息、下达指令。其次，灾区灾情、现场信息采集与传输尚缺少高效的技术支持，国际上在震后 1～10 分钟即可获得必要信息的现场灾情采集系统，而汶川救援中对灾情信息的采集仍需要 10～24 小时，个别地区甚至需要几天。目前的指挥平台内数据信息条块分割、数据标准不统一，难以做到实时数据交换、辅助决策、信息记录和传递等功能。建立全国统一的信息采集和指挥调度平台非常有必要。以美国为例，美国突发事件卫生信息平台建立起步较早，由国家情报总监办公室负责，按照灾害救援响应的流程分为四大部分：第一部分为预防系统，由流行病情报服务系统、卫生警报网络构成。第二部分为准备机构，由疾病预防控制中心、卫生资源和服务管理局、国内准备办公室构成。第三部分为响应程序，由国家灾害医学系统按照“国家响应计划”和“灾难救济和紧急援助法”行使权力。第四部分为恢复重建，由突发事件重建中心负责。国家情报总监办公室一方面负责政府、军队和各种机构间的情报与信息共享，总体流程包括“规划—指示—收集—运转—处理—分析—制作—传播—评价—反馈”，这样一个平台使多种力量参与、情报与信息共享互认。各级政府与私营机构之间可以交换情报、资料、数据或知识，任何单一机构、部门或一级政府授权后可独立了解安全威胁的全貌。

4.“志愿者”法律保障需求日益凸显　汶川地震发生后共有 1000 万左右志愿者参与到救灾活动中，志愿者队伍具有反应快、行动迅速等特点，常常在灾害发生后迅速赶到一线，参与几乎所有类型的救助服务。但与此同时也暴露出一些新的问题，许多民间组织或志愿者并没有受到过救援专门培训和资格认证，志愿者队伍个体特征明显，并无行动方案，成分多元，资源占有悬殊，在现场体现出无序性。

在民间力量不断加强的情况下，如何整合、运用好这份力量关乎整体救援效率。志愿者增多如果不加以规范化管理，对救援行动的开展往往会是一把双刃剑。建立有效的法律途径，既便于控制救援人力物力的合理分配，也是对民间组织与个人的有力保障。志愿者参与救援往往个体差异强、缺乏精良的设备，开展志愿者统一认证与教育系统，将有利于提升整体救援的资源整合水平。合理规范社会力量参与救援也是国际趋势。德国灾害现场处置工作以各地消防局和红十字会、约翰救援组织和德国工人救助联合会等民间机构负责，非政府组织各有自己的专业优势，一旦发生事件，第一时间做出动员。具备应急医疗救援的培训基地、医疗救援教材和统一的考试认证机构。平时培养和教育志愿者，到社会各个层次人群中发现人才和做宣传工作。危时，规范到达现场的志愿者统一行动和调配。

（李晓雪　李　琪　李海召）

第二节　55 型腺病毒感染救援

一、事 件 背 景

某部暴发腺病毒 55 型感染，位于天津市河东区的武警后勤学院附属医院国家紧急医学救援队迅速启动应急预案，并根据疫情防控需要，派出 59 名卫勤队员组成的方舱医院，进驻疫情现场。

腺病毒（adenovirus，AdV）是 1953 年 Rowe 等从健康人腺样组织的培养中发现的病毒，迄今，至少已发现一百余种腺病毒可感染人、哺乳动物和禽类。腺病毒可侵犯呼吸道、眼结膜、胃肠道及泌尿道等多种组织器官，而以呼吸道感染为主，呼吸道感染的典型症状是咳嗽、鼻塞和咽炎，同时伴有发热、寒战、头痛和肌肉痛等，包括以下四种不同的综合征。

1. 急性发热性咽喉炎　通常为婴儿和儿童发病，由 C 组病毒引起，出现咳嗽、鼻塞、发热和咽喉部溃疡等症状，这些表现难以与其他病毒引起的轻型呼吸道感染鉴别。

2. 咽结膜热　症状与急性发热性咽喉炎相似，但常同时发生结膜炎。咽结膜热有暴发流行倾向，如游泳池结膜炎，多由 B 组腺病毒 3 型和 7 型所致，愈后尚好，一般无后遗症。

3. 急性呼吸道疾病　这一综合征由咽炎、发热、咳嗽和全身不适为特点，常在军队的新兵中流行，多因突然紧张、劳累、人员聚集等所致。此感染多由腺病毒 4 型、7 型引起，也可见于 3 型。

4. 肺炎　腺病毒肺炎约占儿童期肺炎的 10%，多由腺病毒 3 型、7 型引起；在青年人腺病毒肺炎的病死率为 8%～10%；肺炎也是新兵急性呼吸道疾病的一种严重表现。

二、事 件 回 顾

疫情发生后，按照武警总部前线指挥部的统一部署，武警后勤学院附属医院与总部疾病预防控制中心、武警天津总队、武警总医院等单位密切配合，迅速启动方舱医院展开预案，展开 CT、X 线、特诊检验、远程会诊 4 个方舱，开设了 3 个临时病区，执行病员筛查、诊断、救治和后送任务。同时，开展流行病学调查，组织防治知识培训，搞好心理疏导，确保了感染病员“早发现、早诊断、早隔离、早治疗”，提高了救治的时效性，在切断疫情传播源头上发挥了重要作用。

为科学高效救治病员，武警后勤学院附属医院腾空一栋500张床位的病房楼，作为腺病毒感染病员专用诊疗区。在总部前线指挥部指挥下，迅速成立了包括危重症、感染控制、营养、护理等相关专家组成的8人救治专家组，专门负责腺病毒病员救治工作。在中国人民解放军总医院汪建新教授的指导下，对所有新入院的病员，专家组逐一会诊，明确诊断，制订个体化救治方案，保证方案科学正确。特别是对两名危重病员，专家组不惜一切代价，全力以赴抢救，连续72小时守在病房，并邀请国内知名专家会诊，最终使病员转危为安。

借鉴非典防控的经验，按甲类呼吸道传染病要求开展防控，制订学院和附属医院两级防控方案，检查督导防控措施落实，严格体温监测日报告和零报告制度。科学分区，设立专用通道、专用电梯、专用检查设备，规范物品洗消、垃圾清运、病员转送流程。实行发热门诊预检分诊制度，及时甄别发热患者。投入50余万元购置防护用品器材用于内部防控。派出工作组深入基层一线蹲点，搞好卫生知识普及，开展思想教育和隐患排查，确保了医护人员无感染，住院患者无感染，内部安全无事故。

三、事件分析

腺病毒55型是腺病毒44型和11型的杂交突变株，具有发病急、进展快、易反复、重症多、病死率高的特点，病死率达8%～10%。此次疫情给部队战斗力造成了严重危害。

腺病毒的变异和重组，使得55型腺病毒现已广泛存在于自然界中，官兵接触社会，就可能造成感染。另外，腺病毒还存在于健康携带者，也是造成病毒重组和感染的主要因素。此次55型腺病毒发生在冬季，此时气候寒冷，尤其是在气温急剧下降时，易引起呼吸道黏膜收缩和局部缺血，因而降低了上呼吸道的抵抗力而被感染发病。通过此次腺病毒爆发事件可以明显看出，降低突发公共卫生事件的危害，不仅需要完善的突发应急处置，更需提前采取预防措施，做到未雨绸缪。

1. 贴近实际，进一步完善应急预案管理　纵观十年来的近百余项政策，大多为事发后如何处置的被动治理，仅有极少数政策提及事先评估风险并采取相应的预防策略。2006年印发的《关于加强领导、完善机制全面推进卫生应急工作的通知》指出：“卫生应急工作应坚持预防为主的方针，积极有序开展突发公共卫生事件风险隐患排查工作。”2007年《关于加强基层应急管理工作的意见》和《中华人民共和国突发事件应对法》指出各级政府在公共卫生事件风险评估中的具体工作和所需承担的责任。2012年，卫生部办公厅印发《突发事件公共卫生风险评估管理办法》，虽对风险评估工作原则、评估过程、评估类别及相关负责机构等有所规定，但对实践的具体指导需进一步强化。部队作为聚集性群体，呼吸、消化系统传染病随时有可能发生，尤其在新兵集训期间，应高度重视传染病防治工作。完善基层卫生队、总队医院、总医院和附属医院的三级防控体系，制订防治预案。

2. 真抓实训，进一步提高协调处置能力　鉴于武警后勤学院附属医院、中国人民解放军总医院均无传染科的实际，建议在京津地区新建或改建一所传染病医院，平时用于收治京津或华北地区武警部队传染病病员，在突发公共卫生事件时，支援全部队防治工作，确保第一时间采取有效措施，控制疫情传播，保证战斗力生成和再生。部队各级指挥员要掌握卫勤知识和组织实施的基本要求，在战备训练和执行任务时，要将卫勤组织纳入指挥体系，做到同计划、同指挥、同展开、同督导，切实提高组织指挥的综合能力。注重疾病预防，抓好卫生防疫，向部队官兵普及卫生防病知识，养成良好的个人卫生习惯，提高肌体自身免疫力。

3. 立足实战，进一步加强方舱医院建设　应急物资是突发公共卫生事件应急处置过程中不可或缺的要素。为加强卫生应急队伍建设，保证卫生应急队伍有效开展工作的装备，卫生部制定的《卫生应急队伍装备参考目录（试行）》（卫办应急发〔2008〕207 号），对医疗救援、传染病控制、中毒处置、核放射处置等所需药品、仪器设备和个人防护用具的配备均做了规定。但由于各地区风险因素存在差异，且突发事件风险隐患与应急能力也会随着经济社会发展而变化，导致不同地区不同阶段发生的突发事件也有所不同，物品储备形式单一，存在信息沟通不畅导致资源浪费的问题。若不因地制宜地对标准进行调整并适时更新，会影响资源的利用效率。在此次疫情防治工作中，方舱医院出色地完成了病员筛查、诊断和治疗任务，为在短时间内控制疫情传播起到了关键作用。方舱医院在承担抢险救灾医疗任务的同时，还应承担起重大疫情救治的职能，充分发挥武警部队传染病防治“机动力量”的作用。结合此次参与疫情防治的经验，应进一步加大方舱医院传染病救治单元和防毒防化救治单元的研发。

四、经 验 教 训

突发公共事件是指突然发生造成或者可能造成重大人员伤亡、重大财产损失、重大生态环境破坏，影响或威胁本地区甚至全国经济社会稳定和政治安定局面的、有重大社会影响，涉及公共安全的紧急事件。突发公共事件的表现形式多种多样，涉及范围也相当广泛，具有突发性、紧急性、高度不确定性、严重危害性、连锁性等特点。在《国家突发公共事件总体应急预案》中，根据突发公共事件的发生过程、性质和机制，将突发公共事件细化为以下四类：自然灾害、事故灾难、公共卫生事件、社会安全事件。

（一）我国突发公共卫生事件应急发展

自 2003 年 SARS 危机暴发以来，党和国家高度重视突发公共卫生事件应急处置工作。为加强突发应急处置能力建设，指导并规范突发应急处置工作，科学预防、及时控制和有效消除突发公共卫生事件带来的不良影响，保障人民群众的身体健康和生命安全，维护正常的社会秩序，国务院及各级政府、相关部门陆续出台了一系列的政策，我国全面加强应急管理体系建设的工作也随之起步，其核心内容被简要地概括为“一案三制”。“一案”是指制订修订应急预案；“三制”是指建立健全应急的体制、机制和法制。这是我国突发事件应急指挥的制度基础。我国政府应急管理发展历程大概有四个阶段：第一阶段，2004——预案建设；第二阶段，2005——体制建设；第三阶段，2006——机制建设；第四阶段，2007——法制建设。同时在 SARS 事件以后，卫生部出台了《突发公共卫生事件应急条例》《中华人民共和国传染病防治法》《中华人民共和国突发事件应对法》等相关条例法规。

事件应急信息系统应急平台体系是实施应急预案的工具，是基于先进信息技术、地理信息系统、全球定位系统、遥感遥测系统、电视会议系统等和应急信息资源的多网整合，软硬件结合的应急保障技术作为实施应急预案的工具。卫生应急处置的及时有效，以及事件危害减轻的程度，取决于风险的早期发现和及时研判，取决于卫生应急资源信息的掌握情况。加强卫生应急监测报告信息系统、辅助决策信息系统、应急处置信息系统，以及应急储备和保障管理信息系统的建设，应是当前卫生应急管理的重点工作。突发公共卫生应急指挥与决策系统建设是加强应急管理工作开展的重要支撑。

（二）部分国外突发公共卫生事件应急指挥系统建设情况

各国突发事件卫生应急系统都是在国家应急反应体系范围内工作，利用公共卫生资源，协调其他部门进行医疗救护和疾病预防与控制，在国家应急反应体制框架内制定法律法规、规章制度和标准文件。

1. 美国应急管理系统 20世纪60年代，美国开始进行城市社会应急联动中心的建设。至今，应急联动中心（简称“911”中心）已遍及美国每一个城市，“911”中心是合并所有与灾害有关的机构组建的，采用警察、消防和急救等部门联合办公的方式处理各类紧急事件。

美国经过多年经营，建立了完善的危机管理体系。这套体系通过法制化的手段，将完备的危机应对计划、高效的核心协调机构、全面的危机应对网络和成熟的社会应对能力包容在体系中。美国的危机反应系统由《联邦反应计划》规定，明确地阐明27个不同的联邦部门在不同的灾难情况下所负的责任。联邦紧急事务管理局（the Federal Emergency Management Agency，FEMA）负责协调各地区对危机的反应，各专项领域的危机反应则由专门的机构负责管理。联邦应急计划将危机反应分为12个领域：交通、通信、公共设施及工程、消防、信息与规划、公众救护、资源支持、卫生与医疗服务、城市搜寻与救援、危险物品、食品和能源。

美国突发公共卫生事件的执行系统由相互交错的纵向和横向结构组成。其纵向结构自上而下（联邦）疾病预防控制中心（CDC）—（州）医院应急准备系统（HASA）—（地方）城市医疗应急系统（MMRS）三个子系统；横向结构主要包括六大子系统，主要是：全国公共卫生信息系统、全国公共卫生实验室快速诊断应急网络、现场流行病调查机动队和网络系统、全国大都市医学应急网络系统、全国医药器械应急物品救援快速反应系统及全国健康教育网络。

美国建立了突发事件信息管理制度，多项法律都对信息的传达和公布做出了明确规定。突发事件发生后，政府按照相应的制度将突发事件信息分级，并配合相应的处理措施。部分信息要在联邦政府公报上公布，部分信息要在政府部门间共享和传达，部分信息则要依据特别权力才能查阅。

2. 日本应急信息化 日本作为世界上地震和火山多发的国家，建立了综合性的应急管理体系。形成了全政府模式的危机管理体制和广域政府危机管理合作体系，充分发挥政府、市场、“第三部门”各主体能动作用，取得了卓越的成效。

十分值得关注的是，日本在突发公共事件应急信息化发展方面，不仅建立起了完善的应急信息化基础设施，而且在长期的应急实践中，积累起了丰富的利用现代信息技术实现高效应急管理的经验。日本的应急信息化建设从完善基础设施建设入手，充分利用现代的信息通信技术，构筑起了高效、严密、符合实际国情的应急信息化体系。主要包括两部分：一是覆盖全国、功能完善、技术先进的防灾通信网络；二是由中央防灾无线网、消防防灾无线网及防灾相互通信网所组成的专用无线通信网。另外，移动通信技术、无线射频识别技术、临时无线基站、网络技术等现代通信技术及救助机器人也广泛应用于危机事件管理之中。

3. 印度灾害管理信息化建设　印度是世界上自然灾害影响最为严重的发展中国家之一，在长期防范和应对灾害的实践中，印度凭借其良好的信息通信技术发展基础和丰富的信息系统开发经验，建立起了适合本国国情的先进灾害管理信息化体系。

为了不断提高灾害管理的能力和水平，减少各种灾害所造成的损失，印度政府长期以来不断完善相应的政策和措施，主要包括：重视法律/政策框架建设，将减灾内容纳入发展规划，建立有效的通信系统，使用最先进的信息技术开发预警系统，提供灾害保险，提高公众特别是农村地区公众的减灾意识，开展对私营部门的教育运动，以及加强简单的制度机制和国际合作等。印度政府采取的相应措施在实际的应急实践中正发挥着越来越重要的作用，特别是在利用现代信息通信技术提高防灾和抗灾的能力方面，印度走在了发展中国家前列。

印度灾害管理信息化建设中充分利用以互联网、地理信息系统、遥感、卫星通信等形式为代表的现代信息技术，构建了覆盖全国的“印度灾害资源网络”（IDRN）、基于 GIS 的国家应急管理数据库、国家应急通信计划（NECP）、远程智能灾害管理系统等的建设。这些新技术广泛应用到灾害管理的具体实践中，相关的应用取得了显著的成效。

（三）我国突发公共事件卫生应急指挥系统建设

1. 系统建设目标　2003 年卫生部提出逐步建设国家突发公共卫生事件应急指挥与决策系统，系统建设目标是：以国家突发公共卫生事件应急指挥中心为核心，形成一个覆盖全国的应急指挥与决策系统网络，实现对全国公共卫生突发事件的“指挥网络化、应急信息化、执行流程化、决策智能化”。

2. 体系结构　根据国家应急指挥体系的特点，突发公共事件应急指挥与决策系统体系分为各部委应急指挥系统、联动部门应急指挥系统和其他综合信息系统。从而对各个层面、各个级别的应急事件处置提供了支持。

3. 总体框架　卫生应急指挥系统包含八个功能：运营支持系统、决策支持系统、地理信息系统、综合信息门户、系统监控与管理平台、安全管理平台、基础信息管理平台、数据交换平台等。

卫生应急指挥系统的六个信息需求主要有：卫生资源类数据、监测调查类数据、地理信息类数据、卫生资料类数据、社会经济类数据、维护运营类数据等。

其中包括：①综合信息门户。分为内网门户和外网门户，根据服务对象不同而有所侧重。外网服务门户侧重于信息发布、健康宣教、应急知识等，内网门户侧重于综合决策支持、专业服务、知识库、专家会商等。②地理信息系统。主要有以下内容：采集处理、显示查询、制图打印，备份/恢复、制图输出、信息标绘，态势信息处理、发布空间信息等。③决策支持系统。主要有以下内容：专家咨询委员会，知识库管理，专题分析，会议会商等。④业务（运营）支持系统。主要有以下内容：信息监测、值班管理、预警管理，事件管理、任务机制、个人日程，模拟演习、方案管理、资源库管理等。⑤信息管理与监控平台。主要有以下内容：用户管理、系统配置、系统告警、系统报告，监控管理、系统控制、日志管理、指挥平台管理，指挥平台监控、功能模块管理等。⑥安全管理平台。主要有以下内容：权限管理、安全监测、认证管理，安全报告、安全设置等。⑦数据交换平台。主要有以下内容：数据传输，数据转换，数据整合等。⑧基础数据管理平台。主要有以下内容：数据库管理，元数据管理，即时数据报送等。⑨共性支撑平台。主要有以下内容：统计查询、文档、通讯录管理，短信管理、报表管理等。

4. 应急处置流程　应急处置流程：在监测到预警时，将启动应急预案，应急指挥中心在应急指挥决策系统的支撑下，开展初步研判、空间分析、资源分析，并发布处置措施方案。应急指挥前线在应急方案指导下开展医疗资源调动、现场救治和专家会诊，并注重信息发布。

（四）加强我国应对突发公共卫生事件危机管理能力的思考

1. 健全我国的突发公共卫生危机管理应急机构　建立突发公共卫生事件应急机制，应遵循的原则是：中央统一指挥，地方分级负责，建立由行政首长领导、中央相关政府部门协调、地方政府负责的多层次的突发事件应急管理体系。成立专门的机构，负责各类重大突发公共事件的预测分析、政策制定以及各种措施的落实和突发事件发生时的指挥与协调工作。依法规范管理，保证快速反应。完善监测体系，提高预警能力。强化地方政府的突发公共事件的管理权力，组织指挥体系、信息监测预警报告体系、疾病预防控制体系、医疗救治体系和物资保障体系，健全应急防治体系，要与健全信息网络体系相结合，普及信息报告网络。这不仅可以大大节约经济成本，也利于信息畅通、避免社会恐慌，使全社会反应更敏锐、知情更及时。这样可以及时、快速地处置突发事件，有效地防止事件的快速扩散，当超出地方政府的能力范围时，则通过特定的部门和渠道，请求上级给予帮助，快速处理各类突发事件。

2. 提高政府突发公共卫生事件危机管理行政能力　政府处理突发公共卫生事件危机、管理危机并进行救济，就需要行使行政权力。建立功能齐全、高效率的政府管理队伍是国家行政管理与服务的主体。加强政府行政管理人员的素质培训，培养一大批现代行政管理人员，才能提高我国行政管理人员的素质和行政能力。

3. 完善公共卫生突发事件法律法规建设　目前我国关于突发公共卫生事件法律法规由立法机关通过的法律有《国家突发公共事件总体应急预案》，《中华人民共和国突发事件应对法》草案已经通过人大审议，适合于突发事件的预防与应急准备、检测与预警、应急处置与救援、事后恢复与重建等应对措施；2003 年 5 月 7 日国务院第 7 次常务会议通过的《突发公共卫生事件应急条例》，以及各地方政府根据本地实际情况颁布的法律，见表 7-3。总之，基本法作为应急管理的行动总纲，应急管理专门法为基础，地方政府颁布的法律法规作为补充，逐渐形成多方位、多层次的应急管理法律法规体系，通过立法手段确立不同职能部门之间应对危机的法治原则。地方政府在享有处理公共卫生危机时的权力，在国家宪法中未充分体现。增加宪法中紧急状态条款或者制定《紧急状态法》，统一规定政府在处理紧急事务中的职权和职责，确定依法对抗紧急状态的法治原则在危机管理中具有举足轻重的作用。建构突发公共卫生事件危机管理的法律体系不仅应当包括宏观领域（国家安全、经济、福利保障、新闻舆论、交通运输等）的突发卫生公共事件立法，还应制定微观领域中具体管理环节的实施细则。加强政府在突发公共卫生事件中协调机制的建设，建立危机综合协调机制，逐步建立突发公共卫生事件危机综合协调部门的内部体系和相应的管理运作机制。加强政府监督机制的建设，建立突发公共卫生事件危机管理系统的内部监督，建立突发公共卫生事件危机管理系统的外部监督。明确各地方政府部门的职能，制定政府在紧急情况下的行政权力制度，做到行使职权时有法可依，更好地保障广大民众财产生命安全。

表 7-3　突发公共卫生事件应急处置政策文件列表

年份	文件名称	文号
2003	突发公共卫生事件应急条例	国务院令第 376 号
2004	突发公共卫生事件交通应急规定	卫生部、交通部令第 2 号
2005	国家突发公共事件总体应急预案	
2005	2005 卫生应急工作要点	卫生部卫生应急办公室
2005	国家突发公共卫生事件相关信息报告管理工作规范（试行）	卫办应急发〔2005〕288 号
2006	国家突发公共卫生事件应急预案	
2006	国家突发公共事件医疗卫生救援应急预案	
2006	2006 年卫生应急工作要点	卫生部卫生应急办公室
2006	突发公共卫生事件与传染病疫情监测信息报告管理办法	卫生部令第 37 号
2006	2007 年卫生应急工作要点	卫应急综合便函〔2006〕149 号
2006	卫生部关于加强领导、完善机制全面推进卫生应急工作的通知	卫应急发〔2006〕390 号
2006	突发公共卫生事件社区（乡镇）应急预案编制指南（试行）	卫办应急发〔2006〕215 号
2007	中华人民共和国突发事件应对法	主席令第 69 号
2007	国务院办公厅关于加强基层应急管理工作的意见	国办发〔2007〕52 号
2007	全国卫生部门卫生应急管理工作规范	卫应急发〔2007〕262 号
2008	2008 年卫生应急工作要点	卫生部卫生应急办公室
2008	军队突发公共卫生事件应急合作机制	卫应急发〔2008〕39 号
2008	突发公共卫生事件经济损失评估测算表（试行）	卫办应急发〔2008〕148 号
2008	卫生应急队伍装备参考目录（试行）	卫办应急发〔2008〕207 号
2009	国务院办公厅关于加强基层应急队伍建设的意见	国办发〔2009〕59 号
2009	国务院办公厅国务院应急管理办公室关于印发突发事件应急演练指南的通知	应急办函〔2009〕62 号
2009	2009 年卫生应急工作要点	卫生部卫生应急办公室
2010	卫生部发展改革委关于加快突发公共事件卫生应急体系建设和发展的指导意见	卫应急发〔2010〕57 号
2010	可能构成国际关注的突发公共卫生事件通报规则	卫办应急发〔2010〕136 号
2010	国家卫生应急队伍管理办法（试行）	卫办应急发〔2010〕183 号
2011	卫生部关于成立突发事件卫生应急专家咨询委员会的通知	卫应急发〔2011〕19 号
2011	关于做好突发事件紧急医疗救援信息报告工作	卫办应急发〔2011〕117 号
2011	关于使用国家卫生应急队伍标识（试行）	卫办应急发〔2011〕126 号

续表

年份	文件名称	文号
2011	卫生部门武警部队卫生应急协作机制	卫办应急发〔2011〕71号
2011	2011～2015年全国卫生应急工作培训规划	卫办应急发〔2011〕114号
2011	多部门突发公共卫生事件应急协调机制	卫办应急函〔2011〕909号
2011	全国卫生应急工作培训大纲（2011～2015年）	卫办应急发〔2011〕72号
2011	卫生部办公厅关于做好突发事件紧急医疗救援信息报告工作的通知	卫办应急发〔2011〕117号
2011	国家卫生应急综合示范县（市、区）创建工作指导方案	卫办应急发〔2011〕135号
2012	国家卫生应急综合示范县（市、区）评估管理办法（试行）	卫办应急函〔2011〕1057号
2012	突发事件公共卫生风险评估管理办法	卫办应急发〔2012〕11号

4. 加强突发公共卫生事件危机管理人员的培养和管理　“著名企业家曾经论断：一流的主意加上三流的人才得到的效果比不上一流的人才加上三流的主意。这已经充分说明了人才的重要性。那么在公共卫生危机事件中，整个事件的处理，危机管理，专业化的人才队伍是尽快消除危机，避免损失的最关键性影响因素。”训练有素的专业化突发公共卫生事件管理人才队伍在快速有效地处理突发公共卫生事件方面具有重要的作用。不同层次的突发公共卫生事件管理专业人才的培养是突发公共卫生事件体系的重要组成部分。包括：具备对宏观事态全面把握能力、预测能力、决策的能力的高级决策型人才；具有很强的协同、贯彻、控制事态发展、操作能力强的执行指挥型人才；具有快速反应能力、整合现场资源、渊博的医学专业知识的具体操作型人才；具有负责快速、及时、准确地收集信息，并不断更新和反馈信息的信息技术型人才；具有对突发事件中的各类人群进行日常的心理教育、灾难心理干预、灾后心理辅导与治疗等相关工作的心理救助人才。能够熟练掌握相关的突发公共卫生事件防范的知识和技巧，训练有素地应对各类突发公共卫生事件。

5. 建立良好的突发公共卫生危机信息化运作管理系统及信息披露制度　“突发公共卫生危机有时候导致的损害往往是恐慌性影响的，现在网络信息技术也较发达，民众可以通过网络渠道获得这些信息，如果政府在处理危机时，有意不发布，或者推迟发布信息，都有可能产生恐慌，这样导致了不必要的损失。”信息的不透明，容易加大民众的负面情绪，这更加恶化了危机带来的局面。在突发公共卫生事件中，及时发布新闻是处理突发公共卫生事件的重要组成部分，应该及时、公开、透明地披露相关公共信息，发布的信息需要进行合理、科学的诠释，从而达到稳定社会和公众信心的目的。在突发公共卫生事件中，流言和谣言可能迅速地传播，造成社会大规模的恐慌和混乱，从而加大突发公共卫生事件的危害。政府要及时组织职能机构，进行信息的收集，建立网络信息渠道传递的信息化运作平台，最大限度地减少突发公共卫生事件带来的不良影响。因此，要建立良好的公开的信息披露制度，发挥新闻媒体功能作用，坚持正确的舆论导向，创建网络舆情的联动应急机制，充分发挥互联网等现代信息传媒作用的同时，需要加强舆情的管理，做好网络舆情的监测、预警、应对和后处理等工作。

6. 加强政府和民众的突发公共卫生事件危机意识　对于突发公共卫生事件，不仅要加强政府部门及相关组织的突发公共卫生事件危机意识，而且更应注重民众的突发公共卫生事件危机意识。应把突发公共卫生事件危机的忧患意识教育工作列入政府领导部门长效工作任务。各级政府部门首先应该树立正确的突发公共卫生事件危机意识，提高突发公共卫生事件危机信息的判断与分析能力。其次要不断完善突发公共卫生事件危机发生的预警与监控系统，在突发公共卫生事件安全预防工作中，要解决的深层次问题是认识到位，厘清“生存发展”与突发公共卫生事件安全的关系。在现实社会中，片面追求经济发展，只重视GDP指标的做法还相当普遍，这为突发公共卫生事件安全埋下了隐患。因此，要在平时加强突发公共卫生事件危机管理模拟演习，事先拟定突发公共卫生事件危机应急机制，为以后开展工作打下扎实的物质基础。只有加强政府和民众的突发公共卫生事件危机意识，才能正确、及时、有效地应对突发公共卫生事件危机。

（杨 炯 牛 聪 范 斌）

第三节 昆明3·1暴恐事件救援

社会安全事件是指发生的重大群体性事件、严重暴力刑事案件、恐怖袭击等严重威胁国家稳定发展、社会治安秩序和人民生命财产安全，需要采取应急特别措施进行处置的，涉及经济方面、政治方面和社会方面的突发事件。一般包括重大刑事案件、重特大火灾事件、恐怖袭击事件、涉外突发事件、金融安全事件、规模较大的群体性事件、民族宗教突发群体事件、学校安全事件及其他社会影响严重的突发性社会安全事件。

突发性社会安全事件按其性质、可控性、严重程度和影响范围等因素，一般分为四级：一般、较大、重大、特别重大。对应地，应急响应级别分为四个级别：Ⅳ级、Ⅲ级、Ⅱ级、Ⅰ级。

特别重大：参与人数3000人以上，冲击、围攻县级以上党政军机关和要害部门；或打、砸、抢、烧乡镇级以上党政军机关的事件；阻断铁路干线、国道、省道、高速公路和重要交通枢纽、城市交通8小时以上；或阻挠、妨碍国家重点建设工程施工、造成24小时以上停工；或阻挠、妨碍省重点建设工程施工、造成72小时以上停工的事件；或造成10人以上死亡或30人以上受伤；或高校内人群聚集失控，并未经批准走出校门进行大规模游行、集会、绝食、静坐、请愿等，引发跨地区连锁反应，严重影响社会稳定的事件；或参与人数500人以上，或造成重大人员伤亡的群体性械斗、冲突事件。

重大群体性事件：参与人数在1000人以上、3000人以下，影响较大的非法集会、游行示威、上访请愿、聚众闹事、罢工（市、课）等，或人数不多但涉及面广和有可能进京的非法集会和集体上访事件；或阻断铁路干线、国道、省道、高速公路和重要交通枢纽、城市交通4小时以上的事件；或造成3人以上、10人以下死亡；或10人以上、30人以下受伤的群体性事件；或高校校园网上出现大范围串联、煽动和蛊惑信息，造成校内人群聚集规模迅速扩大并出现多校串联聚集趋势，学校正常教学秩序受到严重影响甚至瘫痪；或因高校统一招生试题泄密引发的群体性事件；或参与人数100人以上、1000人以下，或造成较大人员伤亡的群体性械斗、冲突事件；或涉及境内外宗教组织背景的大型非法宗教活动，或因民族宗教问题引发的严重影响民族团结的群体性事件；或因土地、矿产、水资源、森林、水域、海域等权属争议和环境污染、生态破坏引发，造成严重后果的群体性事件；或已出现跨省区市或跨行业影响社会稳定的连锁反应，或造成了较严重的危害和损失，事态仍可能进一步扩大和升级的事件。

较大群体性事件：参与人数在 100 人以上、1000 人以下，影响社会稳定的事件；或在重要场所、重点地区聚集人数在 10 人以上、100 人以下，参与人员有明显过激行为的事件；或已引发跨地区、跨行业影响社会稳定的连锁反应的事件；或造成人员伤亡，死亡人数 3 人以下、受伤人数在 10 人以下的群体性事件。

一般群体性事件：未达到较大群体性事件级别的为一般群体性事件。

一、事件背景

（一）我国社会安全现状

改革开放 30 多年来，从总体看，我国社会大局基本保持稳定。然而近年来，我国社会安全面临着安全环境更加复杂、影响因素关联更加紧密、示范效应更加明显、放大效应更加突出、治安形势发展变化更加难以预测等新形势、新变化，社会安全风险逐渐加大。一般意义上讲，在任何国家、任何社会，影响社会安全的问题是始终存在的，主要表现为社会安全面临的常态问题，如犯罪问题、治安问题。当前我国社会安全问题的凸显，是由于影响社会安全因素的凸显。一方面表现为影响社会安全的常态问题在新环境下的变化，如全方位的开放和社会信息化导致违法犯罪的国际化、组织化、智能化乃至严重暴力犯罪的极端化程度明显提高。更为重要的是，新环境下出现的新问题，就是当前经济转轨和社会转型背景下的利益调整引发的社会内在矛盾和暴露的问题。这些问题以各种不同形式凸显出来，呈现出普遍性威胁趋势，使得社会安全形势呈现出复杂多变的趋势，已经成为维护国家安全的重要议题。就当前来说，我国社会安全面临的突出问题主要有：

1. 暴恐事件　2013 年以来暴恐活动进入高发期。2013 年暴恐事件在新疆集中爆发并向外蔓延，引起全国关注；2014 年恐怖活动更加频繁，昆明“3・1”暴恐事件震惊全国。高发的暴恐事件成为危害新疆乃至我国社会安全的突出问题。暴恐事件是社会矛盾在特殊领域、特殊地点的极端化表现。虽遭到严厉打击和严密防范，但暴恐事件赖以产生的深层土壤在短时间内并不能消除，暴恐事件活动发展势头仍没有减弱。

2. 社会冲突　最近 10 多年来，由社会冲突引发的群体性事件一直是威胁社会公共安全的突出问题。十八大新一届领导层上任以来，尽管群体性事件呈明显下降趋势，但由于新的改革措施尚未产生显性效益，更由于社会矛盾的长期积淀、新媒体的发展，群体性事件随时将会被某些“导火索”点燃而爆发，并借助新媒体而产生意想不到的“负能量”。

3. 极端事件　近年来频发的针对无辜者的极端暴力事件对社会安全产生严重的影响和冲击。2013～2014 年发生的一些极端事件触目惊心，经媒体报道后，社会影响极其恶劣。仅 2015 年第一季度经互联网报道的就有 7 起。每一起极端事件都透视出社会暴戾化倾向。值得警惕的是，当某些人（或个体）的无助、厌世乃至绝望转变为大众的灾难时，将不可避免导致社会安全的恶化——每个人的不安全感。极端事件的背后隐含的是严重社会不公与社会冷漠，由此导致的无助、厌世乃至绝望心理或情绪都会成为社会安全的隐患。

4. 网络谣言　信息时代新媒体的发展为谣言的产生和传播提供了极大的便利，同时也使得网络谣言成为影响社会安全的新问题。虽然网络谣言的产生和传播尚未引发显性的社会恐慌与混乱，但它对民众的不安全感、焦虑心理和不满情绪的触及或诱发，对民众的误导及蒙蔽在一定程度上已经危及公共秩序的稳定与社会安全。

5. 全民焦虑　由于社会问题凸显而引发的社会焦虑感是当前转型社会的显著特征。据人民论坛调查显示，近九成受访者（88.9%）认同“全民焦虑”已成当下中国的社会病。全民焦虑尽管不直接影响社会安全，但它是各种社会风险和社会问题产生的土壤基础，并对这些风险和问题的发展蔓延起到一定的催化作用。社会冲突、网络谣言、极端事件、暴恐事件等各种影响社会安全的问题都不同程度地与社会焦虑密切相关。

（二）我国恐怖主义袭击发展形势

近年来，国际恐怖主义及其破坏活动成为影响世界安全与稳定的一个突出因素，被人们比作“21世纪的政治瘟疫”和“21世纪的幽灵”。当代恐怖主义的特点表现为：一是恐怖主义的恐怖活动日趋政治化，常常以分裂国家和达到极端民族主义要求为目的；二是恐怖活动主要有秘密和公开两种形式，但具体方式日益多样化，包括爆炸、暗杀、绑架、劫持飞机或人质、施毒、危害计算机系统和公开打砸抢杀等；三是恐怖活动呈现跨国化趋势，恐怖主义往往具有复杂的国际背景，其活动范围涉及多个国家；四是恐怖组织日趋严密化，当今的恐怖活动大多是有组织、有计划的行为，甚至拥有较大规模的非法武装；五是恐怖工具和手段日趋先进；六是恐怖活动危害日益严重化。

目前，恐怖主义在我国呈现出如下几个方面的演变趋势。

1. 从边疆向内地不断渗透　如果说之前在人们认识中恐怖袭击一般都发生在新疆、西藏等遥远的边疆地区，那么“10·28”北京金水桥恐怖袭击事件、昆明“3·1”暴恐事件等则显示出恐怖袭击已不局限于某些特殊地区，而是逐渐向内地渗透。任何人口稠密、安防可以被突破的地方，都有可能受到袭击。恐怖袭击有转向常态化的趋势，恐怖活动短期之内难以根除，全国范围内反恐压力增大。

2. 恐怖主义威胁的来源复杂化　昆明“3·1暴恐事件”和厦门公交车爆炸案等一系列恶性暴力事件表明，我国反恐工作的打击对象同时包括暴力恐怖势力、民族分裂势力、宗教极端势力，以及本土反人类反社会的极端暴力分子。前三股势力目前已经形成合流，并渗透到新疆，通过使用毁灭性手段，不断制造危害人民群众的恶性暴力事件，制造恐慌和社会混乱，制造民族仇恨，妄图实现分裂国家、传播极端主义思想或其他政治目的。同时前三股势力也有可能利用后一种暴力分子，使反恐工作面对更复杂和严峻的形势。

3. 我国恐怖主义活动是在国际恐怖活动处于活跃上升期的背景下发生的　最近10年来，包括中国在内的许多国家都遭受了恐怖主义的威胁。而我国境内的恐怖势力在境外势力的背后支持下借机煽动族群对立分裂，制造民族矛盾，扰乱我国正常和平的发展局面。在境外的某些组织势力受到国际第三方资助。西方国家在人权等问题上长期存在双重标准，对某些企图分裂中国的势力一直纵容。这些因素构成了中国受恐怖主义威胁升级的复杂的国际环境。也增大了我国反恐工作的难度。因此，我国反恐工作不单需要全国性视野，也需要全球性考量。

4. 恐怖袭击的手段方式趋向多样性　近年来，恐怖主义活动不仅由边疆渗透至内地，袭击对象也由最初的政府机关、公职人员，转向城市公共活动中心、公交运输系统和普通平民。由于我国对危险品有严格管制，因此现在的作案工具也由枪支、炸弹扩展到汽车、砍刀等武器，恐怖分子往往根据能利用到的工具材料就地取材，但杀伤力依然很大。同时，参与实施恐怖袭击的人员也更多吸收了平民。这些变化使得恐怖分子在普通人群中更容易藏匿，使恐怖袭击更加隐形和难以防范，大大增强了反恐的难度。

5. 互联网等技术的应用使恐怖主义活动增加了技术含量　在当代，随着交通、通信等各类科技的发展和互联网社会的到来，人员的流动性和信息传播的迅捷性均显著增强。因此恐怖分子各地流窜、策划联络等也更加容易；因信息传播速度和覆盖面在现代社会都得到了长足发展，恐怖袭击事件的影响力也随之提高，其造成的恐慌和负面效益将波及更加广泛的人群。

（三）2013～2014 年国内发生的暴恐事件（表 7-4）

表 7-4　2013～2014 年国内发生的暴恐事件

时间（年.月.日）	事件情况	伤亡人数
2013.04.23	新疆喀什巴楚县色力布亚镇发生暴力袭警事件。	15 人死亡，2 人受伤
2013.06.26	新疆吐鲁番地区鄯善县鲁克沁镇发生暴力恐怖袭击案件，16 名暴徒先后袭击鲁克沁镇派出所、特巡警中队、镇政府和民工工地，放火焚烧警车	24 人遇害，21 人受伤
2013.08.20	新疆喀什暴力恐怖团伙案件	特警闫小飞在参与处置案件时牺牲
2013.10.28	北京天安门暴力恐怖事件，3 名暴徒驾乘吉普车闯入长安街便道，由东向西行驶撞向天安门金水桥护栏后起火	5 人死亡，40 人受伤
2013.11.16	巴楚县色力布亚镇派出所被袭	2 名协警牺牲，2 名民警受伤
2013.12.15	新疆喀什地区疏附县公安局民警在萨依巴格乡抓捕犯罪嫌疑人时，突遭多名暴徒投掷爆炸装置并持砍刀袭击	2 名民警牺牲
2014.01.24	新疆阿克苏地区新和县城一美容美发店和一菜市场发生爆炸	1 人死亡，2 人受伤
2014.01.26	公安机关在处置新和县 1 月 24 日发生的暴恐案件过程中，遭到暴徒投掷爆燃装置袭击，6 名暴徒在实施犯罪时发生自爆死亡	1 名公安民警受轻伤
2014.02.14	新疆乌什县发生袭警案件	2 名民众和 2 名民警受伤
2014.03.01	昆明火车站发生严重暴恐事件，8 名统一着装的暴徒蒙面持刀在昆明火车站广场、售票厅等处砍杀无辜民众	31 人死亡，141 人受伤
2014.04.30	乌鲁木齐火车南站发生爆炸	3 人死亡，79 人受伤
2014.05.06	广州火车站暴力袭击事件，暴徒手持砍刀砍人	6 人受伤
2014.05.22	乌鲁木齐市沙依巴克区公园北街早市发生爆炸案，暴徒驾驶 2 辆车冲破防护隔离铁栏，冲撞碾压人群，引爆爆炸装置	31 人死亡，94 人受伤
2014.07.28	新疆莎车县发生严重暴力恐怖案件	无辜群众 37 人死亡，13 人受伤

二、事 件 回 顾

（一）基本情况

昆明“3·1”暴恐事件，指的是 2014 年 3 月 1 日 21 时 20 分左右，在云南省昆明市昆明火车站发生的一起以阿不都热依木·库尔班为首的新疆分裂势力一手策划组织的无差别砍杀事件，是我国近年来发生的严重暴力恐怖事件之一。2014 年 3 月 1 日 21 时 20 分，8 名统一着黑色大衣的暴徒蒙面持刀在售票大厅—车站广场左侧的临时候车区—临时售票区—铜牛雕像附近及火车站前主干道路线随意砍杀无辜群众，造成 31 人死亡、141 人受伤。

民警当场击毙4名暴徒、抓获1人。

（二）医疗救援

1. 我国应急医学救援体系建设现状

（1）管理体系。2003年以前，我国应急医学救援管理研究仍处于萌芽时期，研究方向主要集中在自然灾害的应急医学救援管理方面，包括单项灾害、区域综合灾害以及灾害理论、减灾对策、灾害保险等，对于应急管理一般规律的综合性研究成果不多。2003年SARS之后，随着国家应急组织管理和研究体系的建立，卫生应急工作也快速推进。2004年4月，卫生部成立了卫生应急办公室。目前，我国突发公共卫生应急机制和管理指挥体系基本建立。全国所有省级卫生行政部门、绝大多数省疾病预防控制中心、绝大多数地（市）和超过半数县的卫生行政部门设立了应急管理办公室。在依托现有的卫生应急管理、医疗救治体系、疾病预防控制体系的基础上，全国卫生领域健全应急机制，加强应急能力建设，形成了由国家级、省级、地市级、县级、社区、乡镇基层医疗卫生力量共同组成的突发事件紧急医学救援体系。该体系主要包括由政府主导、多部门参与的突发事件紧急医学救援指挥协调机制，医学救援信息指挥系统，院前医学救援力量，院内应急医疗救治力量，突发事件公共卫生应急处置力量，核辐射、化学中毒事件应急处置力量。特别是在传染病监测预警方面，由全国疾控机构的1557个国家级监测点主动监测25种重点传染病和病媒生物；通过整合有关医院的现有资源，将各级现有的传染病医疗救治定点医院分类建设成国家级、省级、地市级传染病救治基地；建立传染病网络直报系统，实现了传染病报告的动态性、实时性和网络化管理。

（2）应急预案体系。2003年，党中央、国务院在认真总结SARS防治工作的经验和教训的基础上，部署应急管理“一案三制”的建设工作，拉开了我国应急管理体系构建工作的序幕。突发公共卫生事件应急预案体系也逐步完善起来。2003年5月，国务院第7次常务会议通过《突发公共卫生事件应急条例》。2006年颁布实施《国家突发公共卫生事件应急预案》《国家突发公共事件医疗卫生救援应急预案》《人感染高致病性禽流感应急预案》《疟疾突发疫情应急处理预案》《卫生部应对流感大流行准备计划与应急预案》。2007年出台《群体性不明原因疾病应急处置（试行）方案》《高温中暑事件卫生应急预案》《出入境口岸猴痘防治预案》《人感染高致病性禽流感应急预案》。2008年发布《非职业性一氧化碳中毒事件应急预案》《地震灾区鼠疫等3种传染病疫情应急处理预案》《国家重大食品安全事故应急预案》。

我国的突发公共卫生事件应急预案体系建设以适应我国基本国情与国民经济社会发展现状为主要方向，在实践中不断检验修正、完善发展，近年来成功应对高致病性禽流感威胁的事实彰显了卫生应急预案体系建设的重要性及成效。

（3）应急医学救援专业队伍建设。2000年以前，我国并没有专业的应急医学救援队伍。2001年4月，时任国务院副总理温家宝授旗成立国家地震灾害紧急救援队（对外称中国国际救援队），这是我国第一支综合的应急救援专业救援队。救援队设有急救医疗组，设组长1人，医疗人员45人，在国际与国内多次大型灾害应急医学救援中发挥了积极作用。汶川特大地震以后，国家深刻认识到开展全国范围内卫生应急救援专业队伍体系建设的重要性和紧迫性，卫生部于2010年6～10月在全国范围内开展了卫生应急基本情况调查。调查表明，我国卫生应急队伍与现代卫生应急救援实际需求存在巨大落差。为了解决这一问题，2010年12月，卫生部出台了《国家卫生应急队伍管理办法（试行）》，按照"统一指挥、纪律严明，反应迅速、处置高效，平战结合、布局合理，立足国内、面向国际"的原则，统筹建设国家级卫生应急队伍，地方建设具有地域特点的各类卫生应急救援专业队伍，初步形成从中央到地方的应急医学救援队伍体系。2011年，卫生部在全国9个省区统一规划建设了4类共11支国家卫生应急队伍，其中包括6支紧急医学救援队伍、3支突发急性传染病防控队伍、1支突发中毒事件组织队伍和1支核辐射突发事件卫生应急队伍，涉及自然灾害、事故灾难、公共卫生事件和社会安全事件相关的应急救援，共装备应急专用车载处置平台100余台。2012年，卫生部启动第二批建设项目共3类11支队伍，包括紧急医学救援类、突发急性传染病防控类及突发中毒事件处置类，并于2012年底完成建设任务。至此，逐步形成了分区域、分类别应对和处置突发事件的应急医学救援格局。除中国国际救援队外，我国其他应急救援专业队伍建设时间不长，尚未以成建制方式参加应急救援实战检验，但应急救援队伍的组建、培训、运作管理、制度预案等工作已初见成效。

（4）应急医学救援志愿者队伍建设。社区志愿者和青年志愿者是我国目前最大的两支志愿者队伍。目前，全国有社区志愿者组织8万个，社区志愿者1800万人。志愿服务领域由原来单一的社区帮扶逐步延伸到了农村扶贫、国际援助、赛会服务、应急救援等领域；服务区域由城乡社区发展到整个国家甚至世界各地。具备各种救援技能的医学救援志愿者成为相对缺乏的医学救援力量的有力补充，在历次重大灾害事故救援中发挥了重要作用。中国国际救援队自2003～2010年间的10次国外救援行动中共招募医疗志愿者93名，成为救援队的重要辅助力量。第29届北京奥运会老山自行车场馆内，医疗志愿者团队在"白金十分钟"成功抢救一名外籍教练，产生了广泛的国际影响。

2. 昆明"3·1"暴恐事件的医学救援

（1）现场封控，疏散排查。事件发生后，云南省委、省政府领导迅速赶赴现场组织指挥处置工作，公安部迅速启动应急预案，当地公安、特警、消防、120等部门应急力量到达现场，数十辆警车及大批警力前往现场处理，医疗人员对现场伤员进行紧急救治和医疗后送，警方在对火车站内及周边人员进行排查，以保障群众的安全。

（2）院前急救和后送。2014年3月1日21时17分，云南省急救中心接到呼救电话，立即指挥调度救护车辆和医护人员，于21时28分到达现场进行现场急救；截至3月2日凌晨1时左右，中心出动急救车共计16辆次，急救人员72名，现场救治110人，占全部伤者的76.9%，并积极配合相关部门运送尸体24具，占全部死者的82.7%。

在第一辆救护车赶到现场时因伤员众多，在现场的救护车空间不够，急救人员当机立断与现场警察取得联系，征用两辆公交车分别运送18名、12名伤员到就近医院，并有医生直接跟随公交车进行救治工作。急救中心派出的救援小组中，约有7组/次救援到达时间<10分钟，8组/次救援到达时间为10～20分钟；另外在现场处置中，2组/次平均处置时间<10分钟，4组/次平均处置为10～20分钟，7组/次平均处置时间为20～40分钟。

（3）伤员院内救治。此次突发事件受伤伤员分别收治在昆明12家医疗机构，共143

人，其中重伤 73 人，轻伤 70 人。各医院快速开通伤员收治绿色通道，成立以院长为组长的救治专家组，组织了急诊创伤外科、麻醉手术科、骨科、胸外科、口腔颌面外科、普外科、肝胆外科、耳鼻喉科、神经外科、ICU、眼科、输血科、医务科、保卫科等科室医务人员全力开展伤员救治工作。收治伤员最多的是昆明市第一人民医院，共救治 71 名伤员。

救治期间，国家卫生和计划生育委员会从北京、上海、成都、广州、武汉、长沙等地 12 所医院抽调 27 名重症医学、颌面外科、骨科、神经外科、心理危机干预专家和护理力量赶赴昆明，开展医疗救治和心理援助工作力量。对伤员开展检伤分类、伤情评估和急诊手术，对重症伤员实行分组一对一管理，制订个性化救治方案，采取了有针对性的治疗措施。

此次事件直接参与伤员救治的医护人员达 1916 名，开展急诊手术 104 台次，应急采血 1000 多人次，使用血液 754 袋。

三、事件分析

（一）应急医学救援管理分析

此次事件中，紧急医学救援体系发挥了极大作用，云南省政府、公安、特警、消防等多部门及时到达现场参与救援指挥协调。云南省 120 急救中心作为院前急救力量立即派出急救车和人员进行院前医学救援、医疗后送以及协调治疗医院。昆明市 12 家医院作为院内应急医疗救治力量积极组织人员进行院内救援。国家卫生和计划生育委员会从北京、上海、成都、广州、武汉、长沙等地 12 所医院抽调 27 名专家和护理力量赶赴事发地参与医疗救治和心理援助工作。

（二）应急医学救援预案响应分析

当晚 21 时 15 分恐怖分子开始砍杀无辜群众，21 时 17 分云南省 120 急救中心接到第一个报警电话，21 时 19 分该中心启动应急预案，调派最近车辆赶赴现场，第一辆急救值班车于 21 时 28 分到达事故现场，开始抢救，把现场情况向中心汇报。中心在接到汇报后，立即安排人员赶赴现场指挥、增派就近网点救护车、供应救援物资。云南省 120 急救中心根据突发公共事件导致人员伤亡和健康危害情况将医疗卫生救援事件分为特别重大（Ⅰ级）、重大（Ⅱ级）、较大（Ⅲ级）和一般（Ⅳ级）四级。昆明“3・01”暴恐事件伤亡 143 人，属特别重大事件，但由于此次暴恐事件发生突然、发生时程短，云南省 120 急救中心没有时间启动Ⅰ级响应。同时由于事发地缺乏专业的救援志愿者，没有第一时间掌握伤亡人数信息，在第一辆救护车到达现场并报告伤亡情况后，才调动就近所有资源于救援。

（三）院前急救和后送分析

从调派急救车的时间看，21 时 16 分～22 时 16 分，事件基本得到控制，患者被送达医院。此次事件中，云南省 120 急救中心出动迅速、处置得当、指挥高效、后送及时，为成功救援、降低伤亡率发挥了重要作用。云南省 120 急救中心分管医疗的副主任赶赴现场指挥救援，分管调度及应急救援的副主任到调度中心与通信调度负责人在调度中心与现场建立无线通信，负责车辆、救援人员和物资调度。现场急救人员及时进行止血、包扎、固定和输液等处理，并向中心汇报患者病情。调度中心根据患者情况和事发地周边医院的特点、处置能力，进行合理分流，及时指挥救护车快速送往医院，加快了转送速度。因现场的特殊性、紧迫性，伤亡人员多，现场急救人员不足，每组急救人员不停地往返于事故现场及医院，没有时间对患者的基本信息进行核实，所以在此次事件中信息上报有不完善之处。同时，由于伤亡人员较多，第一辆救护车到达现场时，救护车空间不够，急救人员根据实际情况及时快速判断，灵活处置，及时与警察联系，征用两辆公交车转送伤员，为挽救伤员生命节省了宝贵的时间。

（四）伤员院内救治分析

此次事件，直接参与伤员救治的医护人员达 1916 名，开展急诊手术 104 台次，应急采血 1000 多人次，使用血液 754 袋。昆明市 12 家医疗机构收治伤员，发挥了网络医院急救资源的作用。国家卫生和计划生育委员会从北京、上海、成都、广州、武汉、长沙等地抽调相关专家参与救援，以提高院内救治水平。从城市层面看，事发地的公立医院都发挥了应有的作用，效果较好。从国家层面的院内救援情况看，目前还缺乏专业的区域应急救援队伍，发生事件需要从不同区域抽调相关专家。

四、经验教训

近年来国际反恐斗争取得了较大进展，但恐怖主义威胁犹如“伏地魔”，打而不死，“见风就长”，总体来看，国际恐怖主义正愈演愈烈。根据 2014 年 4 月 30 日美国国务院发布的《2013 年度反恐国别报告》，2013 年全球恐怖威胁发展迅猛，恐怖袭击事件较 2012 年增加了近一倍，全世界大约发生了 9707 起恐怖袭击，造成 17 800 人死亡。从国际而言，恐怖袭击事件主要由三个要素构成：一是针对无辜民众进行的暴力活动；二是从事这种暴力活动没有固定的形式；三是具有一定的政治目的。

（一）恐怖分子难以识别，随时可造成大批量民众伤亡

恐怖分子“拿起武器是恐怖分子，放下武器就能隐身于普通市民中，难以识别；此外，现代社会交通便利，他们很容易在各地流窜”。现代恐怖分子行为的另一个明显特点是“就地取材”。西方近年发生的恐怖袭击事件中，有时恐怖分子并没有选择枪支弹药，而是使用普通的刀具。当恐怖分子在人员密集的公共场所发动袭击时，非常容易在短时间内造成大量人员伤亡。现场人员对应急预案不了解，报警时也无法提供准确伤亡人数情况，没有准确伤亡数据，就没有办法确定出动救护车和救护人员数量，伤亡人员多时，不能第一时间抽调所有救援力量参加救援。

（二）刀砍伤导致迅速失血性休克，救治难度大

世界各地各种灾害或灾难性突发事件时有发生，但是发生在昆明“3·1”暴力恐怖事件却有别于其他，这是一次有组织、有预谋的屠杀平民事件，恐怖分子的手段残忍令人发指，从伤亡情况分析，他们是一起经过长期训练的暴徒，他们用长刀直接砍、刺群众的颈

动脉部、心脏、肝、肺部等重要组织器官，致使大量伤员急速失血性休克死亡。

（三）加强民众科普培训，提高自救互救能力

突发事件发生后，现场第一反应人往往是民众、志愿者等，因此应尽快建立区域以及国家级突发事件卫生应急培训演练中心，或利用社区工作人员及所辖区的医务人员的作用，对社区居民进行止血、包扎、固定、搬运四大急救技术的培训，进一步加强对民众等弱势群体的科普培训，掌握基本的紧急救命技能，提高自救互救能力。

（四）加强公共场所紧急医学救援站点建设

建议在机场、车站、广场等可能遭受恐怖袭击的人员密集场所建立医学救援志愿者组织，学习急救预案，进行急救培训，在发生大量伤亡的安全事件时及时报告伤亡情况、启动相应预案，并进行院前急救，最大限度减少伤亡率。

（五）加强军民融合建设，建立区域紧急医学救援队伍

根据地区社会安全特点情况，依区域布局、规划分别，发挥军队卫勤保障，尤其是武警部队卫勤机构地域分布广、内部联系紧、专业机动强的优势，建设军地医院融合式的省或区域级紧急医学救援队伍。该紧急医学救援队伍是国家紧急医学救援区域网络的重要组成部分和骨干力量，平时注重体制机制和能力水平建设，尤其是人员队伍及管理、技术等综合提升；重特大突发事件发生时，由国家卫生和计划生育委员会统一协调组织救援队伍，能快速应对、高效处置，有效减少伤员的死亡和致残。

（六）加强急救通道建设

在目前城市发展迅速的情况下，交通拥堵对医学救援的影响巨大，有条件的城市可建立直升机救援及加强专用通道的建设（BRT 车道），同时在急救救援时请交通部门协助利用车载广播，提请市民及时建立人为快速通道等措施以增强救援的成功率。

（孟涛疆　洪达春　王春生　温明星）

第四节　天津港“8·12”特重大火灾爆炸救援

一、事 件 背 景

（一）近年来我国发生的重大爆炸事故情况

随着社会经济及工业技术的发展，安全生产成为了全社会普遍关注的话题。天津港“8·12”特重大火灾爆炸事故是近年来国内最大的爆炸事故，包括火灾在内的物理化学反应是爆炸事故的诱因，爆炸除了直接的热物理伤害外还常常伴有次生的生、核、化等有害物质泄露，造成严重的人员伤亡和环境污染。近年来，我国爆炸事故多发，统计见表 7-5。

表 7-5　2006～2011 年我国发生的重大爆炸事故

时间（年.月.日）	地点	伤亡人数（导致后果）
2006.06.16	安徽当涂化工厂	10 人死亡，30 人受伤
2006.07.07	山西宁武民宅	49 人死亡，30 人受伤
2006.07.28	江苏射阳化工厂	22 人死亡，29 人受伤
2008.08.26	广西宜州化工厂	20 人死亡，11 500 名群众疏散
2009.06.12	安徽凤阳矿场	16 人死亡，43 人受伤
2009.07.15	河南偃师化工厂	7 人死亡，近 100 人受伤
2009.09.02	山东临沂化工厂	18 人死亡，10 人受伤
2010.01.07	甘肃兰州石化	6 人死亡，6 人受伤
2010.07.16	辽宁大连输油管道	1500 吨原油泄漏
2010.07.28	江苏南京栖霞区化工厂	13 人死亡，120 人受伤
2010.07.30	湖南长沙芙蓉区国税局	4 人死亡，19 人受伤
2010.08.16	黑龙江伊春烟花厂	24 人死亡，153 人受伤
2010.12.04	贵州凯里网吧	7 人死亡，39 人受伤
2010.12.30	云南昆明生化厂	5 人死亡，12 人受伤
2011.01.17	吉林省吉林市天然气管道	2 人死亡，29 人受伤
2011.04.11	北京市朝阳区居民楼	6 人死亡，1 人受伤

可见，大多数爆炸事故发生在化工厂，且多发生在天气炎热的夏季，常伴有毒物质泄漏，往往造成较大的伤亡，主要因为化工生产中的爆炸事故有以下特点：

（1）爆炸事故往往不仅单纯地破坏工厂设施、设备或造成人员伤亡，还会由于各种原因，进一步引发火灾等。一般后者的损失是前者的 10～30 倍。

（2）化学工业的爆炸事故最多，而且爆炸后引发火灾事故所占的比例也最高。

（3）在很多情况下，爆炸事故发生的时间都很短，所以几乎没有初期控制和疏散人员的机会，因而伤亡较多。

（二）我国关于爆炸类事件防范应急政策背景

对于化学物品爆炸事故的防范重在预防。我国化工安全生产防爆措施注重预防，主要规定如下：

（1）采取监测措施，当发现空气中的可燃气体、蒸气或粉尘浓度达到危险值时，就应采取适当的安全防护措施。

（2）在有火灾、爆炸危险的场所，应尽量避免动火作业，进行动火作业的地点必须要和易燃易爆的生产设备保持一定的安全距离。

（3）如需对生产、盛装易燃物的设备和管道进行动火作业时，应严格执行隔绝、置换、清洗、动火分析等有关规定，确保动火作业的安全。

（4）在有火灾、爆炸危险的场合，汽车、拖拉机的排气管上要安装阻火器；为防止烟囱飞火，炉膛内要燃烧充分，烟囱要有足够的高度。

（5）搬运盛有可燃气体或易燃液体的容器、气瓶时要轻拿轻放，严禁抛掷，防止相互撞击。

（6）进入易燃易爆车间应穿防静电的工作服，不准穿带钉子的鞋。

（7）对于物质本身具有自燃能力的油脂、遇空气能自燃的物质以及遇水能燃烧爆炸的物质，应采取隔绝空气、防水、防潮或采取通风、散热、降温等措施，以防止物质自燃和爆炸。

（8）相互接触会引起爆炸的两类物质不能混合存放；遇酸、碱有可能发生分解爆炸的物质应避免与酸碱接触；对机械作用较为敏感的物质要轻拿轻放。

（9）对于不稳定物质，在储存时应添加稳定剂。

（10）防止生产过程中易燃易爆物的跑、冒、滴、漏，以防扩散到空间而引起火灾爆炸事故。

（11）锅炉、压力容器操作人员必须经过有资格的培训单位培训并考试合格，取得操作证以后方可进行操作。

（12）锅炉、压力容器须在安全阀、压力表、液位计等安全装置保持良好的情况下才能使用，严禁超温超压运行。

2006年1月22日国务院颁布了《国家安全生产事故灾难应急预案》，该预案依据《中华人民共和国安全生产法》《国家突发公共事件总体应急预案》和《国务院关于进一步加强安全生产工作的决定》等法律法规及有关规定制定。确定了应急处理的工作原则：以人为本，安全第一；统一领导，分级负责；条块结合，属地为主；依靠科学，依法规范；预防为主，平战结合。同时规定了爆炸类生产事故的预防机制、应急处理原则、组织体系、职责、协作、保障措施及善后等工作。对于医疗卫生救助工作，预案规定由事发地卫生行政主管部门负责组织开展紧急医疗救护和现场卫生处置工作。国家卫生和计划生育委员会或国务院安全生产委员会办公室根据地方人民政府的请求，及时协调有关专业医疗救护机构和专科医院派出有关专家、提供特种药品和特种救治装备进行支援。事故灾难发生地疾病预防控制中心根据事故类型，按照专业规程进行现场防疫工作。

我国应急医疗救援体系的发展经历了SARS和汶川地震后逐渐确立了“一案三制”的管理体系，经过多年的建设和发展已比较完善。一是管理体系，全国所有省级卫生行政部门、绝大多数省疾病预防控制中心、绝大多数地（市）和超过半数县的卫生行政部门设立了应急管理办公室。在依托现有的卫生应急管理、医疗救治体系、疾病预防控制体系的基础上，全国卫生领域健全应急机制，加强应急能力建设，形成了由国家级、省级、地市级、县级、社区、乡镇基层医疗卫生力量共同组成的突发事件紧急医学救援体系。二是应急预案体系，目前我国建立了应对多种重大灾害事件的应急医疗预案体系。我国的突发公共卫生事件应急预案体系建设以适应我国基本国情与国民经济社会发展现状为主要方向，在实践中不断检验修正、完善发展，近年来成功应对高致病性禽流感威胁的事实彰显卫生应急预案体系建设的重要性及成效。三是应急医学救援专业队伍建设，2000年以前，我国并没有专业的应急医学救援队伍。2001年4月，时任国务院副总理温家宝授旗成立国家地震灾害紧急救援队（对外称中国国际救援队），这是我国第一支综合的应急救援专业救援队。但我国卫生应急队伍与现代卫生应急救援实际需求存在巨大落差。从2011年开始各省市、地方开始逐步筹建专业应急救援队伍。到目前国内已有数十支专业的应急医疗救援队。四是应急医疗救援志愿者队伍建设，社区志愿者和青年志愿者是我国目前最大的两支志愿队伍。

志愿服务领域由原来单一的社区帮扶逐步延伸到了农村扶贫、国际援助、赛会服务、应急救援等领域；服务区域由城乡社区发展到整个国家甚至世界各地。具备各种救援技能的医学救援志愿者成为相对缺乏的医学救援力量的有力补充，在历次重大灾害事故救援中发挥了重要作用，成为专业医疗救援队的重要辅助力量。

但我国应急医疗救援体系仍然存在以下问题：一是应急医疗救援指挥的组织协调能力差，存在“重处置轻管理”的现象；二是应急医疗救援队伍能力不足，急救人才匮乏；三是灾害医学学科体系和学术研究平台落后；四是应急医疗资源布局的不平衡，多集中在北京、上海、广州。

（三）我国爆炸类事件善后处理的政策背景

我国生产安全事故善后制度是各单位、地方根据《中华人民共和国安全生产法》和《生产安全事故报告和调查处理条例》等法律法规制定的。规定善后须按照事故造成的伤亡、损失进行事故级别划分。特别重大事故，是指造成 30 人以上死亡或者 100 人重伤（包括急性工业中毒，下同），或者 1 亿元以上直接经济损失的事故，天津港“8・12”爆炸事故属特别重大生产安全事故。总体来说，除了事故上报、救援外，事故善后工作主要包括事故调查处理、责任赔偿、责任追究及教训总结。

1. 调查处理　按照《生产安全事故报告和调查处理条例》的规定由相应级别政府组织调查处理，成立调查组，政府有关领导、部门及事故发生单位要做好积极配合工作。调查组职责有：查明事故经过、原因、人员伤害情况、直接经济损失、认定事故性质和事故责任，提出对责任者的处理意见，总结教训，提出防范和整改措施，提交事故调查报告。事故调查组应当自事故发生之日起 60 日内提交事故调查报告；特殊情况下，经负责事故调查的人民政府批准，提交事故调查报告的期限可以适当延长，但延长的期限不超过 60 日。

2. 责任赔偿　依据调查组的责任认定情况及损失估算，厘清赔偿。损失包括直接财产损失、产量损失及伤亡事故损失等。同时包括对灾区的重建、家属抚恤和人员财产损失的赔偿。对事故发生单位处、主要负责人、直接负责的主管人员和其他直接责任人员处以经济处罚；属于国家工作人员的，并依法给予处分；构成违反治安管理行为的，由公安机关依法给予治安管理处罚；构成犯罪的，依法追究刑事责任。

3. 责任追究　特别重大事故，负责事故调查的人民政府应当自收到事故调查报告之日起 30 日内做出批复，特殊情况下，批复时间可以适当延长，但延长的时间最长不超过 30 日。有关机关应当按照人民政府的批复，依照法律、行政法规规定的权限和程序，对事故发生单位和有关人员进行行政处罚，对负有事故责任的国家工作人员进行处分。事故发生单位应当按照负责事故调查的人民政府的批复，对本单位负有事故责任的人员进行处理。负有事故责任的人员涉嫌犯罪的，依法追究刑事责任。

4. 教训总结　根据搜集调查取证材料，事故调查小组应及时组织召开事故分析会议。确定事故的性质、事故的原因（直接原因、间接原因、基本原因），估量事故损失并针对事故原因进行分析、讨论，查找应吸取的教训和总结为防止类似事故再次发生应采取的防范措施。事故发生单位应当认真吸取事故教训，落实防范和整改措施，防止事故再次发生。防范和整改措施的落实情况应当接受工会和职工的监督。安全生产监督管理部门和负有安全生产监督管理职责的有关部门应当对事故发生单位落实防范和整改措施的情况进行监督检查。

二、事 件 回 顾

（一）基本情况

2015 年 8 月 12 日晚天津市滨海新区天津港内某危险品仓库（北纬 39°02′22.98″，东经 117 °44′11.64″）运抵区发生火灾，随即发生两次爆炸（最大爆炸 21 吨 TNT 当量）。而据事故后专家分析，其爆炸位于平原地表，产生的破坏性远不止 21 吨当量 TNT。爆炸中心 1km 内伤员仍有入院治疗者。当晚天津消防总队共调集 23 个消防中队的 93 辆消防车、600 余名官兵在现场全力灭火处置。截至次日中午，天津消防总队已经先后调派 143 辆消防车，1000 余名消防官兵到场救援。由于现场毁损严重，具体爆炸物尚不能确定。8 月 13 日凌晨即成立应急指挥中心，由国务院、天津市委指挥协调应急救援工作。习近平主席、李克强总理对救援工作做了重要指示。天津泰达医院是距离爆炸地点最近的一所医院，截至 8 月 13 日 6 时该医院共有 431 个伤员来院就医，都是普通百姓，其中收治住院的有 60 多人。伤员多数是皮外伤，主要为烧伤、胸外伤、骨折、呼吸性损伤。更为严重的是仓库内存有多种危险化学品，爆炸产生的有毒物质泄露将产生次生灾害，对环境和人员产生不利影响。爆炸区内的可疑泄露物质见表 7-6。按照“前面堵、后面封、中间来处理”的原则，紧急采取设置围堰、危险废物集中处置等五项措施，确保事故区域污染不外泄。

表 7-6　天津港爆炸区域内危险品种类及数量

氰化钠（约 700 吨）（运抵库）	硝酸铵（约 800 吨）（运抵库）
硝酸钾（500 吨）（运抵库）	二氯甲烷（重箱区）
三氯甲烷（重箱区）	四氯化钛（重箱区）
甲酸（重箱区）	乙酸（重箱区）
氢碘酸（重箱区）	甲基磺酸（重箱区）
电石（重箱区）	对苯二胺（运抵库）
二甲基苯胺（运抵库）	氢化钠 14 吨（中转仓库）
硫化钠 14 吨（中转仓库）	氢氧化钠 74 吨（中转仓库）
马来酸酐 100 吨（中转仓库）	氢碘酸 7.2 吨（中转仓库）
硝酸钠（危化品仓库）	硅化钙（危化品仓库）
硫化钠（危化品仓库）	甲基磺酸（危化品仓库）
氰基乙酸（危化品仓库）	十二烷基苯磺酸（危化品仓库）等
油漆 630 桶	火柴 10 吨
硅化钙 94 吨	

（二）现场救援

调查组查明，事故的直接原因是：瑞海公司危险品仓库运抵区南侧集装箱内硝化棉由于湿润剂散失出现局部干燥，在高温（天气）等因素的作用下加速分解放热，积热自燃，引起相邻集装箱内的硝化棉和其他危险化学品长时间大面积燃烧，导致堆放于运抵区的硝酸铵等危险化学品发生爆炸。为防止有毒物质泄露造成环境污染和人员伤亡，防化部队介入及周围民众疏散显得尤为重要。截至 2015 年 8 月 16 日上午，北京军区共抽调国家级核生化应急救援力量、工程抢险力量和医疗专业救治力量共计 1909 人，动用专业装备和指挥保障装备 201 台，投入搜救。武警官兵介入，并协助爆炸区域 3km 内民众紧急疏散。

事故造成了严重的人员伤亡和财产损失。截至 9 月 11 日 15 时，共发现遇难者 165 人，其中公安消防人员 24 人，天津港消防人员 75 人，民警 11 人，其他人员 55 人。失联者人数为 8 人，其中天津港消防人员 5 人，其他人员 3 人。住院治疗 233 人，其中危重症 3 人，重症 3 人，累计出院 565 人。截至 2015 年 8 月 18 日，爆炸导致门窗受损的周边居民户数达到 17 000 多户，另外还有 779 家商户受损。

此次救援及现场处置任务于 2015 年 9 月 13 日完成，清运危险化学品 1176 吨、汽车 7641 辆、集装箱 13 834 个、货物 14 000 吨。798 名伤员得到妥善医治。事故善后工作随即启动。爆炸事故中 304 幢建筑物（其中办公楼宇、厂房及仓库等单位建筑 73 幢，居民 1 类住宅 91 幢、2 类住宅 129 幢、居民公寓 11 幢）、12 428 辆商品汽车、7533 个集装箱受损。截至 2015 年 12 月 10 日，依据《企业职工伤亡事故经济损失统计标准》等标准和规定统计，已核定的直接经济损失达 68.66 亿元。

（三）善后工作

1. 调查处理　经调查组查明，事故的直接原因是：瑞海公司危险品仓库运抵区南侧集装箱内硝化棉由于湿润剂散失出现局部干燥，在高温（天气）等因素的作用下加速分解放热，积热自燃，引起相邻集装箱内的硝化棉和其他危险化学品长时间大面积燃烧，导致堆放于运抵区的硝酸铵等危险化学品发生爆炸。调查组认定，瑞海公司严重违反有关法律法规，是造成事故发生的主体责任单位。该公司无视安全生产主体责任，严重违反天津市城市总体规划和滨海新区控制性详细规划，违法建设危险货物堆场，违法经营、违规储存危险货物，安全管理极其混乱，安全隐患长期存在。调查组同时认定，有关地方党委、政府和部门存在有法不依、执法不严、监管不力、履职不到位等问题。天津交通、港口、海关、安监、规划和国土、市场和质检、海事、公安以及滨海新区环保、行政审批等部门单位，未认真贯彻落实有关法律法规，未认真履行职责，违法违规进行行政许可和项目审查，日常监管严重缺失；有些负责人和工作人员贪赃枉法、滥用职权。天津市委、市政府和滨海新区区委、区政府未全面贯彻落实有关法律法规，对有关部门、单位违反城市规划行为和在安全生产管理方面存在的问题失察失管。交通运输部作为港口危险货物监管主管部门，未依照法定职责对港口危险货物安全管理督促检查，对天津交通运输系统工作指导不到位。海关总署督促指导天津海关工作不到位。有关中介及技术服务机构弄虚作假，违法违规进行安全审查、评价和验收等。

2. 责任赔偿　调查组建议依法吊销瑞海公司有关证照并处罚款，企业相关主要负责人终身不得担任本行业生产经营单位的负责人；对中滨海盛安全评价公司、天津市化工设计院等中介和技术服务机构给予没收违法所得、罚款、撤销资质等行政处罚。同时，对天津市委、市政府进行通报批评并责成天津市委、市政府向党中央、国务院作出深刻检查；责成交通运输部向国务院作出深刻检查。

对于事故损失的赔偿和企业的重建，政府和地方企业均参与了善后工作。天津地产企业社会责任联盟由相关房地产企业组成，他们自愿为在事故中利益受损的群众排忧解难，将按照市场原则，依法依规，对居民愿意出售的房屋进行购买，待房屋修缮完成后，再适时进入市场公开出售。2015 年 9 月 9 日，据天津港消防支队牺牲消防员的家属介绍，天津港消防支队目前确认牺牲的消防员已被追认为烈士，并每人获赔 230 万抚恤金。

3. 责任追究　公安、检察机关对 49 名企业人员和行政监察对象依法立案侦查并采取刑事强制措施。其中，公安机关对 24 名相关企业人员依法立案侦查并采取刑事强制措施（瑞海公司 13 人，中介和技术服务机构 11 人）；检察机关对 25 名行政监察对象依法立案侦查并采取刑事强制措施（正厅级 2 人，副厅级 7 人，处级 16 人），其中交通运输部门 9 人、海关系统 5 人、天津港（集团）有限公司 5 人、安全监管部门 4 人、规划部门 2 人。根据事故原因调查和事故责任认定结果，调查组另对 123 名责任人员提出了处理意见，建议对 74 名责任人员给予党纪政纪处分，其中省部级 5 人、厅局级 22 人、县处级 22 人、科级及以下 25 人；对其他 48 名责任人员，建议由天津市纪委及相关部门视情予以诫勉谈话或批评教育；1 名责任人员在事故调查处理期间病故，建议不再给予其处分。

4. 教训总结　此次火灾爆炸事故的教训极为深刻。暴露了天津港生产安全上八个方面的问题，调查报告中也提出了改进意见。在后文关于爆炸事故的经验启示中再详细叙述。

目前天津港“8・12”特重大火灾爆炸事故的后续重化工项目搬迁事宜已近尾声，已有多家企业搬往滨海新区南部规划的南港工业区内，实现集中布局发展。重建工作仍在继续。根据当地安监局统计，事故发生后，全区共有 583 家危化企业纳入排查范围。这其中列入“红表”需制订取缔、关闭、转产、搬迁方案的企业有 85 家，其中 9 家已整改完毕，10 家制订了搬迁方案，另外 66 家也已签字确认制订相关方案。

新区还将进一步调整全区化工产业布局，初步考虑今后只允许南港工业区新增化工项目，临港经济区化工产业填平补齐不再扩大规模，大港石化产业园区及其他功能区、街镇不再新增危险化学品生产、储存项目，实现全区危险化学品生产、储存企业向南港工业区集中。南港工业区位于天津滨海新区南部，毗邻渤海湾，与大港油田相距不远，定位于建设世界级重化产业基地和港口综合功能区。已有国家三座原油储备库、中俄大炼油等多个大型石化类项目驻区。

三、事 件 分 析

天津港“8・12”大爆炸救援工作体现了军地结合、因地制宜的优势。现对其救援工作做如下分析：依据爆炸灾害的特点，指挥中心迅速组织医疗救援。“8・12”爆炸事故医学救援具有以下特点：①事发突然，人员伤亡大。此次特别重大火灾爆炸事故破坏力极强，且爆炸后又连续引发爆炸，涉及面广，周边住宅小区均不同程度受损，多条公路主干道被破坏，导致爆炸核心区交通瘫痪，爆炸产生的冲击波、光辐射和有毒气体造成大量人员伤亡。②救治困难，伤死率高。特别重大火灾爆炸事故产生的火灾、冲击波和光辐射造成的大多是复合伤，尤其是化学品爆炸产生的有毒气体和粉尘沾染的伤员在救治过程中还涉及危化品的处理、洗消等环节，救治极为困难。同时，此次特别重大火灾爆炸事故，现场环境复杂，需要先确保现场救援人员的安全。由于第一时间不能进行现场急救，导致延误最佳救援时间，增加了伤亡率。③救援危险，心理压力大。救援开始时缺乏爆炸现场基本信息，无法了解医学救援的重点是所携带针对危险化学品的防护器材达不到防护的要求，尤其是野战医疗队展开地域距爆炸核心区不足 1km，容易受到各种危险品沾染，在没有防护的情况下参加医学救援，存在安全隐患，给医疗队员造成极大心理压力。

指挥中心迅速启动应急医疗救援预案，依预案有序开展。①确定距离中心最近的泰达医院和天津市第四中心医院为重点救治医院，迅速完成人员、物质、设备资源配置。动员全市其他 30 多家医院，依据距离爆炸点远近和检伤分类情况进行分流就诊。紧急抽调其他医院烧伤科主任赶赴两家重点救治医院。②立即启动应急医疗救援队，以野战医疗队为核心力量。所有队员接到命令后，自动到各自战备库房集结，更换服装、装载物资、动员部署一站式完成。到达任务地域后，根据前线指挥部的命令，迅速展开指挥组、分类处置组、医疗救治组、后送组和保障组。随着参加救援部队增多，医疗队的保障任务增加，迅速启动应急预案，将野战医疗队分为 A、B 两组，分别开展救援工作。③依据任务调整保障模式。主要是通过四种模式开展医学救援。一是根据前线指挥部的命令，独立开展伤员救治工作，所有队员首先深入核心区域搜救伤员，转运伤员和遇难者。随着伤员数量不断增多，根据前指命令，在港口医院广场展开野战医疗队，由搜救工作转入救治工作。二是随着医疗队增多，协调野战医疗队与地方卫生机构联合开展工作。三是配属部队卫生机构伴随保障。随着救援部队不断增多，派出队员加强到部队卫生机构，实施伴随保障。四是转送伤员到医院救治。对危重伤员在现场紧急处置后，及时转送到医院救治。④展开模块化救援工作。野战医疗队按照内科组和外科组模块抽组，药品分为基础模块、中毒模块、创伤模块、急救模块、烧伤模块和补充模块，手术器械按照不同手术模块存放。大部分药品、手术器材与通用物资放置在车上，以车厢代仓库，便于机动；简单的清创缝合以车厢代手术室在车内实施，较好地完成了现场医学救援任务。⑤实施一体化物资保障。由于野战医疗队紧急抽组，携带的药品、器材基数少，食品也仅能保障 3 天，而此次医学救援任务重、伤员多、时间长，救治所需的药品、器材要不断补充，因此，在后续物资保障中，充分利用地方资源，发挥地方保障便捷的优势，实施军地一体化。⑥保障由疾病预防控制中心牵头，狠抓灾后防疫工作，确保“大灾之后无大疫”。

四、经验教训

（一）爆炸事故的影响和启示

天津港“8 · 12”特重大火灾爆炸事故暴露出安全生产管理八个方面的问题。事故企业严重违法违规经营；有关地方政府安全发展意识不强；有关地方和部门违反法定城市规划；有关职能部门有法不依、执法不严，有的人员甚至贪赃枉法；港口管理体制不顺、安全管理不到位；危险化学品安全监管体制不顺、机制不完善；危险化学品安全管理法律法规标准不健全；危险化学品事故应急处置能力不足。

针对以上不足，天津港爆炸事故也给我们的工作提出了更多值得改进的地方。坚持安全第一的方针，切实把安全生产工作摆在更加突出的位置；推动生产经营单位落实安全生产主体责任，任何企业均不得违法违规变更经营资质；进一步理顺港口安全管理体制，明确相关部门安全监管职责；完善规章制度，着力提高危险化学品安全监管法治化水平；建立健全危险化学品安全监管体制机制，完善法律法规和标准体系；建立全国统一的监管信息平台，加强危险化学品监控监管；严格执行城市总体规划，严格安全准入条件；大力加强应急救援力量建设和特殊器材装备配备，提升生产安全事故应急处置能力；严格安全评价、环境影响评价等中介机构的监管，规范其从业行为；集中开展危险化学品安全专项整治行动，消除各类安全隐患。

更为重要的一点是，此次应急救援工作中消防救援人员的伤亡极大，远超平民伤害。这也暴露了我国消防应急体系对处理危险品爆炸事故的判断和应急能力不足，"救人心切"，缺少对灾害现场的客观评估。提醒我们对应急救援人员的教育和培训显得尤为重要。

（二）对我国应急医疗救援的启示

此次医疗救援是组织实施较为完善的一次医疗救援，在实践中我们也得到了一些启示：

1. 野战医疗队组成宜精干　这次特别重大火灾爆炸事故后，存在包括化学品是否完全爆炸，没有完全爆炸的是否还会继续爆炸，爆炸造成的粉尘对人员身体有无损伤，对空气、水源是否有影响等在内的许多不确定因素，野战医疗队必须随时做好撤收转移准备。因此，野战医疗队组成宜精干，利用车厢代仓库和手术室，在执行任务过程中，两次紧急撤收转移，每次均不超过 15 分钟。

2. 应加强模块化保障研究　参加此次特别重大火灾爆炸事故医学救援，充分体会到模块化作用。模块化抽组，应充分体现平战结合，既要利用好野战卫生装备，又要依托医院医疗设备，在引进设备时应充分考虑"小型化、多功能化和便携"的要求，力争使平时医疗设备可以装载、便于机动。

3. 应加强军地协调和融合　一是应建立高效统一的军地一体化联合指挥决策机构，充分发挥地方医疗、防疫机构的地域性优势，在设备资源共享、医疗后送收治、卫生防疫防护、药材保障等方面建立军地协作机制，弥补军队医院资源的不足。二是应加强医院之间横向联系，请求兄弟医院的支持帮助。三是应实施军地联合后勤保障。

4. 应加强批量伤员救治的研究　通过此次执行特别重大火灾爆炸事故医学救援的实践，切实感受到必须加大对批量伤员救治的研究力度。以便在遇到突发事件产生大批伤病员时，救治工作忙而不乱，切实提高应急医疗救援的能力。

同时，在本次应急医疗救援中，承担医疗救援的天津武警后勤学院附属医院专家曾撰文建议引进"互联网+急救"数据网络平台。对于灾害伤与成批伤患者现场急救，广泛利用先进的交通工具和信息化、网络化救治来迅速救援，是实现医疗救护网络、通信网络和交通网络高效运行的重要保证。在这次爆炸事故的信息数据管理方面存在以下不足：一是当事件发生时，不能立刻获得各医疗单位空余床位、收容能力、现接诊人员情况等重要信息，可能造成当患者送到医院时该院已经饱和需转诊其他医院，而造成伤情延误；急救现场与院内信息衔接不畅，不能提前获取患者在现场处置和转运过程中的有效信息。二是患者到达医院后，没有系统的患者登记方法，患者来院事件不准确，流向科室定位不清晰，信息记录不完全，无法实现实时动态感知等，这些都需要在后期救治阶段通过电话逐个问询补充完善，在信息数据汇总的时效性和准确性上存在滞后现象，从而影响整体指挥协调，不能及时做出判断调整。三是存在“信息孤岛”现场，每个医院都是一个孤岛，大量数据都是通过传真、移动通信设备和网络进行传输，这些对于安全的信息传递、及时的数据发布、全面的应急指挥决策都是不利的；由于各医院数据结构不统一，在进行患者转诊时，信息无法对接，影响救援效率。因此，当事件发生时，如何快速获取区域内医疗资源信息，实现患者送诊的科学调配；如何实现患者实时定位跟进，及时掌握动态数据；如何打破信息屏障，实现实时数据传输和汇总，以指导科学决策和信息资源优化配置等，这些都是在应急救援中亟待解决的重要现实问题。当前，随着互联网技术的飞速发展，应用物联网、云计算、大数据等技术有望实现在这方面的突破。目前，许多机构、学者也已经开始探索“互联网+急救”的救援新模式，打造区域信息数据网络平台，这也必将显著提高应急救援的水平。

（三）对我国重大生产事故善后体系建设的启示

天津港“8・12”爆炸事故善后工作处理及时妥当，也给我们今后的特大事故善后工作提供了很多参考。

1. 党中央国务院的高度关注和强力领导 2015年8月16日下午，中共中央政治局常委、国务院总理李克强代表党中央、国务院，代表习近平总书记，赶赴天津“8・12”瑞海公司危险品仓库特别重大火灾爆炸事故现场，看望慰问消防队员、救援官兵和伤员及受灾群众，部署下一步救援救治、善后处置和安全生产工作。他说，牺牲的现役和非现役的消防人员履行同样的职责，也应一视同仁对待，让他们得到同样的抚恤和荣誉。最高人民检察院也在第一时间介入了事故的调查和善后工作。这为善后工作提供了强大的决策和司法支持。

2. 注重主流媒体和自媒体的舆论引导 李克强总理在事故处理工作中提出：权威发布跟不上，谣言就会满天飞。在新闻发布会等方面主流媒体表现不尽如人意。因此要注重主流媒体对事故报道的及时性、准确性，才能把握住善后工作的舆论主导权。同时主流媒体的引导也能号召社会各界参与事故善后重建工作。对自媒体的引导和控制也是我们需要进一步关注的要点。2015年8月15日，事故发生后，一些网站或随意编发“天津大爆炸死亡人数至少1000人”“方圆一公里无活口”“天津已混乱无序、商场被抢”“天津市主要领导调整”等谣言，或任由网站用户上传来自微博、微信的相关谣言，制造恐慌情绪，成为谣言的集散地，造成恶劣社会影响，受到网民的谴责和举报。国家互联网信息办公室会同有关部门，视情节轻重予以关闭停权。

3. 调动全社会力量参与善后重建 天津港爆炸事故中，全社会都参与到善后和重建工作中。除了之前提到的天津地产企业社会责任联盟回收受损房屋，社会名流、团体也参与到天津港重建工作中。天津港“8・12”特重大火灾爆炸之后，当地收到不少捐款，据天津市社会团体管理局公示信息，20天内全市社会组织接受或募集资金已逾1.4亿元。

（焦小杰　於四军　范　斌）

参 考 文 献

陈安，陈宁，倪慧荟，等. 2011. 现代应急管理理论与方法. 北京：科学出版社，242-246，249， 250，257-260.

陈福金，唐铁汉. 2006. 突发公共事件管理. 北京：党建出版社，89.

邸泽青. 2008. 我国卫生应急现状和发展策略探讨. 中国公共卫生，24（5）：639-640.

樊丽平，赵庆华. 2011. 美国，日本突发公共卫生事件应急管理体系现状及其启示. 护理研究，25（3）：569-571.

傅世春. 2009. 日本应急管理体制的特点. 党政论坛，（4）：58-60.

郭海涛. 2015. 漫谈“美因兹俱乐部”.中华灾害救援医学，3（11）：658-659.

胡静. 2013. 我国突发公共卫生事件危机管理的研究. 贵阳中医学院学报，35（3）：318-320.

卡尔·波普尔. 1987. 客观知识. 舒炜光，译. 上海：上海译文出版社.

李喜先. 2005. 技术系统论. 北京：科学出版社.

李喜先. 2007. 工程系统论. 北京：科学出版社.

李喜先. 2011. 知识系统论. 北京：科学出版社.

刘大椿. 2011. 科学技术哲学概论. 北京：中国人民大学出版社.

刘堃，张林，郭蕾蕾，等. 2011. 国内外突发事件卫生应急体系和反应能力的比较研究. 辽宁医学院学报，32（5）：438-442.

刘谦. 2010. 完善中国卫生应急体系建设. 中国应急管理，（8）：14-15.

刘云英. 2011. 我国突发公共事件预警信息收集网格化管理研究. 成都：电子科技大学，5.

苗东升. 2013. 系统科学精要.北京：中国人民大学出版社.

普正武，李发兴，祝慧，等. 2015. 昆明“3·1”事件医疗应急救援的思考和对策. 中国急救复苏与灾害医学杂志，10（5）：438-442.

宋劲松. 2011. 突发事件应急指挥. 北京：中国经济出版社，21-26.

孙复初. 2013. 精编新英汉科学技术词典. 北京：国防工业出版社.

孙世炜. 完善我国自然灾害应急管理的协同合作机制研究. 沈阳：东北大学文法学院硕士学位论文，2011，9-10.

田军章，王声湧，叶泽兵. 2013. 中国应急医学救援体系的发展现状与对策分析.中国应急管理，（3）：14-19.

王孙俊，吴乐山，雷二庆，等. 2011. 军事医学系统论.北京：科学出版社.

维澄. 2005. 突发公共-事件应急信息系统总体方案构思. 信息化建设，（9）：11-14.

维澄，陈涛. 2008. 国家应急平台体系建设现状与发展趋势. 中国突发事件防范与快速处置优秀成果选编，170-172.

吴群红. 2014. 日本“3·11”回望与启示-连锁型危机的应对与管理. 北京：人民卫生出版社，224-228.

吴群红，杨维中. 2013. 卫生应急管理. 北京：人民卫生出版社，2013，152-156.

吴志攀. 2003. 《突发公共卫生事件应急条例》启动程序设计的最优化评价. 中外法学，（4）：468-474.

薛一静. 2012. 新世纪以来中国公共卫生应急管理研究中的若干理论问题. 中国应急救援，（2）：22-25.

阎夏卿. 2008. 应急信息平台需要融合智能. 中国突发事件防范与快速处置优秀成果选编，182-183.

姚国章. 2007. 日本突发公共事件应急信息化建设. 中国建设信息，（8）：18-22.

姚国章. 2007. 印度灾害管理信息化建设. 信息化建设，（3）：46-48.

姚国章. 2009. 应急管理信息化建设.北京：北京大学出版社，19-24.

张鸿祺，周国泰，张愈. 1993. 灾难医学. 北京：北京医科大学中国协和医科大学联合出版社.

赵飞，傅承主，矫涌本. 2012. 国内外突发公共卫生事件应急指挥系统建设研究. 中国卫生信息管理杂志，9（2）：25-29.

周三多，陈传明，鲁明泓. 2011. 管理学——原理与方法. 上海：复旦大学出版社.

竹内弘高，野中郁次郎. 2006. 知识创造的螺旋. 李萌，译. 北京：知识产权出版社.

Holian A C，Keith P P. 1998. Orthopedic surgery after the Aitapet sunami. Med J Aust，169：606-609.

Ishii N, Nakayam S. 1996. Emergency medicalcare following the great Hanshin-Awaji earthquake：practices and proposals. Kobe J Med Sci，42：173-186.

PAHO. 2000. Coordination of Disaster Response Activities and Assessment of Health Needs. Chapter 5 in：Natural Disasters：Protecting the Public’s Health.

PAHO. 2000. General Effects of Disasterson Health.Chapter 1 in：Natural Disasters：Protecting the Public’s Health.

Tanaka H，Oda J，Iwai A，et al. 1999. Morbidity and mortality of hospitalized patients after the 1995 Hanshin-Awaji earthquake. Am J Emerg Med，17：186-191.